ダニエル・オーフリ

# 患者の話は医師にどう聞こえるのか

## 診察室のすれちがいを科学する

原井宏明・勝田さよ訳

みすず書房

# WHAT PATIENTS SAY, WHAT DOCTORS HEAR

by

Danielle Ofri

First published by Beacon Press, Boston, 2017

ナーヴァ、ノア、アリエルへ――

目次

# 患者の話は医師にどう聞こえるのか

# 第1章　コミュニケーションはとれていたか

木曜日の夕方おそく、クリニックのドアから一歩外に足を踏みだしたとき、診察室の電話が鳴った。ウマール・アマドゥだった。[1]「具合が悪いです」と言う。「オーフリ先生に診てもらう必要あります」陽は沈み、クリニックは仕舞いじたくの最中だ。私も自分のファイルキャビネットに鍵をかけ、コンピューターの電源を落としていた。「今診てもらう必要あります」。アマドゥは繰り返した。強い西アフリカなまりを通しても、はっきりと声にいらだちが感じられた。

初診から数カ月のあいだに、五〇回は彼の電話を受けたと思う。気になることがあるとか用紙に記入してほしいとか処方箋を書いてほしいとかいつもなにかしら用事があり、ことはつねに急を要した。診察に現れるときは予約なしだ。いつでもその場ですぐ私に診てもらえると思い込んでいた。

だが、同時に、四三歳という若さで重い心臓病をわずらう患者でもある。彼が初診時にとりだしたピッツバーグの心臓専門医からの書類の束は、学術書ほどの厚みがあった。そこには、ペースメーカー、除細動器、ICUへの複数回の入院を必要とした重症の心機能不全が、くわしく説明されていた。

だから、木曜日の夕方電話を受けたとき、かんに障る口調に堪忍袋の緒も切れかけたが、私は彼の不安を深刻に受けとめた。症状を尋ね、うっ血性心不全や不整脈がないかどうか確認する。そうした状況なら、すぐに救急治療室に行かせなければならない。

しかし、具体的な症状はなく、なんとなく気分がすぐれないだけだという。金曜日はクリニックでの診療予定はなかったが、心臓の悪い彼を月曜日まで待たせるのは不安だった。

「明日クリニックに来てください。救急科のほうに」と私は言い、自分はいないが同僚の医師が診察すると説明した。

月曜日の朝出勤すると、アマドゥからのひどく立腹した留守番伝言メッセージが入っていた。「金曜日きました。でも先生いませんから帰ります。先生しか診てもらいません」。腹だちまぎれに思わず両手で膝を打っていた。言われたことが理解できなかったのだろうか、それとも単に強情なだけなのか。

続く三日間、二人のあいだを不在伝言メッセージが行き来した。もし具合が悪いなら救急外来に来てほしい。それほどでもなければ普通に予約をとりますと、私はメッセージを残した。アマドゥのほうは「オーフリ先生に診てもらう必要あります」の一点張りで、こちらの伝言はまったく聞いていないようだった。かけなおしたときは、いつも留守番電話が応答した。

木曜日の昼すぎ、五分ばかりランチに専念できるかもしれないと期待しながら午前の最後の患者に「ではこれで」とあいさつしていたとき、視線の先にアマドゥの姿が飛び込んできた。メッセージのやりとりを始めてから、一週間がすぎていた。やせぎすの長身に淡青色のジャージの上下を身につけたアマドゥは、じれったそうに私に合図し、「オーフリ先生、診てください」と叫んだ。「今すぐ」

不意に激しい怒りがこみ上げてきた。午前の診療でくたくたになったあとにランチにありつけるまれな機会が失われようとしていることだけが理由ではない。アマドゥが、突然来てもその場ですぐ私に診てもらえると決め込んでいるのがしゃくに障るのだ。

そう、彼は心臓が悪い。しかし、だからといっていつもわがままを通していいということにはならない。救急を受診せず、一週間メッセージのやりとりでしのごうとしたことを考えれば、気になることがなんであれ、そう悪い状態ではないはずだ。けじめをつけなければならない。

「アマドゥさん」と私は固い口調で言った。「予約なしにクリニックに来るのはやめてください」

「オーフリ先生の診察に来ました」

「そう、そうですね」と答えるそばからいらだちがいや増した。「でも他の患者さんは予約して来ています。待てないのなら、今日救急を受診してください。でなければ、みなさんのように予約をとってください」

「他の先生、いや。先生でないとだめ。今日、どうしても」

今ここで診察を許せば、アマドゥにいつ来てもいいというお墨つきを与えることになる。きっと毎週やってくるに違いない。だが、彼の心筋症が重症であることも理解していた。厄介であろうがなかろうが、危険を冒してよいたぐいの患者ではない。

「わかりました」と言って私は大きなため息をついた。「さっと診察しましょう。次は必ず予約をとってください」

待合室からついてくるアマドゥは満面の笑みで、私はこの判断を後悔するに違いないと思った。彼は、すぐに診察してもらう方法を見つけたのだ。こちらが面倒になって降参するまでしつこく粘ればいい。

メディカルアシスタントもランチに行こうとしていたが、私が「アマドゥさんのバイタルをさっとチェックしてくださる?」と笑顔で訴えると、ためらい、片方の眉をひそめたものの、最終的に譲歩してくれた。

私はほっとして、アシスタント室に入るようアマドゥに身振りで指示した。

アマドゥは、二歩進むと、三歩目の途中で動きを止めた。まるで、映画の画面が突然静止し、登場人物の動作が途中で止まってしまったようだった。ひょろ長いからだが宙に浮いたようにみえた。まるで、前後どちらに行かそうかと筋肉が思案している、とでもいうように。もちろんそれはすべて錯覚で、寿命が縮まるような鈍い音をたてて、アマドゥは床に崩れ落ちた。

なにか恐ろしいことが起こったとわかると、必ずぞっとするような――一秒もないに違いないが一時間にも感じられる――静寂の一瞬が訪れる。心身ともにショックを受け、いつもの状態から緊急事態に変わるときの、胃がひきつるようなあの瞬間だ。一瞬とはいえもどかしい時間のずれだが、そこで数回まばたきしてやっと新たな現実を受け入れられるようになる気がする。

私は、ひざまずいてアマドゥの首に指を当て、脈を確認した。「アマドゥさん、聞こえますか？」と大声で呼びかける。呼吸が速く、ドアフレームに背をあずけてへたり込み、ひょろ長い下半身をホールのほうに投げだしている。「どうしました？　痛みはありますか？」。アマドゥは右手を胸に当てた。「心臓が」とか細い声が聞こえ、私は罪悪感の大波にのみ込まれた。

そのころには辺りに人だかりができていた。看護師が血圧を測定している。脈拍は一三〇。指が冷たすぎて、パルスオキシメーターに測定値が表示されない。私は、アマドゥのジャージの上衣の下に聴診器を押し込みながら、酸素とストレッチャーを準備するよう指示した。だらんとしたそのからだをストレッチャーにのせると、私たちは大急ぎで救急治療室に向かった。

絶望的な気分で、ホールを抜けるあいだもアマドゥの手を握り、きびきびした足どりを保って罪の意識を遠ざけようとつとめ、大事に至りませんようにと祈った。救急治療室のトリアージエリアに到着すると、私が救急医に状況を説明するあいだ、看護師たちが彼をモニターにつなぎ点滴を開始した。引き継ぎがすむと、私はもう一度アマドゥを振り返った。じっとり汗ばんだ右手を両手で握りしめると、氷のように冷たかった。

私は、待合室できつい口調でなじったことや、その週連絡不行き届きになったことをわびた。アマドゥは私の言葉で目を開けたが、息切れがひどくしゃべることができない。かすかにうなずくと、弱々しく私の手を握り返した。

ずっとリノリウムの床に目を落としたまま、私は足どりも重くクリニックに引き返した。そうすまいと努めても、なにがいけなかったのかと、さっき起こったできごとを細かく思い返さずにはいられなかった。アマドゥは強引で、それもたぶん度がすぎていた。私のほうも一歩も譲らず、断固たる態度を崩さなかった。だが、もっと基本的なところに問題があったのかもしれない。二人とも相手の言うことを聞いていなかっただけなのかも。なるほど、私たちのあいだには言葉の壁があったが、彼はかなり英語ができたし、込み入った話をするときは必ずフランス語の通訳がついた。言葉そのものの理解に問題はなかったと思う。それよりも、相手が伝えようとしていることを聞いていなかったことが問題だったのだ。

しゃくに障るふるまいも強引さも、それによって伝えたいことはただひとつ、「助けてくれ」だった。アマドゥは、心の奥では、いつ心臓が止まるかもしれないという恐怖におびえていたに違いない。行動の根底には恐怖があった。そう考えると、彼の執拗さも理解できる。危ういバランスを保って命をつないでいるのだ。「ノー」という答えなど受け入れるわけにはいかない。

だが、私は彼の執拗さに息がつまりそうだった。振り向けば必ずといっていいほど、私の時間と関心を手に入れようとあらゆる手を尽くすアマドゥの姿があった。力になってやりたいとは思ったが、つねに最優先を強要され、私は精根尽きかけていた。自分の欲求より患者の要求を優先しなければならない職業であることは承知していたが、アマドゥの際限のない要求には防御的にならざるを得ず、ついには怒りがわいた。彼の強引なふるまいへの対処に追われ、私は彼の言葉の意味に耳を傾けることを忘れていた。ここから先は譲れないという防御線を張るのに精一杯で、助けを求める彼の声が聞こえていなかった。はた迷惑にふるまうというそのこと自体がSOSであり、恐れと弱さの現れなのだということに思い至らなかったのである。

現代医学には高度な診断ツールがあるとはいっても、医師と患者の会話は、やはり主要な診断ツールである。皮膚科など視覚にもとづく領域や、外科など処置が基本となる領域でさえ、正確な診断には、患者による口頭での病状説明とそれに対する医師の質問を欠かすことはできない。

今では多くの技術がどれほど進んでいるかを考えれば、これはある意味、時代錯誤もいいところだ。SF映画は、患者のからだの上に携帯型の端末を走らせて診断を下せるようになると予想した。そして実際、多くの診断に、MRI、PETスキャン、最先端のCT技術が用いられている。それでも医師と患者の単なる言葉によるやりとりが診断の基礎であることに変わりはない。患者が医師に語るストーリーが、診断や臨床判断、治療への道筋を示す主要なデータとなる。

だが、患者の語るストーリーと医師が聞いたストーリーが同じではないということなど日常茶飯事だ。アマドゥが語っていたストーリーと私が聞いていたストーリーは、同じものではなかった。感情、欲求不満、診察までの流れ、絶望的なあがきなどがいくつもの階層をなしており、二人は別々に会話していたといってもいいかもしれない。

患者が一番不満なのもこの点だ。患者は、医師が本気で話を聞こうとしない、こちらの言おうとすることを聞いていないと感じている。多くが、失望し欲求不満をかかえたまま診察を終える。単に納得いかないだけではなく、誤診されたまま、あるいは適切に治療されずに診察室をあとにする患者も多い。
医師のほうも、患者のストーリーを解き明かす困難さに欲求不満をつのらせている。特に複合的で不可解な症状を呈する患者の場合がそうだ。疾患の多様化と複合化がすすみ医学がより複雑化するにつれ、患者が言ったことと医師が聞いたこと――その逆もだが――のずれもさらに広がっていく。医師と患者が相互におよぼし合う影響を調べ、一つのストーリーが一方から他方にどのように伝わるのかを探るべく、私はこの本を書きはじめた。

医師と患者では、明らかにスタート地点が異なる。患者は、発熱したり、息切れがあったり、首のしこりががんだとパニックになったりしている。より弱い立場からスタートするわけだ。それなのに、患者のほうがリスクはずっと高く、状態が悪化すれば失うものもはるかに大きい。したがって、ストーリーが正しく理解されるよう万全を期す責任はおもに医師側にあるといって差しつかえあるまい。とはいえ、それはやはり、それぞれの偏見、人生経験、長所、弱点が反映された、二人の人間のやりとりなのである。

アマドゥのケースでは、共通のあやまちが病状の悪化を招いた。少なくともどちらか一方が相手の言うことにもっとよく耳を傾けていたら、あの日の午後、集中治療室に向かうことにはならなかったかもしれない。医療は双方の尽力あってのものであり、コミュニケーションはそのための必須条件だ。

本書では、何名かの医師と患者が歩んだ道筋をたどり、一つのストーリーが人から人にどのように伝わるかを考察する。協力の結果や成功はもちろん、課題や落とし穴を調べることで、この最強の診断――そして治療――ツールの医学における役割を明らかにすることができればと願っている。医学が技術的に進歩すればするほど、私たちはストーリーのはたす役割の重要性を再認識させられるのだ。

アマドゥを無事に救急治療室に送り、クリニックに戻ってみると、すでに午後の診療のまっ最中だった。ランチの時間はとっくに過ぎていたが、いずれにせよ、すでに食欲は失せていた。それに、カルテボックスにはもうカルテの山ができている。受付係が最初のカルテを渡してよこした。「ベラスケスさんですが、予約はないんですけど、ちょっと診てもらえないかと言っています」

手にはまだ、アマドゥの冷たい手の感触が残っている。いらいらさせられたとはいえ、助けを求める彼の言葉の数々が、まだ頭の中にこだましていた。「だれが来ても、スケジュールに入れてちょうだい」と言って私はカルテを受けとり、長い午後にそなえた。

アマドゥは、数日ＩＣＵに入院した。速脈が弱った心筋の収縮能力を上まわってしまったのだ。ペースメーカーの交換が必要となり、薬の量もぎりぎり平衡が保たれるよう調節された。今回の入院は切り抜けたが、アマドゥの心予備能の低さはつねに心配の種だ。あの日以来、彼から電話があるたびに私は耳をそばだてる。重大な問題がひそんでいないかどうか察知しようと、受話器に当てた耳に全神経を集中しているのが自分でもわかる。診察で顔を合わせたときの二人の会話は、身体診察と同じくらい実体をもつものに感じられる。二人のやりとりはもう、主体性を欠いた型通りのものではない。

アマドゥの存在は、医師と患者のやりとりは、通り一遍の診察の会話などではなく、実はもっとも重要な医療の要素なのだということを、絶えず私に思いださせてくれる。そのやりとりが生死を分けることだってありうるのだ。

# 第2章　それぞれの言い分

モーガン・アマンダ・フリッツレンは二〇代半ばの大学生、ジュリエット・マヴロマティスは四〇代半ばの内科医だ。二人の人生は、緑豊かなエモリー大学のキャンパスで交錯した。ジュリエットはそこの医師で、モーガン・アマンダは、言語学とヘルスコミュニケーションを専攻する学部生だった。モーガン・アマンダは、自分が「手ごわい患者」だとあっさりと認めたが、ジュリエットのほうもそれに異論はなかったろう。

モーガン・アマンダは、幼少期にあらゆる種類の奇妙な疾患やけがにみまわれた。ときを選ばず、手や足が痛み、次には足首や膝が、続いて肩や首が痛んだ。小児科医は、成長痛だとか、ウイルス症候群によるものだとか、幼少期のけがが尾をひいているのだとか言って、両親を安心させた。だが、普通に生活しているだけでけがをするのだった。いつも頭痛やめまい、眠気がつきまとい、校庭で他の生徒についていくのは容易ではなかった。つねに流れに逆らって泳ごうともがいているように感じていたが、彼女はその現実をにこやかな外見の下にしまいこんだ。

モーガン・アマンダはバレエにうってつけのすらりとした手足の持ち主だったが、そのやせて長い手足が、不自然にねじれたりつまずいたりするようで、関節がいくつも脱臼した。「階段を転げ「上がって」腕を骨折したのは、わたしくらいじゃないかしら」と言って、彼女は笑った。なにもない平らなところを歩いていても、どうしたものか足首をくじいてしまうのだった。「手足ばかりひょろ長くて、優雅さもあるけれど不格好で、事故のほうからやってくるような子で。そんな組み合わせは想像できないでしょうけど。わたしが生まれたとき、父がひもで縛ったにわとりみたいだと言ったんですって」

痛みは予想外の部位にも生じた。たとえば、母親に髪をとかしてもらうと必ず頭皮が痛んだ。ホームビデオには、バレエの発表会の最中に、固くまとめたシニヨンを彼女がぐいとひっぱる様子が映っている。視覚障害のために、眼筋を一〇回以上手術する必要も生じた。ウイルス、細菌、真菌、寄生虫と、身のまわりのあらゆる病原体に感染するかのようで、何週間も起きられなくなることもあった。胃内容物の逆流、吸収不良、膵炎など、さまざまな消化器疾患にも苦しめられた。

つねにやせぎすで青白く、年齢が上がるにつれてその傾向は顕著になり、症状とそれにともなう治療薬のリストも長さを伸ばしていった。からだの成長は止まらず、一二歳のときにはその学年のあいだに一八センチも身長が伸び、中一の終わりには一七五センチに達した。身長は一五歳までに一八〇センチをこえ、彼女自身も家族も、さまざまな症状は別々の問題ではなく、より大きな一つの症候群の一部らしいということがわかってきた。問題は、それらの症状が教科書通りの典型的な疾患のいずれにも該当しないということだった。

どこがどう悪いのか知りたいと、両親は娘をつれて遠方の専門医を受診し、その後も何度も――UCLA（カリフォルニア大学ロサンゼルス校）からジョンズ・ホプキンス病院まで――大陸を横断した。つぎつぎに新たな診断が下され、手術や治療計画が実行に移された。服用薬リストも伸びていった。だが、関節の痛みと腫れはひかず、まったく活力がわかない状態だった。

複視、頭痛、腎感染症、出血性卵巣嚢腫にも苦しめられた。重篤なアナフィラキシー反応を起こすため、緊急通報用の電話番号を短縮登録し、かばんにはエピネフリンの自己注射薬を常備した。手が震え筋力も低下してものをつかむのにも苦労し、その結果、四台の携帯電話が床で不慮の死をとげた。

モーガン・アマンダが、一八五センチに迫るアシのようにほっそりしたからだつきとなって、エモリー大学に入学したときには、若年性特発性関節炎の診断がついていた。この炎症性疾患は、広くさまざまな形でからだに影響が現れることで知られており、寄せ集めのような不可解な症状のいくつかは、それで説明がついた。完璧な診断ではなかったが、医学が提示しうる最良の答えのように思われた。

若年性特発性関節炎の単純な治療は効き目がなく、じわじわと薬の量が増えていった。一時的に症状がおさまることもあったが、必ず再燃した。第二学年が終わるころには、強力な免疫調節薬が処方されていた。ガンマグロブリンとリツキシマブで、化学療法のように静脈に点滴投与される。リウマチ専門医の個人クリニックではこの治療が受けられなかった。そこで使用されるラテックス製手袋にアレルギーがあったのだ。エモリー大学病院の施設なら点滴ができたが、彼女を担当するリウマチ専門医はエモリーのネットワークに所属していないため、点滴のオーダーができなかった。プライマリ・ケア医にその役目がまわってきた。

化学療法タイプの点滴をオーダーするということは、専門的な話だけでは終わらない。切り札的治療の臨床責任をまるごと引き受けるという含みがある。こうした治療は、一般にリウマチ専門医や腫瘍内科医など専門医の守備範囲だが、モーガン・アマンダのエモリーでの最初のプライマリ・ケア医は、かなり大胆なところがあり、二つ返事で責任を引き受けた。

ありがたいことに、治療は奏功したようだった。症状はついに改善に向かい、関節痛はおさまりつつあった。しかし、治療の手はずがととのってから一年も経たないうちに、このプライマリ・ケア医は州外に引っ越してしまった。医師がいなくなる場合は、別の医師がすみやかに患者を引き継ぐのが普通だ。だが、今回、エモリーにはモーガン・アマンダの治療を引き受けようという内科医はいなかった。そのカルテの内容におじけづいてしまうのだ。二六の診断が下され治療薬は三〇種類をこえる。アレルギーを起こす薬のリストだけでまるまる一ページだ。大手術は一七回におよび、意見を求めた専門医の数は数えきれない。そこへもってきて、化学療法タイプの点滴の責任を引き受けるという物騒な問題がある。

さらにモーガン・アマンダは超のつく頑固者で、自分の状態について専門家並みの知識があった。専攻はヘルスコミュニケーションで、医学部への進学も視野に入れており、臨床用語にも医学的な諸問題にも労せず精通していた。医学雑誌を熱心に読み、自分の状態も調べつくしており、試せる治療についてははっきりした意見をもって診察に臨んだ。人なつこく気さくな性格と控えめな南部流の礼儀作法の下に、鋼鉄の意志が隠れていたのである。とはいえ、私に向かっては、心得顔で「準備万端ととのえてやってくる」タイプの患者なのだと、つつましい言葉遣いで自分を評した。

どういう見方をするかで、モーガン・アマンダは、「扱いにくい患者」にも「自分で決められる患者」にもなる。どちらにせよ、その病状はおそろしく複雑で、必要となる仕事量も並大抵ではない。この報われない仕事を引き受けようというプライマリ・ケア医はいなかった。

次から次へと医師に断られるうちに、モーガン・アマンダは、プライマリ・ケア医がいないままになるのではないかと不安になった。エモリーの外来部には、シカゴに住む彼女の母親から、問題の重大性を訴える電話がかかりはじめた。外来部長は、ついに一人の医師を説き伏せたが、四八時間後には辞退の憂き目にあった。同じく説得を試みた別の医師には、検討してもらうところまではいったが、化学療法タイプの点滴を理由に断られた。

八方ふさがりの状況となったため、継続して診てくれる医師、それもこのような症例に対応する十分な経験と柔軟性をそなえた医師が見つかるまで、外来部長自身が一時的に彼女の治療にあたらなければならなかった。切羽つまった外来部長は、最後に、一〇年の臨床経験をもつ活発でエネルギッシュな医師、ジュリエット・マヴロマティスに目をつけ、担当を引き受けてくれるよう懇願した。ジュリエットは回答をしぶった。臨床的にとんでもなく複雑な症例であることはもちろんだが、点滴の責任をおうという考えが彼女にはどうもしっくりこなかった。それ以前に、今は手一杯の状態で、表向きは新しい患者を受け入れていない。だが、患者が見捨てられるのは見るに忍びなかった。迷ったすえに、彼女はこの新しい患者を受け入れることを承知した。

私がはじめてこの並はずれて聡明で意志の強い二人の女性に出会ったのは、前著『医師の感情』の調べものをしていたときだ。医師と患者の友情に関する章を設けようと思い、インターネットで関連する研究や個人的な体験をさがしていた。たいしたものはなかったが、ジュリエットのブログが目にとまった。その中で、彼女はソーシャル・メディアで患者と「友だちになる」ことを話題にしていた。その年、私はサバティカル休暇をとってイスラエルで本を書いていたので、医師と患者という立場を離れた友情の倫理的問題や実際的な問題について、大西洋をはさんで、何度かジュリエットと電話でやりとりした。会話では、特に一人の患者が話題に上った。途方もなく複雑な病歴の持ち主だ。ジュリエットとその患者は、治療の選択肢について、しばしば激しく意見が衝突したが、それでも友情らしきものを育みはじめていた。そういう話はしても、ジュリエットは、軽はずみに患者の名前や症例の詳細を明かしたりはしなかった。

電話のあいまに彼女のブログをもっと読んでみて、私は、その患者らしきある人物から頻繁にコメントが書き込まれていることに気づいた。説得力があり、よく考え抜かれ、細部まで行き届いたコメントだった。それを読み終わったとき、この人物こそジュリエットが口にした患者に違いないと思った。コメントの性質と内容から、内気とはほど遠い人物であることは明らかだった。本名を公表し、自身の経験をあけすけに語っている。他の患者に助言や励ましを送る一方、自らを批判的にかえりみることも忘れない。

あなたが書き込んだコメントに興味をひかれており、話が聞けるかどうか知りたい――彼女にそう伝えてほしいと、私はジュリエットに頼んだ。数日のうちに、モーガン・アマンダから熱意あふれる連絡が届いた。彼女は、患者としての自分の体験を語るという提案にたいそう乗り気だった。それが他の人々の深い理解につながるというのならなおさらだ。こうして、毎回延々と続く電話でのやりとりが始まった。彼女の講義の時間割、試験の予定、いずれも遠方のいくつもの診察予約、そしてジョージア州とイスラエルの時差を考慮した、緻密に計画を立ててのやりとりだった。こちらの真夜中近くのこともあれば、早朝のこともあった。

コンクリートに囲まれたマンハッタンから来た私は、新鮮な空気を楽しむことのできる一分一秒を楽しんだ。イスラエルでは早く夜が明けるようだったから、早朝の電話のときは、食卓の椅子を庭にひっぱっていき、ビワの木の下に座って話をした。そのあたりが電話を受けられるぎりぎりの場所だったのだ。そこでは、うまい具合に首を伸ばすと、話をしながら青銀色の地中海を目のすみにとらえることができた。

モーガン・アマンダは、克明な語りのできるエネルギーあふれるストーリーテラーだった。八月初旬のある蒸し暑い金曜日の朝、はじめてジュリエットのもとを訪れたとき、自分がいかに緊張していたかを、彼女ははっきり覚えていた。他に主治医を引き受けてもよいというプライマリ・ケア医がいないことは、痛いほど理解していた。この新しい医師とのあいだに関係を築くことができなければ――そのときどうするかを考える気にはなれなかった。「自分の評判が届いていることはわかってました。いい印象を与えようと服装にも気をつかったりして」と、自虐的な笑いを声ににじませて振り返る。「でも袋小路にいるような気持ちでした。他に選択肢はなかったですから。最後の砦だったんです」

医師は感じがよく、プロフェッショナル然としていて、少しばかり内気そうにも見えた。あいさつをかわすあいだ、モーガン・アマンダは、持参したヴァージニア・ウルフの『歳月』をひざの上で握りしめ、診察台の端からたらした長い足を落ち着きなく揺らしていた。

ジュリエットの記憶では、初顔合わせは順調に進んだ。新しい患者は、聡明で人当たりもよかった。本にもすぐに気がつき、モーガン・アマンダからも、好きな作家としてヴァージニア・ウルフの名があがった。医師がウルフのどの小説が好きかと尋ねてきたので、モーガン・アマンダは相手も相当な読書家であることに気づいた。

彼女は『灯台へ』をあげ、『めぐりあう時間たち』も好きだと付け加えた。ウルフの『ダロウェイ夫人』へのマイケル・カニンガムのオマージュである。ジュリエットも、最近読書会で『めぐりあう時間たち』を読んだばかりだった。二人はすぐに、カニンガムの小説の絡み合うストーリーや、ウルフの小説の登場人物がいかにスムーズに現代に移植されたかについて、意見交換を始めた。

ジュリエットにはモーガン・アマンダのさえたウィットが好ましく、その鋭い質問は、いらだたしいどころか刺激的だった。とはいえ、意見の相違もあった。ジュリエットは、ガンマグロブリンとリツキシマブの点滴の併用は、関節炎の症状にはやりすぎではないかと感じていた。今のところ症状はうまくコントロールされている。なにより、若年性特発性関節炎という診断に納得がいかなかった。その診断がすべてだとは思えなかったのだ。

何年も前、一人の医師が、思いつきのように、まれな結合組織障害の可能性を示唆した。エーラス・ダンロス症候群かマルファン症候群かもしれないというのだ。モーガン・アマンダはそれ以前に遺伝学専門医にも診てもらっており、これらの疾患である可能性はきわめて低く、いずれにせよ受けられる遺伝子検査は特異性が十分ではないと告げられていた。ジュリエットはこの可能性を取り上げ、やせて長身のからだつきと目の症状は、若年性特発性関節炎より結合組織障害のほうがずっとよく符合していると指摘し、もう一度遺伝子検査を受けることを考えてはどうかと提案した。

モーガン・アマンダは、怒りがわいてくるのがわかった。遺伝子検査を受けるという考えに反対なのではない。この新しい医師に対して自分の病気を証明するよう強要されているように感じたのだ。現時点で症状が改善しているからといって、若年性特発性関節炎ではないということにはならない。はじめての医師がたった一回診察しただけでそう断定するのは、ちょっと無遠慮すぎないだろうか。それではカルテの複雑な病歴がないがしろだ。この「やりすぎの治療」が今症状が抑えられているまさにその理由かもしれないという事実を無視している。彼女は、ジュリエットが自分を対応困難な患者と考えていると感じた。

なにが初対面の医師と患者のあいだに良好な関係を芽ばえさせるのだろう？　ほとんどの患者は、たとえきちんと説明できなくとも、これがそうだとわかるようだ。診察が終わらないうちから、この医師になら安心してまかせられるとはっきりと意識する患者は多い。だが、ちょっと考えてみてほしい。一〇分ほど調べただけで家や車を買う人はまずいないだろう。そんなわずかな情報で、仕事を決めたり投資話にのったりする人もいるまい。なのに、私たちはどういうわけか、一回の短時間の診察だけで、自分の健康をゆだねる相手を決めてしまうのだ。

患者はいったい医師になにを望んでいるのだろう？　医師を探すとき、半数をこえる患者は、まだ口コミにたよっている。[1] おびただしい数の医師格付けサイトがあり、評価尺度もネット上に多数公表されているが、この脈絡のない情報を読み解くのはひと苦労だ。データがばらばらでまとまりがないことも一因だが、私たちは総じて合理的な事実にもとづいて判断をしないというのが一番大きな理由だ。

心理学者のダニエル・カーネマンとエイモス・トベルスキーの数十年にわたる研究によって、人間は、論理的にみちびかれる合理的な行動をとらないことが示されている。[2] 候補とする医師の専門医資格や死亡率や血圧コントロール率を調べたとしても、患者がその数字をもとに医師を選択するとはかぎらない。[3] 患者は、信頼できると感じる医師を選ぶ傾向がある。

理屈では、ばかげた話に聞こえる。事実ではなく直感にもとづいて、生死にかかわるかもしれない判断をしようというのだ。だが、よく注意してみると、実はそこにはロジックが埋め込まれている。データ——厳然たる事実だ——の大部分は、漠然と前後の脈絡なく存在している。X医師のところでは糖尿病患者のうち四〇パーセントしか血糖値がコントロールできていないというのは、なにを意味するのだろう？　つまり、X医師は糖尿病治療がへたということなのかもしれない。しかし、血糖コントロールによって危険が生じる恐れのある高齢の患者を多くかかえており、それを加味して目標値を高く設定しているという可能性もある。

あるいは、症状が複雑で対応もきわめてむずかしい、インスリン療法ができないあるいはしようとしない患者とよい関係を築いているということなのかもしれない。この種の患者は、頻繁に医師をとっかえひっかえする。そうした患者がX医師から離れないという事実から、この医師がなにかしらためになることを実行し患者の信頼を維持していることがうかがえる。医師のこの行動は患者を医療制度にとどまらせはするが、数字的には確実に見劣りする結果をもたらす。

糖尿病患者の八〇パーセントで血糖値がコントロールされているというデータのあるY医師は、おそらく実際にX医師より技量が上なのだろう。だが、きちんと服薬しない患者に対する辛抱が足りないという可能性もある。「対応困難な」患者はがっかりして医師のもとを離れ、あとには服薬指示を忠実に守りさらに数字を押し上げる患者が残る。

死亡率がもっとも低い外科医がその輝かしい数字を達成できるのは、天才的技術ゆえだろうか、それとも病状が複雑な患者の手術を断っているためだろうか？　「技量不足」と評価された医師はルーズで計画性がないのだろうか、それともどの患者も丁寧に診察するため一時間に診られる患者数が少ないのだろうか？

こうした「評価尺度」はいずれも測定しやすいものを評価しているにすぎず、真によい医療とはほとんど関係がない。だから、こうした数字で医師を判断しない患者が多いということは、結局理にかなったことなのかもしれない。人は総じて、基本的な能力をそなえた、だがなによりも話を聞いてくれる医師を求めているのだ[4]。

患者がもっとも恐れているのは、主治医に話を聞いてもらえず、そのために必要な医療が受けられないことだ。スタートラインからして公平ではなく、患者もそれは承知している。医学知識や経験ということでは不利な立場にあることは了解済みだ。おもに医師が主導権を握るシステムにもともと存在する力関係に、これがプラスされる。加えて、やりとりは終始、患者ではなく、医師のホームグラウンドでおこなわれる。医師には地の利があり、一般人には確定申告といい勝負の医療環境の複雑さにも、落ち着いて対応できる。そしてもちろん、会話のあいだくの字にからだを曲げて痛みに耐えるのも、がん再発の有無を調べたＣＴスキャンの結果を落ち着かない気持ちで待つのも、医師ではなく患者だ。なにもかも来訪者側に不利な条件ばかりなのだ……。

それから、時間の不足がある。それとも時間の意識のずれというべきか。何週間も何カ月も待った末やっと予約した診察日がきた。だから患者は、積もり積もった不安を表にまとめて持参する。最後の一つの問題に至るまで、短い貴重な診察時間に詰め込もうと必死だ。一方医師はといえば、ものごとが時間通り進まず、有能であるべきとの重圧にさらされ、待合室にはいらいらをつのらせる患者が多数いることをよく承知し、割り当て時間内に達成できる以上の仕事を与えられている。これらが渾然一体となった中で、患者はティッシュペーパーのように薄い紙製のガウン一枚になり、気温は二月のウラジオストク並みとなれば、いつ悲惨なできごとが起きてもおかしくない。

患者もうすうす感じてはいるが、申し立ての機会は一回、それも一瞬で終わる。実際の時間もそうだし、正当性を証明する機会もそうだ。自分は嘘いつわりなく本当に具合が悪く、医師の診察を受け確かに病気だというお墨付きを得るに値するのだと、多分に懐疑的な医師を納得させる必要がある。特に訴えの内容があいまいな患者の場合がそうで、見た目が健康そうならなおさらだ。体調不良を記録したカルテの重量が二キロをこえるモーガン・アマンダにとっても、これはひと仕事だった。彼女の症状は容易に診断分類できるものではなかったし、表面上はむしろ健康そうに見えたからだ。

医師と患者が初対面の状態で負担を強いられるという現実があり、円滑なやりとりに不利に作用する要因があり、両者のあいだに競合しあう緊張関係がさまざまに存在することを考慮すると、この重要な出会いが、もっとも基本的な技術、すなわち会話を仲立ちとしていることは、驚愕に値するといってよい。身体診察やその後の検査にも役割があるとはいえ、医師と患者の会話、つまり医療面接は、もっとも重要な医学の診断ツールだ。診断をつける、あるいは少なくとも診断への道筋を絞るだけではなく、医師と患者の結びつきを確かなものにするツールでもある。医療を成功に導くには、この結びつきが不可欠だ。モーガン・アマンダとジュリエットが、すぐに意識しはじめたものもこれだった。

では、医師と患者が話をするとなにが起きるのだろうか？　医療面接は通例、その言葉通り、医師が患者に来院の理由を尋ねることから始まる。これが、患者が自分のストーリーを語りはじめる合図となる。私はわざと「ストーリーを語りはじめる」という表現を使ったが、それは、病気になるという感覚をそうやって概念化する患者が多いからである。どんなストーリーもそうだが、始めと中間部と終わりがある。主人公――患者――がいて、明確なプロットがある（緊張や葛藤や危機が山ほどあるのは言うまでもない）。

しかし、医学における従来の見方はそうではない。患者の最初の発言は正式に「主訴」に分類される。この主訴は標準的な病歴の開始点で、患者の一番の問題を簡潔にとらえるためのものだ。

医師と患者のあいだで対立が避けられないことは、もうおわかりだろう。患者には語るべきストーリーがあり、医師のほうは主訴を見定めようとしている。したがって、医師はたいてい一二秒経たないうちに患者の話の腰を折ってしまうというのは驚くに当たらない。[5]そして、それが患者にとって大きな問題の一つなのも当然だ。話を中断されたときのいらだちはちょっとやそっとではおさまらない。相手が話を聞いていなかったことがわかるからだ。けっして、実りある医師と患者の関係構築を約束するやり方とはいえないし、医療過誤の舞台をととのえることにもなるのだが、それについてはあとで述べる。

モーガン・アマンダとジュリエットは、いずれも警戒のまじった目で相手を見ながら、新たな関係を構築していった。患者のほうは、新しい医師が自分の疾患とガンマグロブリンおよびリツキシマブの点滴を深刻に受けとめてくれるかどうか自信がなかった。医師のほうも、相手が予想したより荷が重い患者になるのか、つまり莫大な時間とエネルギーを要する相手なのかどうか確信がもてずにいた。

モーガン・アマンダは、リウマチ専門医が彼女の若年性特発性関節炎に対して勧めた治療を継続したいと主張した。彼女は、ジュリエットが自分を否定的な目で見ており、いくぶん家父長的な態度で接していると思った。それでも、会話では友好的で打ち解けた調子を崩さなかった。ガンマグロブリンとリツキシマブの点滴のオーダーを書いてもらうにはジュリエットが必要だとわかっていたからだ。

ジュリエットは、モーガン・アマンダは病気のことでは防御的で少々頑固になると思った。だが彼女のほうも、会話では友好的で打ち解けた調子を保った。自分の治療について、強い——けれど異論も多い——意見をもつ患者とはよい協力関係を維持する必要があるとわかっていたからだ。

この初顔合わせのあと、ジュリエットは、点滴を処方する役割をになうことにしぶしぶ同意した。納得したわけではなかったが、患者には他に選択肢がなさそうだった。

点滴治療をめぐっては意見が対立したものの、どちらも相手の人物を好ましく思った。医学的な問題がとにかく膨大だったため、毎月一回受診するよう予定が組まれた。各回の診察は気楽なおしゃべりから始まり、読んだ本、お勧めの映画、学業、エモリー大学内の勢力争いなど、近況報告と世間話についやされた。それからやっと、意見を異にする点滴の話に移るのだった。ジュリエットは、これがとてつもない判断の誤りではないかと憂慮し、モーガン・アマンダのほうは、ジュリエットがいつなんどき手をひいてしまうかもしれないと案じていたため、二人のあいだには緊張があった。

最初の数カ月は万事うまく運んだ。だが、一〇月のガンマグロブリン点滴中に、モーガン・アマンダのからだにじんましんが現れた。まぶた、唇、咽頭が腫れはじめ、すぐに呼吸が困難になった。血圧が低下したため、スタッフが急いでエピネフリンとステロイドを注射し、輸液を静脈内にボーラス投与した。アナフィラキシーの症状は徐々に治まったが、これで、重篤なアレルギーの長いリストに、ガンマグロブリンを追加せざるを得なくなった。

その後数カ月のあいだに、関節の腫れは、さらに不規則で重篤なものになっていった。活力が急激に衰え、数日間起き上がれないこともあった。料理、買い物、掃除などの家事が最後までできなくなった。モーガン・アマンダのような読書好きの人間には、一ページも読むと集中力がきれてしまう状態は、気力をなえさせるのに十分だった。努力はしたものの勉強についていくことができず、ついにその学期は授業の履修を取り消した。

その冬、彼女を助けるために母親がシカゴからアトランタに引っ越してきた。父親は二つの都市を行ったり来たりした。実際手助けなしにはやっていくことができず、モーガン・アマンダは助力に深く感謝したが、二一歳にもなって身体的に人に頼らなければならないのも、自分が家族を離れ離れにしたと認めるのも、たまらない気分だった。それでも彼女はリツキシマブの点滴を主張して譲らず、ジュリエットはそのことへの危惧を表明しつづけた。

その年の四月、今度はリツキシマブに対し、またも命にかかわるようなアレルギー反応が起こり、リストからまた一つ治療薬を削除しなければならなかった。モーガン・アマンダは、崖っぷちに立たされたように感じはじめた。使える治療薬はまだあるだろうか？　ＦＤＡが利用を承認している治療はすでにしらみつぶしに当たっていた。

モーガン・アマンダと彼女のリウマチ専門医は、もう一段階治療レベルを上げ、シクロホスファミド――リンパ腫や重篤な自己免疫疾患の治療に用いられる化学療法薬だ――を使用する決心をした。ジュリエットはこの治療に猛反対した。シクロホスファミドは、もともと第一次世界大戦中に開発されたナイトロジェンマスタードから誘導された、けた外れに強力な薬剤で、彼女は、毒性があらゆる効果を上回ることを案じた。だいたいにおいて、ジュリエットは別の医師のオーダーの「中継者」となることを好まなかった。混乱を引き起こす倫理的問題、専門性の問題そして安全上の問題が多すぎる。だが、この薬剤には個人的に特に嫌悪感があった。何年も前、レジデント〔後期研修医〕時代に、ある再生不良性貧血患者用のひと組のオーダーを転記するよう、指導医から頼まれたことがあった。複雑な薬剤カクテルの中に「Cy」と略されたものがあった。ジュリエットは、シクロホスファミドの略だろうと考えた。この化学療法薬は、腫瘍内科病棟では頻繁に使用されていたからだ。しかし、そのCyはシクロスポリンの略だった。強力な免疫抑制薬である。シクロホスファミドもシクロスポリンも、存在する中で最強の部類に属する薬剤だ。どちらかだけの場合も、医師はその使用に慎重を期している。二剤が関与するミスは、最悪の悪夢といってよい。

ミスがわかり修正されたのは、誤投与が開始されて数日経ってからだった。さいわい患者に重大な被害はなかったが、破滅的な結果に至る可能性は十分にあった。開示の過程、報告過程、自省そして激しい自責の念——医療過誤に関与した経験は、ジュリエットの中で長く尾を引いた。他人のオーダーを中継することは二度としたくない。それがシクロホスファミドならなおさらだ。

だが、モーガン・アマンダとそのリウマチ専門医は、悪化を続ける彼女の症状には、より強力な薬剤が必要だと感じており、あとはもうシクロホスファミドしかなかった。三者のあいだで何度もやりとりが交わされたのち、ジュリエットはオーダーを書き治療の責任を引き受けることをしぶしぶ承知した。

案の定、シクロホスファミドは、ひどい吐き気と嘔吐をもたらした。毎月の治療後、モーガン・アマンダは、まるでトラックにひかれでもしたように感じた。なんとかベッドから出られるようになるまで何日もかかる。化学療法を受けた患者と同じように血球数が減少し脱毛した。しかし、二回目の治療後、関節痛が軽減しはじめた。その後数カ月のあいだに動きづらさをもたらしていた朝のこわばりが消えはじめ、ゆっくりと活力が戻ってきた。ジュリエットでさえ、不安は拭えないものの、治療が奏功していることを認めざるを得なかった。

体調が戻りはじめた。モーガン・アマンダは履修を再開し、すぐに規定いっぱい授業をとれるまでになった。治療を始めて数カ月で二二歳になり、誕生日を祝おうと決めた。「その日をむかえられるかどうかもわからなかったんですもの。その手助けをしてくれた人みんなに感謝したいじゃないですか」。彼女は、サポートしてくれた友人や家族、連携した大学教授陣や事務方職員、さらにはジュリエットも含めた医療スタッフ全員を招待した。そうやって、やっとこの壮絶な一年の章を締めくくることができたのだった。期待と約束を秘めた次の章のまっさらなページが、めくられるのを待っていた。

# 第3章　相手がいてこそ

この本を書きはじめるとき、医師と患者のコミュニケーションについての経験談を募集した。返信がメールボックスに集まってきてすぐ根本的な問題に気づいた。もし医師と患者のコミュニケーションが順調ならば、それはわざわざ取り上げて書くようなものではない。もし、コミュニケーションがうまくいっておらず、光を当てるべき問題があるならば、医師か患者のどちらかは私に経験談を伝えたいと思わないのが普通だ。研究論文でもほとんどのものが患者の経験だけに光を当てるか、あるいは逆に医師がなにをやったかだけに注目している。

この本質的に異なる二つの視点を同時に調べようと、ニュージーランドの研究者であるソニヤ・モルガンは診察場面をビデオに撮った。[1] 診察終了直後に医師と患者から個別に話を聞き、その場面もビデオに撮った。三つのビデオを細かく分析した結果の中でもっとも驚かされたのは、話が正しく伝わらないということではなかった。医師と患者の双方が、時にはコミュニケーションのギャップにまったく気づいていないということである。

あるケースでは、ほくろのために家庭医を受診した患者がいた。医師はがんを疑い、すぐに切除してもらえるように外科に紹介した。診察場面のビデオを見なおすと、医師は事態の重大さとできるだけ早く紹介先を受診することを適切に伝えていたことがわかる。同時に患者もそのことをよく理解していた。医師と患者のやりとりとしては成功している。

別々に話を聞くと、医師も患者も診察はよかったと述べた。患者は医師が話をよく聞いてくれて、説明も適切だったと答えた。診察が終わったときには医師のアドバイスをよくわかっていたとも話した。医師は医学的な対応という点でも患者とのコミュニケーションという点でも、いい仕事ができたと感じていた。

しかし一週間後、患者は病院に電話をかけて、外科の受診予約を先に延ばした。外科医は驚いた。患者が事態の緊急性をよく理解していると思っていたからだ。ビデオを見て、医師と患者のコミュニケーションがうまくいっていると評価していた研究者も驚いた。

きちんとコミュニケーションがとれていながら、なぜこのような誤解が生じるのだろうか？　ひとつ言えるのは、会話の参加者のそれぞれが独自の知識と経験をもっており、どのようなコミュニケーションであってもそれぞれがもつ独自のフィルターを通過するということは覚えておいたほうがいいだろう。先ほどの場合、医師側は皮膚がんの重篤性と悪性黒色腫であった場合には命にかかわるという事実については議論の余地がないと理解している。この事実に基づいて、医師が患者に伝えた内容と使われた言葉について判断を下してしまう。

患者側はまったく異なる理解をしている可能性がある。ほくろはめずらしくないし、だれにでもあり、日常的なものだ。だから医師がどれだけこのほくろは深刻なものだとか、すぐに切除が必要だと伝えたとしても、この言葉にもフィルターがかかり、無意識のうちに患者は自分の経験と理解に基づいて重要性を薄めてしまうだろう。そのため、患者が医師のアドバイスを理解して同意したように見えても、最終的な意味合いはまったく違うものになってしまうかもしれない。

コミュニケーションの中で意味はどのように生まれるのだろうか？　コミュニケーションは、受診にいたったおもな理由を患者が述べるところから始まる。しかし、前に書いたように、このおもな困りごとや主訴の話はすぐに中断させられてしまうことが多い。たとえ厳密な意味でいう直接的な中断ではないとしても、最初の三〇秒のあいだに医師側が「方向転換」させてしまうことが多い。[2]私自身も例にもれず同罪だ。もし患者にとってもっとも大切なことに私が注目しなければ、話は際限なくあちこちに広がり、診察を終えられなくなるだろう。意図的に医師が無礼を働いているとは思わないが、与えられた時間はいつも短すぎ、そのあいだに臨床的な問題をすべて把握しなければならない（加えて、診察の質を高めるためにさまざまな項目に対処するよう求められる）。時間内で終わるために必要なことを尋ねたとしたら、どんな医師でも患者に時間を与えすぎないことだと答えるだろう。診察室に患者が入ってくるなり、いきなり診察台に寝かせて診察と問診を同時にやってしまう医師を一人知っている。

もし医師が一言も発しないとしたら、患者は実際にどのくらいの時間、話しつづけるのだろうか？　同僚医師数人にアンケートをしてみた。二分間と答える人、五分から一〇分という人、そしてわずかながら「診察時間中ずっと！」と言う人もいた。ある医師は、思いやり深く親切な人なのだが、「診察を始めるとき、患者を遮らずに話をさせるべきだと専門家は言うけれど、ここではうまくいかない。そんなことをしたら真夜中までかかってしまう！」と私にこぼした。

スイスの研究グループがこの問いに答えようとした。[3]バーゼル大学附属病院を受診した三三五人の患者の診察が分析された。医師は、よくある最初の質問（たとえば「今日はなにでお困りですか？」）をしたあと、患者が話を完全にやめるか、発言を求められるまで一言もしゃべらずにいるよう求められた。

患者の独白の長さの平均は九二秒だった。これだけである。九二秒。大半の医師が恐れるような歴史的大洪水のようなものではない。だが、相手はスイス人だ。控えめで配慮があり、折り目正しい。おそらく饒舌で自慢話が尽きないアメリカ人遺伝子がスイス人患者には欠けているのだろう。私は自分自身で確かめてみることにした。

スイスの研究を読んだまさにその翌日に、自分のクリニックで試してみた。その日に来た患者全員に「今日はなにでお困りですか？」と質問したあとこっそりストップウォッチを押した。最初の患者は三七秒、二人目は三二秒だった。もっともこの二人は、基本的には健康で気になるようなことはあまりない。三人目の患者はいろんな問題をかかえていた――仕事に差しつかえるような背中の痛みがなかなか消えない、血糖値とコレステロール、体重が一緒にそろそろと上昇していて、危ない域にまできている。彼のトータルは二分だった。

しかし、ここでとんでもない伏兵が現れた。ジョセフィナ・ガルザ。生まれ故郷のアルゼンチンでは教師をしていた愛嬌のある女性である。ガルザは絶え間ない痛みをからだのあちこちにかかえており、不安とうつ、過敏性腸症候群も重なっていた。さらに年老いて要求ばかりするようになった母親の世話をしていた。訴えの洪水に医者をおぼれさせてしまう患者の典型である。私の同僚が「（開かれた質問は）ここではうまくいかないの」と言いたくなるような患者である。ガルザは知的で親しみを感じさせた。彼女がおどけた調子でニューヨークが提示する文化を評するのを聞くのは楽しかった。ブエノスアイレスの洗練されたエレガントさにはもちろんおよばない。しかし、診察ではいつも苦しいと訴え、大量の処置や処方で診察が時間オーバーになるのがあたりまえだった。

診察前から胸苦しさを覚えていた。中断せずに話をさせたなら、今回の診察はボルヘス描くところの迷路のように話が際限なく拡がってしまうだろう。彼女のからだのすべての臓器が示す症状の長大なリストにめまいを起こしはじめていた。彼女の母親の病気から話が始まり、メトロポリタン・オペラの気の抜けた『トゥーランドット』公演に対する遠慮ない批評も加わるだろう。ガルザのからだの訴えを簡単に解決できるような手はなく、彼女は私に対しても今の状況に対しても不満だらけになるだろう。母親の主治医が下した判断について私が説明せざるを得ないだろうし、メトロポリタンの芸術監督の判断についても説明せざるを得なくなるだろう。ちなみにこの監督はプッチーニをいつも干からびさせてしまうし、アルゼンチンと違って本来の聴き手であるべき一般人には手が届かない法外なチケットの値段も説明が必要なのは、言わずもがなだ。最後には二人とも気まずい雰囲気になり、シェーンベルクの無調オペラがふさわしい収拾のつかない厄介な状態になってしまっているだろう。ちなみに、ガルザが哲学的な理由からシェーンベルグを罵倒するのは言うまでもない。

しかし、私は今日は一切中断させることなく患者に話をさせると肝に銘じていた。この「厄介な」患者を実験から除外すれば、私のデータは、もともと公式なものではないとはいえ、欠陥品ということになる。

大きくため息をついたあと、戦いの前に気を引き締め、ガルザを診察室に呼び入れた。「今日はどうされましたか?」。尋ねてから、重い気持ちでストップウォッチをスタートさせた。

彼女は私のよりもさらに深いため息をついた。「ちょっとしたことでもなにをしても痛むの」と言う。「つま先から頭のてっぺんまで」。私は声に出して唸らないようにするだけで精一杯。でも彼女に話を続けさせることはできた。彼女があれこれ訴えつづけているあいだ、私はストップウォッチを見ないようにと自分に言い聞かせた。左足がずきずきと痛む。歯茎に突き刺さるような痛みがある。肩の腱炎がひどくなってきている。頭皮が敏感でちょっとしたことで痛い。首の痛みが背筋全体に広がっている。母親が不眠で一晩中、愚痴を聞かされる。

彼女の話が止まるたびに、私は「他には？」と尋ねるようにした。他の訴えは必ず出てきた。「まだ四五歳なのに」と言いながら、髪の毛に指をからめた。「八五歳になった気分。ちょっと歩くだけで痛いし、頭が五倍ぐらいに膨れ上がっているような感じがする。歩くときも足に重しをつけているみたい」

二言三言メモしつつ、彼女が話しているあいだじゅうずっと目を合わせるようにした。コンピューターの画面とストップウォッチには目を向けないよう必死にこらえた。さらに彼女に話しつづけるように促した。「このさい全部吐き出してしまいましょう」。私は励ますように言った。「どんな症状でもいいですから、最後まで、それから、ぇぇと……まあ、そこからどうするか考えましょう」

さらに話を続けさせ、もっと他にも話すよう促した。言いたいことをとことん最後まで完全・完璧に話すまで続けさせた。ふっと訪れた沈黙のあと、私はストップウォッチに手を伸ばして止めた。冷静さを保ちたかったが、ストップウォッチの画面表示に目をやらずにはいられなかった。八分から一〇分はかかったと予想していたが、実際は四分七秒だった。そしてメトロポリタン・オペラは無傷だった。「へー！」と言いたくなるのをこらえた。

代わりにガルザに向き合い、こう言った、「それで全部ですか？」。うなずく彼女に、私は訴えリストのメモを見せた。紙の上にあるものをみると、それほど圧倒されるようには見えない。長いが無限ではない。お互いにとってなんとかやれそうな範囲にあるようにみえる。

ガルザはすでに何度もＭＲＩと血液検査を受けていた。リウマチ専門医と理学療法士にも見てもらっていた。全身性エリテマトーデスや関節リウマチ、電解質異常はないことは二人ともわかっていた。貧血や甲状腺機能低下症、ビタミンB12欠乏症もない。私は彼女に問題はありそうだが、それは慢性疼痛症とストレスの組み合わせだと思うと説明した。「慢性疼痛がなぜ、どうやって起こるのかを今の医学ではうまく説明できません」と伝えた。「でも、だからなにもできないとか、治療を始められないとかということではありません」

一緒にリストを下にたどりながら、どの痛みが氷嚢で改善されそうか、ホットパックやマッサージでよくなりそうか、理学療法に反応しそうか、薬物療法がよいかを考えていった。抗うつ薬が効くかもしれないことや、カウンセリングを受ければストレスが軽くなるかもしれないことを話し合った。老母の介護を助けてもらえる方法も考えた。慢性疼痛治療には運動が欠かせないことも話した。そして計画を書きだした。

診察の最後に（時間超過はたいしたことはなかった）彼女はこんなことを言いだした。私にとっては本で読んだことはあるが、実際に患者の口から聞くのははじめてだった――「単に全部話しただけなんだけど、気分が晴れました」。

私は飛び上がってアリアを歌いたい気分になったけれど、なんとかこらえて周囲に迷惑をかけずにすんだ。でも頭の中では別のことを考えはじめていた。全部を話すことで私も気分がよくなる。正直に答える医者ならみなそう言うと思うが、私も慢性疼痛の患者はいやである。診察は疲れるし、長引く。終わってからも患者は不満を持ちつづけ、医者も同じように感じる。今回の診察は私にとって生まれてはじめての経験だった。気持ちよく診察を終え、どうでもいいことではなく、実際になにか役に立つことをしていると思えたのだ。そしてガルザの診察を終えた今は、予期せぬ問題が降りかかってきて不意打ちを食らうのではないかなどとは気にしなくなっていた。

もちろん、途中で止めずに患者に話をさせるという序盤の一手だけでうまくいったとは思わないが、役に立ったのは確かだ。ガルザのような患者は目の前に壁があるような感覚があたりまえになっているのかもしれない。こうした患者がかかえる臨床上の問題はあまりにも大変すぎて、たいていの医師は意識するしないを問わず、すぐに相手の口を塞ごうとしてしまう。おそらく、なにもかも残らず吐き出したことで、ガルザも圧迫感が消え、なんとかできるかもしれないという気持ちになったのだろう。それが一番しっくりくるように思えた。

私がふだんよりも受容的だったからかもしれない。声の調子が落ち着いていて、それがガルザのアドレナリンの値を下げ、診察のあいだリラックスできたのかもしれない。コンピューターの画面を無視して、彼女が話しているあいだずっと目を合わせていたことで、ガルザが私に伝えられる内容が変わったのかもしれない。時間制限なしという感覚が重要なポイントだったのかもしれない。ニューヨークの情熱と文化はブエノスアイレスのそれにはとうていおよばないことを認め、そのことはそのままそっとしておこうと考えただけなのかもしれない。

診察の中で医師と患者が対面して座り、「病歴」を聴きとるときにかわされる言葉がコミュニケーションだと思われがちだ。これはまちがいではないし、そのときに相当量のコミュニケーションが生じるし、研究者もそこに注目している。しかし、何年も経験を積むうちに、身体診察のときにもかなりのコミュニケーションがあり、つながりもできると思うようになった。この考えをまわりの医師や患者に披露したとき、大半は納得しなかった。食肉冷凍庫のような部屋で服を脱いで見知らぬ人に体をまさぐられているときに、おしゃべりしたいと思うだろうか？　そもそも、身体所見をとるときはわずかな時間に山ほど電子カルテに入力しなければならないが、話す余裕などあるだろうか？

たしかに最近は身体所見にかける時間が減ってきた。一回の診察が短くなり、残った時間もいろいろな手続きに搾りとられてしまう。ＣＴやＭＲＩは便利で魅力的だし、いつも訴訟のことが頭にある。だが正直に言おう、医師の腕が落ち、真面目に身体所見を取ることをないがしろにして検査のオーダーに頼るようになった。服を着せたままの患者のからだに聴診器を形だけ当てて診たことにしていることがよくある。余裕がないときに形だけの診察でさっさとすましてしまっている点では私も同罪である。そして、そもそも身体所見の役割は、病歴から疑われた診断を確認したり除外したりするという補助的なものである。

身体診察を端折ることに医師は普通触れたがらない。それが罪悪感と羨望がまぜこぜになった複雑な感情を引き起こすからだろう。医学生だったときの病棟実習では、蝶ネクタイを結び、のりが効いた白衣を来た指導医が患者のすべての指をあわてずに探り、心臓の輪郭に沿って丁寧に打診し、上腕内側上顆のリンパ節を触診していた。医師になってからは患者をぞんざいに扱っているようで、医師と患者のかかわりにおいて必須条件であるものをすっ飛ばしているように感じるのだ。

一〇年ほど前までは、身体診察はまったく不要になるとみなが予測していた。ありがたいことに今は身体診察への関心が復活してきた。高価な検査を省けるからである。

この二、三年、身体診察が重要な役割を果たす場面を見るようになった。ただし、少し異なる医療ツールとしてだ。今では医師と患者が顔を合わせるほぼあらゆる場面の中心にコンピューターがあり、医師は診察時間の大半を画面を見て過ごす。医師の目が患者から逸れるだけでなく、コンピューターのインターフェースの扱いにくさ、面倒臭さのために注意もそぞろになっている。患者が医師から無視されていると感じるのも無理はない。

しかし、医師と患者が診察台に移動するとすべてが変わる。テクノロジーに邪魔されずに面と向かって話をするのはこのときがはじめてということもよくある。物理的にお互いが近づき、実際に触れ合う。これは親密さである。ロマンチックなものではないとはいえ、親しく触れることには変わりない。そして親密さには相互作用を変える効果がある。悪い方向に変わるリスクがあることは言うまでもないが、私の経験ではいつもよい方向に変わっていく。医師と患者が診察台に来て、触れあい、あいだのコンピューター抜きに話し合うことで、別の種類の会話が可能になる。

身体診察のときにだけ患者が本心を明かしてくれたことを、私は数えきれないぐらい経験している。肺の聴診をしているときに咳があることを思いだしてくれたり、うつや摂食障害、性器の症状のように、普段よりも親密な状況に置かれると表に出しやすくなることを話してくれたりする。触れることのなにかがやりとりの力学を変える。

だから、診断する上で昔ほど有用ではないにせよ（今でも確かにかなり有用ではあるが）、身体診察は今では別の種類のツールになっている。最近の私は患者とのコミュニケーションが行き詰まったときに、たとえばなにかについて患者と意見が食い違ったり、単に患者の口が重かったり、コンピューターがクラッシュしたり、私の脳が混乱したりしそうなときに、身体診察に切り替えることにしている。直前の危機が大変であればあるほど、からだに時間をかける。身体診察の儀式とリズムが私の脳内の騒音を鎮めてくれて、患者もリラックスしはじめるのがわかる。途中でやめた会話に戻ったときには、お互いがそれぞれが話すこと、聞かされることに集中できるようになっている。

身体診察は、テクノロジーの、マルチタスクの、そして思い込みと偏見からの避難所だ。触れ合ってしゃべるだけの瞬間である。医療の世界でも、世界全体をとっても、触れ合ってしゃべるだけの時間はわずかに残された大切な瞬間である。診断方法としても治療方法としても他には置き換えられない。そしてこの瞬間にどれほどのコミュニケーションがなされるかを軽んじてはいけない。

医療における訓練を通して、医師は知れば知るほど患者をもっとよく治せるのだとより強く考えるようになる。国家試験や初期研修、レジデント研修、専門医試験、生涯学習、医学専門誌など、すべてが臨床的知識を磨くことが優れたケアのための必須条件だと思わせてくれる。しかし、知識は必要だが、それだけでは不十分だとする研究が芽生えてきている。これはマリエ・クラインが困難な状況の只中で学んだことでもある。

マリエはエネルギーの塊である。快活な笑いと人を引きつける語り口を持ち味とするテレビ評論家として人気を博し、オランダ地方局のニュース番組のホストをつとめ、医療とヒューマン・ストーリーを担当していた。三八歳で、三人の子どもを育てつつ人生と仕事に邁進していたさなか、突然乳がんの診断を受けた。闘病に二年間ついやした。最初に根治的乳房切除術と再建術を受けた。腫瘍は執拗で、放射線療法が必要になり、一年間の化学療法も加わった。それぞれが合併症を引き起こした。放射線療法のために切除部の治癒が遅れ、化学療法のために留置したカテーテルから血栓が生じ、生死の淵をさまようことになった。カテーテルを除去することになり、このため化学療法の負担が増した。乳房再建を完了するためのプロテーゼ[訳註1]の挿入にはもう一度手術が必要だった。そして言うまでもなく、悪心や嘔吐、めまい、脱毛、食欲低下、不眠、がん患者の全般的な不快感もともなっていた。

二年間の闘病生活が終わりを告げると、マリエはふたたび息ができるようになったと感じた。学校でのミユージカルに出演する娘のリハーサルを手伝えるぐらいのエネルギーがあった。本番は娘の一二歳の誕生日だった。夫とクロアチアへの家族旅行も計画した。数年ぶりのバカンスである。しかし、なによりも最初にマリエの兄と姉がイタリアで友人が経営する民宿でゆっくり週末を過ごすことを勧めた。三兄妹が一緒に旅行するのははじめてで、トスカーナ州ピエトラサンタ以上に病気からの回復を促してくれそうなところはなかった。

宿は魅力的で食事はおいしかった。旅の一日目、姉がマリエのシャツの染みに気づいた。キアンティ産のワインの飲みこぼしのように見えたものは実は胸の手術痕から染みだしてきた体液だった。縫合されていた傷が開いて、感染症が急激に進んだ。マリエは急いで家に帰り、医師はすぐに入院させた。プロテーゼは細菌の巣になっており、除去が必要になった。

人の気力がどうなるかなど、がんはだいたいおかまいなしだが、手術がおこなわれた日は娘の誕生日だった。パーティーで祝い、ミュージカルの客席に座るかわりに、彼女は手術室のベッドに横たわり、医師が感染した組織に覆われたプロテーゼをえぐりだした。クロアチアへの家族旅行は白紙に戻った。

手術が全部を解決したわけではなかった。手術後、傷はなかなか治らなかった。抗生物質と厚い看護にもかかわらず、傷口は開いたままだった。望んでいなかったがんの旅が、こうして再び始まったのである。

開いたままの術創はどのような医療場面でも難物だが、放射線療法を受けた結果、周囲の組織にダメージが残り、化学療法によって免疫系にもダメージを受けている患者にとって治癒はさらにむずかしいものになる。マリエはまたしても、手術室に戻り、術創のまわりをそぎとり、きれいにする必要があった。丁寧なケア――頻回のガーゼ交換、特殊な包帯による保護、局所に使う抗生物質、生物学的創部治癒剤――を数カ月間受けたが、傷は頑固に開いたままだった。

胸の術創を治す通常のやり方がすべて失敗に終わったあと、マリエは高気圧酸素治療を勧められた。一〇〇パーセント酸素を吸入することで、血液と組織の酸素を最大限まで飽和させる方法である（通常の空気の酸素濃度は二一パーセント）。九週間、毎日、マリエは他の九人の患者と一緒に、一九六〇年代のSF映画に出てくるような潜水艦の形をしたタンクの中に入って座っていた。密封されたタンク内は、大気圧の数倍の圧力になる。これは海深一四メートルに相当する。患者は顔にひょろ長いマスクを装着した。二、三人の患者は頭から首まで覆うプラスチック製のカバーをかぶらなければならなかった。まるで漫画に出てくる宇宙服のヘルメットのようだ。高気圧酸素に囲まれていると、まるで集団で深海を潜水しているように感じられた。

治療に入って六週間後のある日、マリエは二人の医師の診察を受けた。一人は形成外科医であり、もう一人はロエル・ストラトホフ、高気圧酸素治療の部長である。診察と診察のあいだは一時間空いていて、同じ廊下に並んだ二つの診察室でおこなわれた。

外科医が傷を診ると治りかけてきてはいた。だが彼は残念そうに首を振り、「この傷をきれいに閉じるには手術が必要ですね」と言った。

また手術？　マリエは落ち込んだ。すでに何度も手術を経験していて、また受けることには抵抗があった。

「ほんとうに必要なんですか？」と尋ねた。

「イエス」、彼はきっぱりと言った。「この傷をきれいに閉じるためには手術が必要です」

再手術！　診察が終わってからの一時間をマリエは、押しつぶされそうになりながら過ごした。それまでの手術で十分に苦しみを味わっていて、悪くすればどうなるのか、前よりも悪化する可能性は本当はどのぐらいあるのかをわかっていた。痛みがひどくなり、死ぬこともあるだろう。四〇歳にもならないのに、もう一生分の病気を経験したような気がしていた。一方で、外科医とは長い付き合いがあり、彼の意見を信頼していた。「ほんとにがっくりしました」と彼女は私に語った。「だけど、これがベストだと信じてもいました」

一時間後、二つ目の診察の予約のために重い腰をあげて廊下を移動した。ストラトホフ医師は総合診療科で研修を受け、医学工学で博士号を取得していた。他に望みがなくなった患者を医学工学の応用で救うことに喜びを感じていた。彼の記憶では、最初のうちマリエは高気圧酸素治療には乗り気でなかった。奇妙な形をしたタンクを見せられそこで過ごすだのと言われたときがそうだった。しかし、彼女は受け入れる気だった。

「マリエの最初の診察には特に時間をかけました」とストラトホフ医師は回想する。「たくさん話ができたのはラッキーでした。おかげで彼女が目指しているゴールも恐れていることも知ることができました。特に再手術を怖がっていました。高気圧酸素治療はゴールのなにを達成でき、なにを達成できないかがわかりました」

その日医師は彼女の胸の傷を見て、微笑んだ。「ああ、これはいい感じですよ」。声の調子は明るかった。「九週間経つころには、外見もよくなるでしょう」

ストラトホフ医師の見立てにマリエは驚いた。一時間前にまったく同じ傷を見た外科医が、傷がうまく治っていないので再手術が必要だと言ったのだけれど、と伝えた。医師が驚いて椅子から転げ落ちそうになったのをマリエは覚えている。「もう手術なんかいりませんよ」と医師は続けた。「きれいに治ります」

混乱と当惑、疲労の極地の中で足を引きずりながらマリエは家に帰ったという。こんなことあるだろうか？　信頼している優秀な医師二人に診てもらって出てきた見立ては、およそ正反対だった。

ストラトホフ医師の当時の記憶は少し違っていた。「医学部の授業では、患者に悪いニュースを伝えなければならないときは、そのあとに大事なことは一切言うなと教わります。悪い知らせを聞かされた患者は聞く耳を一切持たないからです。でも、今回の場合はその反対が起こったみたいでした。私はマリエが聞きたかったいいニュースを伝えました。傷はおそらく治るだろうと。でも、そのあとで私が言ったことは彼女の耳に入っていなかったのです」

彼の記憶によれば、傷の再手術は当面は不要だと伝えたつもりだった。しかし、また傷が開いたり大きくなったり、再度感染を起こしたりする可能性もある。そして、もし開いた傷がなかなか治らないとすればまた手術が必要になる、とも伝えた。だがこのあとの部分をマリエはまったく聞いていなかったのだろうと彼は考えている。

マリエはといえば、二人の医師が出した相互に矛盾する見立てについて数日間考えたあと、もう一度形成外科医の診察を受けることにした。そして「手術はほんとうに必要でしょうか?」と念押しした。「再手術はほんとうのほんとうに必要なんでしょうか?」

外科医は躊躇しなかった。「絶対に必要です。再手術を受けなければ、傷はまともには治らないでしょう」

マリエは質問を言い換えた。「もし手術を受けなかったとしたら、どうなりますか?」

外科医は口ごもりしばらく考えた。「まあ、いつかは治るだろうと思います。でも、胸に大きな瘢痕が残ると思いますよ」

その瞬間、マリエは気づいた。外科医の視点から言えば、瘢痕が残るのであれば、それはまともな治り方ではない。外科医としては患者にベストな結果を求めており、それは外科医の目から見て瘢痕が最低限になっていることである。しかし、マリエの望みを外科医は聞きもせず、理解もしていなかった。治療と合併症・感染症との戦いを二年間続けた結果、マリエが望むことは終止符を打つことだった。アムステルダムの運河のように傷跡が自分の胸を縦横に走っていたとしても彼女は気にしない。皮膚が閉じて、プロテーゼをまたつけることができればそれでいい。「普通の人のように歩き回れて、がん患者のように見えなければそれでいいの」と私に話してくれた。「生きてさえいればそれで十分」

ストラトホフ医師の見立てはこうだ。「外科医と私は結局同じことを言っていたのです。ただ順番が違うだけで。私は、傷はいまのところ治りはするだろうが先々は手術が必要になるかもしれないと言いました。後の部分を彼女が聞いていなかっただけです。外科医は最初に傷には手術が必要だと伝え、あとから――患者が確認してきたので――傷はおそらく治るだろう、ただしきれいにはならないと伝えました」

「乳がんの患者として過ごしてきた経験から言えば」と後日、マリエは私に話してくれた。「聞くことのむずかしさを経験したのだと思います。診察で名前をまちがえられた。大事なことを伝えているのにお医者が聞きのがした。看護師が薬をまちがえて、私はそれを飲んでしまうところだった。でも、医者にとって思い込みほど怖いものはないということも学びました……患者も同じですけど」

外科医はマリエの傷について思い込みがあった。傷のせいで胸の形が崩れないようにすることが患者の望みだと思っていた。もちろんそう考えることはおかしいことではないが、マリエの話を聞いておらず、彼女が何を優先するのかを理解していなかった。「何年も治療を受けるあいだに、もっともショックを受けたことは」とマリエは言う。「二人の人間、医師とその患者が向かい合わせに座って話しているのに、お互いが相手の目線に合わせて話をしないことです」

相次いで二人の医師の診察を受けたあと、マリエは二人の見立てを天秤にかけた。彼女からすれば二人とも信頼のおける医師である。最終的に手術を拒んで、高気圧酸素治療をさらに二、三週間続けることにした。ゆっくりとではあるが、ゴツゴツした傷口が合わさって閉じはじめた。

「二人とも正しかった」というのが彼女の結論だ。「治りはしたけれど、ひどい傷跡が残りました」。しかし、マリエは瘢痕を気にしていない。「見てくれは悪いけど」とトレードマークの正直さで口にする。「でもこれで終わった。これで全部、過ぎたことと忘れることができたし、三人の子どもたちや夫と一緒に人生を楽しめるようになりました」。一度けちがついたトスカーナ旅行を復活させることもできた。回復後は毎年一回、時期を決めてピエトラサンタの宿で静養しながら執筆に励むようになった。

「聞くことによる恵みは治ることによる恵みと同じだ」とキャサリン・ド・ヒュイック・ドハーティは書いた。ロシア生まれのソーシャルワーカーでのちに北米のカトリック教徒の指導者にもなった人物だ。この言葉は宗教的な意味合いもあるのだろう。しかし、マリエ・クラインが経験したように、この言葉は医療の揺るがない信条でもある。

# 第4章 聞いてほしい

同僚研究者からコミュニケーション研究の「女王」と呼ばれることもあるデブラ・ローターは、一九六〇年代に、ブルックリン区フラットブッシュの労働者階級の家庭で育った。父親は肉屋で、家での会話はイディッシュ語[訳註1]だった。母親はのちに高卒認定試験（ＧＥＤ）に合格しているが、両親とも高校を出ていない。こうした下層の出ながら、デブラは、医師と患者がどのように意思の疎通をはかるかを理解する権威ある研究ツールを創りだすまでになった。

当時そうした地域の多くの家族がそうだったように、デブラの一家も、日々の暮らしでほぼ精一杯だった。だれもが移民かその子どもで、みな休む暇もなくせっせと働いていた。デブラは、同年代のいわば生粋のアメリカ人とは違って、子ども時代にまったくボードゲームの経験がなかったため、大人になってはじめてその種のゲームをしたときは一度も勝てなかったと回想している。

だが、ニュースや政治となると話は別だ。だれもが世界情勢に本能的に興味をもち、それを言葉にした。夕食のテーブルでは、政治論争と左寄りの新聞が、肉やニシン、プディングと主役の座を張り合った。デブラの両親と三人の兄はなにかにつけて自分の意見を主張した。意見を述べるのをためらうようではロータ一家の人間とはいえなかった。

ある夏、ねだったりせがんだりの末、デブラと兄の一人のキャンプ・キンダーラント行きが実現した。一九二〇年代はじめにユダヤ人労働運動家たちが創設した、バークシャー山地にある伝説的なサマーキャンプだ。キャンプの活動は、社会正義、進歩的な価値観、生き生きした民族舞踊にあふれていた。一九六〇年代といえば、学期中は指導員たちが学生運動に没頭していた時期だ。そして、フェミニズムが慣習的な行動規範を変化させはじめていた。

デブラはこうした議論の渦にのみこまれた。だれにもなにかしら意見があるようだった。それがどう形になるのか、だれにもはっきりわからなかった。だが、そこにはわくわくさせるなにかがあった。一九七一年、デブラがカリフォルニア州の大学に通っていたとき、フェミニストの古典的名著『からだ・私たち自身』の初版が出版された。この本には、はじめて耳にするようなことが書かれていた。女性も医療に積極的に参加できるというのだ。今日では特に過激な主張ではないかもしれない。だが、家庭や仕事や社会には一九六〇年代に大きな変化がもたらされたにもかかわらず、医学の分野はまだ、時代遅れの一九五〇年代から抜けだせずにいたのだ。

社会のありとあらゆる面で変化を助長する気運が高まったにもかかわらず、医学の硬直した階層構造や医師と患者のやりとりの根本原則は、ほとんど揺るがなかった。医師が患者にすべきことを教えるという考え方が当然視されていたため、「家父長的温情主義」という言葉は必要ですらなかった。（同僚の一人は「うちのかかりつけ医が、窓の板ガラスに私の頭を叩きつけなさいと母に言ったら、母はなにも言わずに腕まくりをして私をかかえあげたでしょう」と当時を振り返っている。）どうすべきかを患者に教えるというのは、適切で有効な思いやりのある医療にぴったりのモデルだ。患者も意見を述べ自分の医療に積極的な役割をはたすべきで、医師のパートナーであろうとする努力を惜しんではならないとする考え方は、挑発的ともいえるものだった。そして、もちろん、医師はほぼ全員が男性だった。一九七〇年でさえ、女医は一〇パーセントに満たなかった。[1] 女性が大挙して医学部に入学しはじめたのは、一九七二年の教育改正法第九編[訳註2]で性別による差別が禁止されてからである。(現在では医師の約三分の一が女性だが、四七パーセントの医学生が女性であることを考えると、この数字は今後増加するものと思われる。[2])

デブラは『からだ・私たち自身』をむさぼり読み、もと原稿の三五セント謄写印刷版を手に入れたことを今もなお誇らしく思っている。言葉、つまりいつどこでどのようにしゃべるかが、ほぼ全員が男性という医療提供体制の中で女性が力を示すためのからくりとなりうるという考え方には、頭がくらくらした。お金や地位や名声などなくても、少しとはいえその力を手に入れることができる。言葉とコミュニケーションがどう機能するかを理解しさえすればいいのだ。

デブラは大学卒業後、ニューヨーク市保健衛生局で働きはじめた。地域の保健センターを評価し、そこにやってくる患者のニーズを明確化する手助けをするのが仕事だった。そのためには、地域の人々と話をして、その心配ごとを理解し、優先順位をつける必要があった。大きな問題は、予約診察の実受診率が低いことだった。スラム街の一部クリニックでは、予約が半分も守られていない。デブラは、患者が自分の医療にもっと積極的になれば受診率も向上するのではないかと考えた。そして、『からだ・私たち自身』を参考に、あらかじめ医師に尋ねる質問を考えるといった初歩的なことでもいいので、自分の医療になんらかの役割をはたすよう、患者を励ました。

その後ほどなくして、大学院で公衆衛生の研究をはじめたとき、患者が積極的になれば受診率も向上するという考えは、デブラの博士論文の中心テーマになった。彼女は、質問をすることによって、患者がもっと自分の医療に関与するようになれば、全体の経過に対する満足度も上がり、予約を守ることが習慣化するという仮説をたてた。

そこで彼女は、博士号の取得を目指すジョンズ・ホプキンス大学のキャンパスに近い、ボルティモアのスラム街にあるクリニックで、研究プロジェクトを立ち上げた。プロジェクトでは、予約診察の前に一〇分間、保健師が患者と話す時間をとった。保健師は、患者に、病状、受けている治療、服用薬、副作用や予後についての知識を尋ねたあと、そうした項目について医師に聞いてみたい質問を二、三考えさせる。診察時に思いだしやすいよう、質問はその場で書きとめられた。（対照群については、保健師は、クリニックが提供するサービスの確認のみをおこなった。）

そうなると当然、実際に患者が質問をしたかどうかを知る手立てが必要となるため、デブラは、診察の録音をおこなった。すると今度は、診察時のやりとりを分析するために、三〇〇本の録音テープの一言一句を紙に書き起こす必要が生じた。骨の折れる気の遠くなるような作業だった。そして、彼女の関心は、患者が質問をしたかどうかにとどまらなかった。医師がそれをどう受けとったかも気になったのだ——憂慮とともに？ いらだちながら？ 興味をもって？ それとも困惑して？ デブラは、どのような言葉が使われたかもだが、自分はむしろ医師と患者のやりとりの形態全体に興味があることに気づいた。

話の内容を一言一句苦労して書き起こすのではなく、テープを聴くだけで、会話から大事な情報を拾いだせる方法はないだろうか。どのような種類の発言や質問のやりとりがあり、どのような感情が表現されたかを定量化する方法があるはずだ。

デブラは、最初に発話の単位をどう定義するかを決めなければならないことに気づいた。単語？ フレーズ？　それとも文？　彼女はやりとりされていた会話の意味に興味があったので、一つの思考全体を単位にすることに決めた。一文全体か、短いフレーズか、一つの単語かは問わない。同意のあいづちであってもかまわない。

そうすると今度は、単位をカテゴリーに分類する、つまりコーディングする必要が生じた。まず、医師と患者のどちらが発話したかでコード化する。それから、発話の目的によって分類する。たとえば、一回の診察における発話は大部分が、医師が患者に既往症を尋ねる、あるいは患者が医師に臨床検査値について尋ねるなど、おもにデータの取得に関するものである。診察台に座ったり深呼吸をしたりするよう患者に指示するといった「業務的な」発話もある。さらに、医師が検査や薬の効能を説明する、患者教育や患者への助言もある。

単純明快で診察ごとの違いや個人差も小さいため、これらのカテゴリーは容易に識別できた。だが、こうした医学の実際面をとりまいて莫大な量のやりとりが編み目のごとく張りめぐらされている。それらを定義することは容易ではないが、おそらくはそれこそが名医だとかやぶ医者だとかいうときの患者の反応なのだ。あるいは、百点満点の患者や始末に負えない患者について説明するときの医師の言葉なのだ。

こうした個々の人間の結びつきに関する要素は特定がむずかしく、たとえば、医師が診察開始時に自己紹介を忘れなかったかどうかといった要素のように、簡単に明確な回答を得ることはできない（自己紹介を忘れる医師がどれほど多いか知ったらびっくりするだろう）。患者への接し方、同情、熱意、慈悲心、思いやりなど、困難さをうかがわせる用語はいくつもある。純粋な合理主義者なら、そんなものはなくてもいいというかもしれない。患者が正しく診断され、治療され、治癒に至れば、それで成功なのだ。そして、統計学的見地からいえば、これは真実である。コンピューターが一台あれば、いくらでも——それもたぶん人間よりもっと正確に――医療業務をこなすことができるのはまちがいない。

だが、だれしも、人的な結びつきの要素がまったくない診察がどういうものかは想像できるに違いない。経験したことだってあるだろう。そうした診察は、不満ばかりを残す。では、共感や意見のやりとり、敬意、好感などの要素が存在する診察はどうだろう――私たちの多くは、そうしたものがあればすぐに気づくし、なければ必ずないとわかる。

デブラは、医師と患者のやりとりにおけるこうしたその他の要素に強く興味をひかれた。そして、それが診察の快適さを向上させる細やかな機微などではなく、医療の重要な要素なのではないかと考えた。だが、科学者としては、この種の発言を評価する信頼に足る方法が必要だった。「あればすぐにわかる」だけではだめなのだ。

そこで彼女は、もう一つ別に「始動とパートナーシップ」というカテゴリーをつくった。関心や結びつきを示す合図となる医師や患者の発言で、たとえば「もう少しくわしく聞かせてください」や「というわけなのですが、どう思いますか」や「きちんと理解できているかどうか、確認させてください……」などだ。この種の発言は話の内容を明確化してくれるが、なにより、聞き手が関心をもっていると話し手に知らせてくれる。のちに研究者のジャネット・バベラスの論文から学ぶのだが、これが、医師も共同の語り手となり、患者からストーリーをひきだし、その輪郭を強調し、形あるものにつくりあげる手助けをするということだ。こうした発言は、最終的に二つの異なる役割をはたす。望ましい医療をおこなうための重要な事実を確立すること、そして会話している二人のあいだに関係を構築することだ。

それから情緒面の反応性を示す発言がある。たとえば、医師が患者の頭痛や予約日まで長期間待たされることに対するいらだちへの理解を示したようなときがそれだ。逆に、医師が服薬による吐き気や倦怠感を軽視する場合もあるかもしれない。これらは、一方が他方の不安にどのように応答しているかを示す発言で、相手の言うことを正当と認める——あるいは過小評価する——役目をになっている。

このように広範囲にわたるカテゴリーの中から、さらに質問や意見表明、承認表明、詳述要求などの下位分類を選んで一つの発話がどれに当たるかを判断しなければならない。他にも同意発言や個人的コメント、質問の要請というカテゴリーがある。質問は開かれた質問と閉じられた質問に分類できる。最終的に、一般的な診察の一回分の会話に登場する発話が数十種類のカテゴリーに分類された。医師と患者のコミュニケーションを構成する無数の要素を詳細に分類する方法をデブラは手に入れたのである。

彼女は、この詳細な発話分類に、もう一つ記録項目を追加した。感情の表出である。発言が事務的になされたのか、それとも、いらだちやいたわり、怒り、不安を含んでいたのかを知ることはとても重要だ。分類方法にはどうしても感情の測定を追加する必要があった。昔ながらの書き起こしでは、ある医師の親身で打ち解けた「調子はいかがですか」を、別の医師のそっけないおざなりの「調子はいかがですか」と区別することができない。その二つから、まったく異なるコミュニケーションの舞台が用意されるとわかっていてもだ。この新たに追加されたカテゴリーでは発話の感情的な強さの程度が評価された。

学位審査委員会の学内委員であるジュディ・ホールと協力し、デブラはこうして、医師と患者のあいだでかわされる会話の事実部分と情緒的要素の両方を数字で評価する科学的な方法を創りあげた。[3] 会話の内容を一言一句紙に書き起こす必要はなく、テープを聴き、おこなわれた発話の単位ごとに、相当するカテゴリーにチェックを入れるだけでよかった。そうすれば最後にはその会話が詳細に分析される。たとえば、医師が何回共感的な発言をしたか、診察の何パーセントがデータの収集についやされたか、あるいは患者がいくつ質問したかなどがわかり、そうした数字と血圧コントロールや服薬遵守といった医療成績の相関を示すことができた。これらは具体的な数字で、単にこんな感じのことが起きたというだけではなかったから、統計による厳格な成績の評価が可能だった。

患者が医師に質問するかどうかを調べた最初の研究で、デブラは、このコーディング方法により、質問を考えさせる一〇分のセッションが実際に役に立つことを、記録として示すことができた。セッションを受けた患者では、直接質問した回数が対照患者の二倍であることがわかった。[4] 一回の診察の平均質問数は、対照群患者の一つに対して二つだった。たいした差には聞こえないかもしれないが、一つ余計に質問した患者では、フォローアップ受診予約遵守率が一七パーセント高かったのである。これは、注目に値する重大な結果だ。

しかし、予想に反し、多く質問した患者は、不安や怒りをいだいて診察を終えていた。全体として、体験したことへの満足度が低かったのだ。患者が自分の健康管理にもっと積極的になれば満足度も向上するというデブラの仮説と矛盾する結果だった。

不可解な結果ではあったが、それは、当時の政治的変化のうねりの中で得られたものだった。女性やアフリカ系アメリカ人や移民など、歴史を通じ社会的に受動的であった層が声をあげはじめ、伝統的なものごとの秩序がおびやかされた。体制側は、快適ないつもの状態が不安定になることを、必ずしも歓迎しなかった。反応や反動がことをさらに悪化させ、新たな規範のもとに社会が落ち着くまでに、何年も、いや何十年もかかった——落ち着いたというならばであるが。一九七〇年代の患者、特に社会経済的下位層の患者は、おおむね従順な集団だった。医師は患者にどうすべきかを指示して終わりだった。このやり方に患者が異議を唱えるということは、医師にとって控えめにいっても驚きだったに違いない。侮辱、あるいは冒瀆とさえ感じたかもしれない。それによってやりとりの調子が変化し、両者とも気まずい思いをしたままになった可能性はある。

あるいは、いつもと違うことをして、そんな場合につきものの居心地の悪さを感じただけという可能性もある。患者が満足度を尋ねられたのは診察の直後で、安全地帯から外に踏みだすという経験をしたばかりで心が乱れていたのかもしれない。だが、六カ月後の受診率が高いという事実から、患者がこの種のやりとりになじんできたらしいことがうかがえる。六カ月後には特に再調査はおこなわれなかったが、医師のもとを離れず次の予約に現れたことが、満足度が向上したという患者の意思表示だったのかもしれない。

デブラ・ローターにとっては、こうしたことすべてが医療にどう影響するかのほうが、大きな問題だった。医師と患者のやりとりを迅速かつ確実に分析するツールを手に入れ、彼女のキャリアは大きく花開こうとしていた。このツールは医療コミュニケーション分析方法（ＲＩＡＳ）として知られるようになり、コミュニケーション研究における標準的な尺度となった。[5] 医学の全域でこのツールが使用されている。デブラ自身、ツールを用いて、腫瘍学、足病学、小児医学、産科学、精神医学、老年医学の各分野でコミュニケーションの研究をおこない、二〇〇をこえる論文を発表している。また、服薬遵守、性行為感染症、糖尿病、ドメスティック・バイオレンス、遺伝子検査、ＨＩＶ、高血圧症、アルツハイマー病、喘息、医療過誤、抗精神病薬の処方、医学生へのコミュニケーション教育、ユーモアの使用、患者の人種および民族的背景の影響、医師の性別がはたす役割の研究にもＲＩＡＳを使用した。ＲＩＡＳは、日本、イスラエル、イングランド、中国でも使用されている。

「診察」という言葉が使われるときは、それがきわめて定型的なもので、医師と患者の出会いは一般にどこでもだいたい同じであることを前提としている場合が多い。デブラと共同研究者は、診察はもっと変化に富んだもので、出会い方から結果を予測できるのではないかと考えた。そこで、外来診療および個人開業医での五〇〇をこえる診察の分析をおこなった。[6] 一二七人の医師と五三七人の患者を対象とする、継続患者の診察である（つまり初診は含まない）。こうした診察は、一般診療医の生活を支えるものである。受診する患者の大半は、経過観察の必要な慢性疾患を二つ三つかかえており、ときどきは新たに問題が生じて診察が必要になる。それから、重症度が両極端となる位置にそれぞれ一群の患者がいる。重い症状を複数かかえる患者と、おおむね健康で健康診断のために年一回やってくる患者だ。

医師と患者間のコミュニケーションを調べ、デブラらは、こうした診察における出会いを、いくつかのタイプに分類することができた。一つ目は従来型の診察で、「狭義で生物医学的」と名づけられた。名前からうかがえる通り、このタイプの診察では、ほぼすべての話が医学的な問題に関するものだった。医師も患者も、心理的な問題や社会的な問題には踏みこまない。医師の話の大部分に患者への質問が含まれた。胸の痛みを感じたことはあるか、足がむくんでいないか、めまいはするかなど、ほとんどが閉じた質問である。診察の約三分の一が、この「事実だけお願いします」タイプだった。

これとは別に三分の一が、「広義で生物医学的」カテゴリーに分類された。この診察もやはり医学的な内容が主で、医師が大半の質問をしたが、医師にも患者にも、多少なりとも患者の心理的・社会的満足度に踏みこもうという姿勢がみられた。

「生物・心理・社会的」と名づけられたカテゴリーでは、はるかに各要素のバランスがとれていた。患者は、医学的な話と心理・社会的な話を等分に口にした。医師はいぜん医学的な話を重視しがちだったが、他のカテゴリーほどではなかった。五分の一の診察がこのタイプに分類された。（患者の話が心理・社会的内容ばかりの例もちらほらあった。）

もっとずっと少数だが「消費者利益優先」と呼ばれるカテゴリーに分類される診察もある。患者はサービスを利用する客に近く、ここでは医師の医学知識がサービスだ。質問はほとんど患者からで、医師は診察時間を情報の提供についやす。心理・社会的分野はほとんど話題にのぼらない。約一〇分の一がこうした診察である。

体験した診察について患者に意見を聞いてみると、狭義で生物医学的な診察にはまったく魅力を感じていなかった。この診察に対する満足度は最低の評価である。患者は、もっとバランスのとれた生物・心理・社会的な診察を好んだ。この診察は、話題のみならずどちらがしゃべったかという点でもバランスがとれていた。おもしろいことに、医師も、狭義で生物医学的な診察をあまり支持しなかった。医師の考えでは、結局こうした診察は、時間のむだづかいで質の悪いデータしか得られず、効率が悪いということなのだった。

研究の中で私が興味をひかれた分析に、コミュニケーション・コントロールの分析があった。つまり、どちらが会話の主導権を握っていると感じているかということだ。当然ながら、患者は、狭義で生物医学的な診察ではごくわずかしか会話をコントロールできず、消費者利益優先の診察では最大限にコントロールできていると感じていた。後者の診察では、患者が質問し医師はおもに相談役をつとめている。

「消費者利益優先」という言葉を聞くとどうも心のざわつきをおさえられない――混沌としたショッピングモールのかおりがして落ち着かない気持ちになるのだ。だが私は、これがどんなたぐいの診察であるかよく知っている。患者は質問で武装して現れ、私は患者が口を開く前から守勢にまわっている。患者がこちらを気落ちさせるような素早さでさっと質問の「ショッピングリスト」を広げるやいなや、私は痛いほどの恐れに襲われる。

なぜ自然に腹が立ってくるのかと考えたとき、私はそれをいつも、山ほどの要求が続くことと短い診察の中ではすべてに対応できないことのせいにしていた。だが、デブラの研究を読んで、コントロールを譲りわたすことに無意識に反応していたのかもしれないと思った。もっと平均的な診察の場合、患者が二つ三つ話題を持ちだしたところで――正直に言おう――私が会話の主導権を握る。そして、大急ぎで問題の優先順位を決め、最終的に今後の方針を決定する質問をしはじめる。もちろん、どの会話にも患者を引き入れようとはするのだが、つねに自分が進路を決めているというのがほんとうのところだ。消費者利益優先の診察時のように、患者が質問者の立場に立つと、力関係が変化する。だから私は不快に感じるのだと思う。

今書いたところを読み返してみると、私は、患者が質問で「武装して」現れると書いている。実際、すべて即答が得られるという期待のこもった質問攻めにあうと、ときには攻撃を受けているように感じてしまう。防御的になるのは、こうした質問の大部分で期待にそむくことになるとわかっていることもまちがいなく一因である。医学は、私たちが期待するよりずっと不明瞭だ。だから、質問の紙が広げられたときから、自分があいまいな表現に終始することが――そして相手をかなり失望させてしまうことが――予想できてしまう。私もそうだが、患者もいらいらすることだろう。

研究のプリズムを通して自分の反応を見直すと、得るものがある。コントロールを失うことを喜ぶ者はおらず、そうなるとだれもが反応する。たいてい無意識の、往々にして否定的な反応だ。次回、患者が質問の紙を広げたのを見て、反射的に背筋がこわばるのに気づいたら、コントロールの中心が少しシフトしようとしているのだと、自分に言い聞かせようと思う。事前に心の準備ができれば、そう簡単に動揺することはないだろう。

デブラ・ローターがＲＩＡＳを使用している（多くの）目的の一つに、コミュニケーションをもっと活用できるよう、医師の教育を支援するということがある。多くの医学部が採用している標準的な方法は、ビデオテープによる確認だ。患者と学部生やレジデントとの医療面接を録画し、あとで教員も一緒にビデオの内容を確認する。私も自分の教える医学部で数年間この確認に同席したが、ひどく骨の折れる作業だと言わざるを得ない。四人の学生とともに座り、数分間一本のビデオを視聴してから議論する。それからもう少しビデオを見て、二、三コメントを付け加える。だが、時間がかかりすぎるため、最初から最後まで診察を見ることはできない。巻き戻しや早送りにも多大な時間が浪費された。結局、この体験からはほんのわずかしか得るものはない。労力をついやすだけの価値があるとは思えなかった。

「RIASなら、すぐに診察全体を確認することができます」とデブラは説明した。たとえば、あるインターン〔研修医〕は、会話の中で患者から一〇個の気がかりを提示されていたのに、安心や励ましの言葉は一七回も口にしながら、ただの一度も共感を示す発言をしていないことに気づくかもしれない。さらにこの一七の「安心・励ましの発言」をクリックすると、実際の発言内容を聞くことができる。すると、自分が「心配いりませんよ」と同じ言葉を何度も繰り返しており、患者にはおそらくこれが陳腐な決まり文句にしか聞こえなくなったに違いないと気づくだろう。インターンが「患者の気がかり」を九つクリックすると、実際は二つしかなく、こちらが「心配いりませんよ」と返しつづけたために、患者も同じ気がかりを何度も口にしていたのだということがわかるだろう。

また、自分の発言が診察時間の八〇パーセントを占め、患者は二〇パーセント分しか発言しなかったことを知った学生がいたとしよう。この学生には、もっと頻繁に患者に発言権をゆずるべきだということがそれとなく伝わるだろう。

医師のほとんどは、患者との会話を分析してもらったことなどなく、多くは、自分がどう見えどう聞こえているかを知ったら驚くに違いない。私も、はじめてビデオテープで自分の姿を見たときは、どれだけ手振りをまじえてしゃべるのかとショックを受けた。飛行場のエプロンに立つ手旗信号手もかくやという姿だった。うっかり患者を診察台から突き落とさなかったのは奇跡といってよい。

よく考える必要のある質問を受けたときは必ず、視線を天井に向けそうしたまま考えをまとめている。もちろんこれはよくある仕草だが、自分の視線がさまようのを見るとやはりいい気持ちはしない。だが、本当にお手上げになると、私は完全に目を閉じてしまう。テープでそれを見たときは愕然とした。患者は私が寝入ってしまったと考えたろうか？　カフェインが切れかけているのだと、あるいは夕食の献立を考えているのかもしれないと考えたろうか？　いずれにせよ、こうしたテープを見ることで、自分が患者にどう反応しているかをより意識できるようになった。

このように意識を向上させるだけで、もっと有効なコミュニケーションが可能になるかもしれない。たとえば、患者は、医師への質問が十分ではないとわかれば、もっとも重要な問題に確実に対処してもらえるよう会話に集中することができるだろう。また医師も、自分が会話をコントロールしたり純粋に医学的ではない問題を無視したりしていることに気づけば、小さな調整を二つ三つおこなうことで、有効性はもちろん全体的な満足度も高められることがわかるかもしれない。デビッド・バロンとトレーシー・プラットは、そんなふうに相手とのやりとりをもっと意識しようと努力した医師と患者のペアだ。そしてその努力は、思いがけない結末を二人にもたらした。

# 第5章　よかれと思って



アイデアが浮かぶとトレーシー・プラットはすぐに実行に移す。ワシントンDCで学校教師を五年間勤めたあと、三八歳で大学院に行くために北に行くと決めたときも同じだった。荷物をまとめただけでマサチューセッツ州ケンブリッジに向かった。そこにはいい大学があるとみなが知っているからというだけの理由で、他の細かなことはあとで決めればよいという考えだった。彼女によれば「教師はどこでもできるのだから、とりあえずケンブリッジで仕事を見つけて、それから入学願書を書けばいいと思って」というわけだ。

トレーシーには飾り気のない率直さとのんびりした穏やかさの両方があり、それは中学校教師の経験と紆余曲折の人生を物語っていた。動作はきびきびしていて、人を惹きつけたが、同時に適度に自己卑下的ユーモアもみせた。これが思春期にさしかかろうとする子どもたちとうまくやってこれた理由の一つなのだろう。自信たっぷりでもあった。一番最初の採用面接のときに（一回しか受けていない）、小学六年生の特別支援教育の仕事が、彼女の教育者としての哲学に完璧にマッチしていると気づいた。ホテルに戻る前に採用の連絡が届き、彼女は興奮にわくわくした。

一年目はやりがいはあった——面白くてエキサイティングだった——がストレスも多かった。新しいクラスと学校のシステムに合わせることは、たとえよいものであっても簡単であったためしがない。街には知り合いはおらず、家族は遠く離れていた。フロリダに住む継父が亡くなったのは、最初の感謝祭のときであり、故郷を離れて暮らすことはつらいことだった。ケンブリッジは愛らしい街だが——冬は大変だ。雪の山とぬかるみのあいだをバス停までとぼとぼと歩かなければいけないことに加えて、最悪なのは日が四時前に沈んでしまうことである。冬のあいだじゅう、真っ暗闇の中に閉ざされているようだった。

一年目の終わりには、トレーシーは疲れきっていた。六年生の授業をまとめるには毛の生えた心臓が必要だが、この年も例外ではなかった。仕事が大好きだったが、新しい街と仕事、生活は彼女をさいなんだ。さらに加えてその年の六月、ボストン周辺を熱波が襲った——一月に積もった一メートルの雪の山を恋焦がれるほどである。六月の最後の二、三週は長引き、とにかくこの学年末を終わらせたいと彼女は思うようになった。ケンブリッジのすべての住人と同じように、トレーシーもこの六月は暑くて、疲れて、いらいらして、乾いていた。ペプシが好物で、涼を求めて飲んでばかりいた。しかし、この飲み物のためにトイレに何度も駆け込むことになり、それがいらいらをつのらせることになった。

月末も近づいたある土曜日、暑さが耐えられないぐらいになった。なにをやっても暑くてだるい。とうとう成績表をつけることをあきらめ、むしむしする午後はボストン・コモンにある映画館で過ごすことにした。なんでもよいから涼がほしい。エアコンはフル稼働しており、エクストラ・ラージサイズのペプシには本物の北極海からの氷が浮いていた。それなのに、映画館を出たときには——そんなことはあるはずがないのに——もっと暑く、もっとのどが渇いていた。翌日はもっと疲れていて、教会に行くこともできなかった。彼女が厳格に守りつづけてきた生活習慣だったというのに。

その夜、トレーシーが体調について母親と話すと、母親の答えはさもありなんというふうに「糖尿みたいね。医者にかかりなさい」だった。

「糖尿なんてないわ」、トレーシーはぴしゃりと言い返した。「家族にも糖尿病の人なんかいないじゃない。とにかくこの学年末が終わって、熱波も終わってほしいだけ！」

月曜日の朝はまるで熱いタールの中にいるようだった。仕事に出かける用意はするものの永遠に終わらないような感じだった。蒸し暑い中、バス停から学校まで一歩一歩前に進むだけでも彼女にとっては精一杯だった。歩いているときに手を振るだけでも必死だった。「そのときわかったんです。本当に医者にかからなくちゃいけないって」

診療所に電話し、看護師のマルバに症状を話した。マルバが最初に聞いたのは「糖尿病はありますか？」だった。

「いいえ、ありません！」。トレーシーは即答した。まるで陰謀のように、だれもが糖尿病だと決めつける。授業が終わるとすぐトレーシーは診療所を訪ねた。マルバはすぐに指に針を刺して、血糖を測定した。血糖測定器は数値を表示しなかった。「ミスかもしれないわ」とマルバは言った。「もう一度、測ってみましょう」

指先を使った二回目の検査でも血糖測定器には数値が出なかった。「機械が壊れているのかも」とマルバは言った。いったん診察室を出て別の血糖測定器を持ってきた。やはり数値は出なかった。「ではおしっこの検査をしましょう」とマルバは最後に切りだした。

疲れきったトレーシーにとって難なくできることは排尿ぐらいだっただろう。ペプシ‐尿パイプラインがフル稼働していっぱいになった膀胱から滝のように尿があふれだしてきたからだ。尿検体を検査に出して二、三分後、マルバは「まちがいなく糖尿病です。血糖値が高すぎて測定器の範囲を超えていて！　だから数字が表示されなかったんです。今すぐ入院してもらわないといけないぐらいの値でした」と言った。

トレーシーの最初の反応はパニックだった。オーマイゴッド、どうしろというわけ？「緊急事態宣言が出たみたいな感じでした。実際、そうだったんだと思います」。試験管一本分の血を抜かれて緊急検査にまわされ、それから入院の必要性を判断するといわれた。トレーシーは待合室で座りながら検査の結果が出るのを待っているあいだ、糖尿病になっているという新事態に考えをめぐらしていた。私は持病をかかえることになるのだろうか？　障害者になる？　一生、糖尿病というレッテルが貼られる？　待合室にはエアコンが効いてはいたが、この「緊急」検査には永遠とも思える二時間を要した。

「待合室で座っているあいだに泣きだしてしまいました」とトレーシーは回想する。「絶望していました」。母親に電話をかけて知らせた。母親はきっとうまくいくからと励ましたが、トレーシーが子どもだったときに病院に連れていくのを怠ったせいかもしれないと自分を責めはじめた。娘が一〇代のころに気を失うことが数回あったのを思いだし、なにか見落としていたのかもしれないと考えだしたのである。

トレーシーがこんな考えや感情と格闘しているとき、車椅子に乗った高齢男性が通りかかった。彼女の教師根性が急に沸き起こり、現実主義に切り替わった。そもそも、糖尿病は障害なんかじゃない。日常生活が送れなくなるわけじゃない。担当の生徒に糖尿病がある子がいるけれどなんとかやっている。六年生にできるのだったら、私にだってできるはず。自分がすべきことだけきちんとやっていれば、また普段の生活が送れる。糖尿病が彼女の人生を決めるわけでもないし、破滅させるわけでもないと心に決めた。

しかし、彼女はこのときの気持ちをしっかりもちつづけなければならなかった。なぜなら、戻ってきたマルバは開口一番「お母さんに電話をかけて、ありがとうと伝えたほうがいいでしょう。受診を明日に延ばしていたら、ここには救急車で来ることになったでしょうね！」と言ったからだ。マルバはトレーシーの血糖値がすぐに下がるようインスリンを投与し、こうしてトレーシー・プラットの人生の新章が幕を開けた。

「会った瞬間から好感がもてました」。デビッド・バロン医師はトレーシーをそう表現した。デビッドは五〇代半ばの内科医、控えめで思慮深いタイプである。過去二五年間をボストン市内と郊外で過ごしてきたにもかかわらず、話し方に幼少期を過ごしたオハイオ州農村部の抑揚とリズムがさりげなく残されている。彼が医学の可能性にはじめて触れたのは、二〇歳のとき、ドミニカ共和国で夏のボランティア活動に参加したときである。予防接種のキットを携えて彼と彼の所属するチームはオザマ川の険しい岸辺を歩いた。地域の住人は合板とトタン、ヤシの葉で作った小屋に住んでいる。道路はない、住所もない、医療記録に類するものはなにもない。ボランティアが到着すると、住民は一列に並び、チームが順番にワクチンを打っていき、一挙に全員の接種が完了した。

デビッドは医学がもたらす影響力の潜在的な可能性に感嘆したことを覚えている。朝の一回のワクチンだけで、地域の住民全体を致死的な病気から守ることができる。大学卒業後は平和部隊に加わり、ドミニカ共和国に戻ってこの地域社会での活動を続けた。ある日住んでいた小さな村に帰宅するとき、助けを求める声が聞こえてきた。道路の真ん中で一人の男性がけいれん発作を起こしていた。だれもが期待してデビッドのほうを見た。アメリカ人で、大学教育も受けている。彼なら「なにかしてくれるだろう」と考えたのである。しかし、もちろん彼は本当の医療訓練はなにも受けておらず、中西部の小さな町から来たやせた白人青年にすぎなかった。デビッドは男性の発作が自然におさまるのを見ながら、無力感と罪悪感を感じていた。最終的にけいれんはおさまり男性も無事だったが、自分のスキル不足と具体的になにもできなかったことをデビッドは悔やんだ。医学部に行けば実際に役に立つ手立てを身につけることができる。デビッドはいきおいこんで先の進路を医学部に定めた。

研修終了後、デビッドはケンブリッジで職を得た。ケンブリッジ・ヘルス・アライアンスに惹かれたのは、それが地域医療にコミットし、ケンブリッジのすべての労働者やうっかり見失われがちな医療サービスの行き届かない人々を支えようとしているからだった。また同時に、ハーバード大学に関連する教育施設としての厳しい学術的基準も満たしていた。

「一五分の診察で患者さんを完全に理解するのはむずかしい」とデビッドは言う。「でも、トレーシーに初めて会ったときは「これは楽勝だ、彼女は先生じゃないか！　先生はいい。きっとこの患者さんは最高の生徒になろうとがんばってくれるだろう」と思いました」

トレーシーにとってはケンブリッジ・ヘルス・アライアンスを選んだのは利便性のせいだった。街にやってきたときに選んだのは近所にあったからであり、病院なのか個人開業の診療所なのかは彼女にとってどうでもよいことだった。日々忙しく、すこぶる健康だったので医療保険を選ぶときに施設や医師をより好みする必要がなかった。実際のところ、彼女が医師リストからデビッド・バロン医師を選んだ理由は、この名前がもっとも発音しやすかったからだった。糖尿病と診断される前に、トレーシーとデビッドはおそらく一回は顔を合わせているのだが、それはどちらも覚えていないような軽い病気のためだった。しかし、今回は一生にかかわる重大な病気の診断がついた結果、二人はまるで二人三脚のレースで突然ペアになったかのようだった。事前の計画や準備をする時間はなかったのだが、いきなり二人で一緒にマラソン大会を走らなければならないのだった。

最初はトレーシーが少し内気そうに見えたことをデビッドは覚えている。硬い殻にこもっているかのようだった。彼女が距離を置こうとしているように感じた。目の前の医者を信頼してよいのだろうか？　自分のことを本当にわかってくれるだろうか？　高いハードルにデビッドはよく気づいていた。糖尿病が起こす可能性がある合併症はよく知られており、情け容赦がない——心臓発作や腎不全、透析、切断、失明。医師にとっても患者にとっても糖尿病が「ありがたい」病気になることはめったにない。簡単で劇的な治療法はない、肺炎を追い払う抗生物質のような治療法はないし、心臓移植で人生をやりなおすようなこともできない。終わりのない苦行がずっと続くだけである。大好きだった食べものをあきらめ、減量の重要性についての説教を医者から聞かされ、終わることのない血液検査を受けつづけ、わずかな効き目しかない副作用だらけの薬を飲んで、健康保険でカバーされることはほとんどない高価な医療用品を自腹で買わなければならない。

この疾患はごくありふれたものであり、デビッドにも膨大な数の糖尿病患者の治療経験があり、結果のばらつきの幅も知っていた。少数だが患者の中には疾患を簡単にコントロールできる一群がいる——遺伝子や根性の違いのせいか、疾患の中でも改善しやすい亜型があるからかもしれない。これらの患者はでんぷん質たっぷりの食事や座りっぱなしの生活から、手のひらを返すように簡単に脱却できる。キノアとケール[訳註1]の食事でもやっていけるようだし、若いころに食べていた白米やドーナツにこだわることはけっしてない。一日一時間、トレッドミルで運動する時間をなんとかひねりだして、苦もなく体重を十数キロ減らすことができる。医者がなにをしようがしまいが、こうした患者はうまくやっていく。

その対極に、どうにも糖尿病という現実に向き合うことができない患者がいる。こうした患者は救命救急に運ばれ透析や足の切断、バイパス手術が必要となるまで疾患と医療を無視する。医者がなにをしようがしまいが、取り返しのつかない医学的合併症の炎に焼かれることになる。

しかし、大多数の患者はこの中間地点にいる。最善を尽くしていらだたしい病気と向き合い、患者の努力を阻止せんと決意しているかのようなビッグサイズ・ソフトドリンクの社会に対処している。デビッドは医療の武器庫に収められた治療法全体の中で、強い信頼感によって結ばれた医師・患者関係が最強なものの一つであることを知っていた。これこそが無敵の武器だと主張する者もいる。確かに経過が長い慢性疾患では挫折の繰り返しと途絶えることのない欲求不満が続くから、絆をしっかりさせることが必須である。

デビッドはトレーシーと二人で最終的につくりあげた絆が――ポジティブであれネガティブであれ――医学的転帰に大きく影響するだろうことがわかっていた。診察が心地よいものになるか、後味の悪いものになるか、いらだたしいものになるか、あるいは手に負えないものになるかを決めてしまうのは言うまでもない。もともと思慮深いデビッドは、トレーシーとの協働関係をどうつくるのがベストかをしばらく頭の中で考えた。

トレーシーにとっては、診断されてからの最初の数週間が大変だった。新しく処方されたメトホルミンの錠剤を服用すれば、また「普通」に戻れると期待していたが、代わりに下痢をするようになっただけで、からだが慣れるまでに数カ月かかった。最初の日にゴミ箱を開いて、家にあったパスタやパン、砂糖などを全部投げ捨てて、トレーシーは食習慣を改善する努力をした。しかし、大変だった。本当に大変だった。健康的な食事を用意するために前よりも長い時間と細かい計画が必要だった。野菜はいつも冷蔵庫の中で腐らせてしまい、捨てるしかなかった。ペプシはあきらめなければならなかった。サラダは大丈夫だったが、大丈夫というだけだ。おいしいと満足できるものでもなく、意識して食べなければならなかった。トレーシーは朝起きると無理して朝食を食べた。彼女のからだになじむ習慣ではないのだが、頭では健康的な行動であるとはわかっていた。しかし、わかっているからといってやりやすくなるわけではない。ドライ・クランベリー入りのプレーンオートミールは朝の早い時間に彼女の胃を満たすことができる唯一のものだった。

一年で一番つらい時期は、感謝祭から正月まで続く糖質制限の試練だった。リノリウム張りの学校の廊下を五〇センチも歩けば、皿に盛られたドーナツやチョコレート・コーティングされたプレッツェルの袋、だれかが郊外の大型スーパーから運んできたドラム缶サイズの樽に入ったキャラメルコーンなどが目についてしまう。教員休憩室にはパンプキンパイやアップルパイの残り物が並んでいた。校長室にはキスチョコの入ったボウルがあり、飾りや読書感想文が張りだされていない壁にはステッキ型のキャンディーがテープで貼りつけられていた。職員室のカウンターにはクラス会で残ったカップケーキが山積みになっていた。父兄が感謝を表すためにお菓子を持ってきてくれる。生徒たちがハーバードスクエアのタザやLAバーディックのチョコレートを教師にプレゼントしてくれる。同僚は手づくりのクリスマスクッキーをみんなに配る。

普段からこれだけの砂糖にまみれた上に、ハロウィンに始まり一月中旬までほぼ休みなく続く休日のパーティーが加わる。まるでアメリカ社会が「地には平和を、人々には祝福を」のフレーズの庇護のもとに、ケンブリッジからベツレヘムの地までのあいだに住む全糖尿病患者のダイエットの決意に執拗に挑戦しようとたくらんでいるようだった。

糖尿病は絶対に家から出ていかない迷惑な居候のようなものでもある。どこにでもいる——買った食べ物の中に、準備した食事の中に、毎月、薬局で薬をもらうときに、健康保険には含まれず自費で払うしかない薬の値段に、日々手招きしてくる誘惑の中に、口に入れる食物のひと口ごとに起きる内心の葛藤の中に、思っていたほど自分は健康ではなかったのかもしれないという考えの中に、氷河期がやってきて地球上の食糧供給が枯渇しても大丈夫なように、最後の一つの脂肪細胞と糖質までエネルギー源とするよう進化はこのからだをデザインしたのだという考えの中に。

だが、トレーシーがもっとも嫌っていたのは血糖値をチェックするために指に針を刺すことだった。面倒だし、痛いし、それでなくても忙しい一日の中から貴重な時間と精神的なエネルギーが奪われる。しかし、最悪なのは節制につとめ薬をのんでいるにもかかわらず、どれだけ悪い状態なのかを機械が伝えてくることだ——厳しい数字が表示される。

その後三年のあいだに、トレーシーの生活はさらに忙しくなった。教えるだけでなく、新しく通いはじめた教会に積極的にかかわるようになった。教会行事の多くに主役として参加し、さらに典礼ダンスが自分の天職だと思うようになった。これはゴスペル音楽と聖書を使って神の言葉をダンスで解釈する方法だが、彼女にとっては自然にできることだった。火曜日の夜はダンスのセッションと聖書教室の予定でいっぱいになった。ボランティアとして教師役を買って出たのである。学校がある日の夜であるにもかかわらず、彼女は教会活動のために夜更かしをすることを厭わなかった。週に何時間もかけて聖書教室の準備をした。そうすることに際限なく惹きつけられ、楽しんだのである。「実際、聖書教室の計画を立てて教えることは、数学の授業計画を立てて教えることよりも楽しかったと思います」と彼女は打ち明けてくれた。そつのない教師であることには変わりないが、彼女はこのように自分をまとめる。「私にとって神さまが一番。でも数学も僅差の二位です」

ケンブリッジでの市民生活は僅差で三位だった。トレーシーは地方政治の世界に飛び込み、集会を組織し、地元でのキャンペーン戦略を練り、候補者を立候補させるための署名集めに奔走した。市の民主党委員会のボランティアとして、彼女は民主党と地域社会とのパイプ役を務めた。がんばりが評価されて州の党大会に出席し、より大きな市民委員会の一員に選ばれた。

トレーシーは糖尿病について現実的な視点を保つようにした。ある優れた栄養士が、患者が口にすべき真の「糖尿病食」は実在しないという考え方を教えてくれた——すべてを控えめにする単にバランスがとれた健康的な食事があるだけだ。そして体重について強迫的になるという罠も避けるように工夫した。

「私には体重はたいした問題ではありませんでした」と彼女は私に言った。「でも、バロン先生は私が一キロでも太ったら必ず一言、太ったらもっといろいろ大変になるぞとおっしゃるのよね」。皮肉なことだが、教会の友人たちは正反対の反応をした。「アフリカ系アメリカ人の人たちは私に糖尿病がある理由がわからないと言うんです。糖尿病もちにしては私が「やせすぎ」らしくて。みんなの経験からいえば、大人になってから糖尿病を発症する人のほとんどはひと目でわかるほど太っているんです」

人によっては難儀な運動も彼女にとってはたいした問題ではなかった。習っていた典礼ダンスが大好きで、ケンブリッジの地下一階にある彼女の小さなアパートの中で一番大きな部屋であるキッチンでよく練習していた。彼女は高校と大学で陸上をしていたから、ジムに行ってもよかったのだが、行く時間をひねりだすことはシーシュポス[訳註2]の重労働だった。あまりにも多忙で、全部の予定をカレンダーに書き込めるだけの物理的なスペースが足りないほどだった。適切な食料品を買い物したり、健康的な昼食を事前に用意したりする時間はほとんどなかった。薬がなくなる前に処方してもらうことを覚えておくのもむずかしいぐらい、いろんなことに駆けまわっていたのである。通常の診察時間中に医師を受診することはほぼ不可能だった。

「なにか他のとスケジュールが重なったとき、診察の予約をキャンセルするのはいとも簡単でした」とトレーシーは言う。トレーシー・プラットのスケジュールにはなにか他のものがつねに入っていた。薬は服用していた――ほとんどいつも。血糖値もチェックしていた――ときどきは。しかし、邪魔はつねに入ってくる。添削しなければならないレポートがあり、電話をかけなければならない父兄がいた。学校の会議や教会のグループ、市の民主党委員会の会議もある。聖書勉強会の準備やダンスのクラスもある。行事の計画があり、参加すべき行事がある。そして担任する生徒がつねにいる――かわいらしく、刺激を与えてくれるが、要求にかぎりがない。彼女の主治医であるデビッドは心配だった。トレーシーの血糖値は――当初よりは下がったものの――依然として高いままで、これでは糖尿病の恐ろしい合併症すべてのリスクが増大してしまう。

「こちらの助言を受け入れたものもあれば、無視したものもありました」とデビッドは振り返る。大半の医師よりもデビッドは医療の実践に心をくだいていた。トレーシーにうまくいってほしいと強く願っていた。他の大半の患者と違い、トレーシーは教育を受けたフルタイムの専門職だった。責任感があり、計画性があった。デビッドの医学上の助言を彼女が理解していることもわかっていた――それならなぜ、こんなに無視するのだろう？　もっと押して、診察の頻度も増やすべきだろうか？　あるいは引き気味にして彼女に考える余裕を与えるようにしたほうがいいのかもしれない。成功は二人の手の届くところにあるように見えたのだが、まだ先へ先へと遠ざかっている。望みが失われる。

トレーシーは少し違った見方をしていた。「私たちは目と目を合わせていませんでした」と彼女は私に言った。「こちらがどんな医学的な問題を相談しようと、話はいつも糖尿病のことになり、私が自分のことをちゃんとやっていないということになってしまう。つまり、背筋をいためたとかマンモグラムの質問があるとかで受診しても、私の血糖値が悪くて摂るべき食事をちゃんと摂っていないという話ばかりになってしまう――そういうことです。先生が私にいらいらしていたのは感じたけれど、私は私で四〇代前半の女性として、糖尿病とは関係のない問題がたくさんあった。そして体調が優れなくても、どうせまた糖尿病の話になって自分が悪いように感じるのだから、お医者になんかいきたくないと思うところまでいってしまったんです」

「私は自分にも患者にも大きな期待をしがちです」とデビッドは言う。「ものごとがうまくいかないとき、私は自分自身に対して厳しくなる。トレーシーが非常に知的で勤勉なことははっきりしていました。もっとよくするためには私はなにをすればいいのか?」

「コンプライアンスの欠如」は医学の中でホットな話題である。文字通りの定義では患者が医師の助言に従わないことを意味する——服薬や予約の時間に来院すること、検査を受けること、適切な食事をとることなど助言の内容は問わない。このモデルではトレーシーには明らかに「不遵守」のレッテルが貼りつけられる。しかし、この用語には家父長的な響きがあり、患者がなにか悪いことをしているという意味合いをもつために使われなくなった。現在では「アドヒアランス」という言葉が使われるようになり、合意の上での医療計画を患者が守ることができているかどうかという、より中立的な判断がなされるようになった。トレーシーの話が示すように医療計画を遵守することは非常に困難であり、かかわっている要因も複雑で多面的である。患者が正しいことをしないほうを選んだというような単純な問題ではない。

ジョージタウン大学の言語学研究者であるハイディ・E・ハミルトンは糖尿病におけるアドヒアランス不良の問題に関心をもっている。医療費と健康において膨大なコストがかかっているからである。糖尿病の治療計画において、コミュニケーションがどのようにかかわっているのだろうかと考えた。[1]ハミルトンは糖尿病患者の日常的な診察を二四回分ビデオに撮り、加えて診察後に医師と患者に個別に話を聞いた。診察室でのコミュニケーションの課題を見出すのは容易だった。患者に言うことを聞いてもらうために医師はさまざまな戦略を試みていた。もっとも基本的なものは、糖尿病についての事実と数字を型通りに読みあげる、いわば読経だった。そして、患者教育に努めたゆえに説得や感情をさらに加える医師がいる。まるでアドヒアランスの利点を患者に売り込もうとしているかのようだった。中には患者に口うるさく言ったり、説教したりする医師もいた。脅し作戦を使う医師もいる。透析や失明、切断、ED、心臓発作などが待ち受けていると恐怖を煽ろうとする。極端な例では患者がすぐにおこないを改めなければ、他の医者を探してもらうことになるとほのめかす医師もいた。しかし、ほとんどの医師や患者が知っているように（親ならだれでも知っている！）、事実を繰り返し叩き込む戦略によって望ましい結果が得られることはほとんどない。しかし、医師は結果が出ていないにもかかわらず、何度も何度もこれを繰り返しているようだ。

最初の疑問は治療計画を遵守することがなぜそこまで困難なのかということである。さまざまな研究によれば患者の五〇―七五パーセントがアドヒアランスの問題をかかえていることがわかっている。[2] 答えはすぐそこにあった。ハミルトンからみれば火を見るより明らかだった――ただし、あった場所は診察後におこなったインタビューの中だった。医師が同席しない場所での自由な話し合いでは、患者は実際の生活の中でなにが起こっているのかを率直に話してくれた。みな落とし穴やつまずきやすい場所がどこにあるかをちゃんと知っていた。健康的な食品の値段やインスリン注射の不快感、薬の副作用、食べることに対する社会的圧力、入り組んだ仕事のスケジュール、服薬することの恥ずかしさ、体型からくる恥ずかしさ、血糖自己測定に使う消耗品の費用、ストレスを感じたときの衝動的な食事、高価な処方薬を節約するために錠剤を半分に割ること、他の家族との葛藤、子どものころからの好物に対する単純な渇望――患者はアドヒアランス不良の原因になるものを正確に知っていた。（驚くべきことに、治療計画を守ることができない理由として事実に関する知識の欠如をあげた患者は一人もいなかった。）

ハミルトンが医師と患者の診察場面のビデオに戻って見直すと、このようなことは一つも会話の中には出てきていなかった。医師は患者を教育することにほとんどの時間をついやしていた。診察後のインタビューでは、患者は関係する統計数値をすべて知っていたにもかかわらずである。「なにがモチベーションとなっていて、なにが問題をむずかしくしているのかは患者一人ひとりで大きく異なっていました」とハミルトンは私に言った。「患者は生活の中で多くの問題をかかえており、そのためになかなか糖尿病をコントロールできません。けれど、通常の診察ではこうした問題は浮かび上がってこないのです」

私のニューヨーク大学の同僚がおこなった高血圧治療に対するアドヒアランスの研究でも、同じような結果が得られた。[3] 医師が会話の流れを支配し――心理・社会的側面ではなく――診察時点での医学的問題にのみ焦点を当てると服薬アドヒアランス不良のリスクが三倍になる。住宅問題や失業などストレスが特に強い生活状況に患者が置かれているときに、医師がこのような問題を回避することは、服薬アドヒアランス不良のリスクは六倍になる。服薬アドヒアランスは、単に薬の袋を開けて錠剤をのみ込むだけではないと理解するのは、医師にとってむずかしいことが多い。

医師・患者間の非対称性は明らかである――医師は病気の事実を延々と読経し、患者は大切な情報をかかえたままで診察室の中にはけっして出してこない。もちろん医療上の人間関係の中に非対称性はある――病気をもっているのは患者で、医学の経験をもっているのは医師である。しかし、他の非対称性はつくりあげられたものであり、医師と患者の双方がそれに寄与している。

先に述べたように、診察の開始時点では患者に主導権がある。予約して医師のところに来るのは患者側であることが普通だからである。しかし、数分後あるいは数秒後には医師側が主導権を奪い、会話を特定の方向に誘導する――デブラ・ローターが述べるように、狭義で生物医学的な診察では特にそうなりやすい。これはつねに悪いとはかぎらない――医師は患者の症状の原因を解明しようとして深く掘り下げているのかもしれない――そうであったとしても主導権の持ち主は明らかにシフトした。[4] このせいでアドヒアランス不良についての患者自身の内部事情が表に出てこないのだろう――医師は診察を主導するのに忙しくて立ち止まって尋ねる暇などなく、患者は自分の知識を発揮する機会や、出すべき正当な理由はないと感じているのだろう。

「医師は事実を暗唱するという要領の悪いやり方をします」とハミルトンは指摘する。「患者を教育するという目標は立派ですが、繰り返しとがめているだけだという印象を与えてしまう恐れがあります」

デビッド・バロンはトレーシー・プラットを糖尿病の治療に向かわせようと努力した。彼としてはもっともよく知っている道具を使った——教育とカウンセリングだ。彼は個人的にも努力してかかわるようにした。彼女に病気をさらによく理解してもらうためである。しかし、トレーシーにとっては何度も繰り返しとがめられているように感じられた。デビッドは善意でやっているとわかってはいたのだが。

診察を受けるたびに自分は駄目だと感じてしまうため、病院を避けるようになっていることにトレーシーは気づいた。「診察に行くしかないときは、バロン先生ではなくナース・プラクティショナーに診てもらうようにしていました」。きまり悪そうな笑みを浮かべて私に告白した。「でも、バロン先生はいつも私を見つけだしてしまうみたいで！　それで「見つかってしまった——今回も例の話を聞かなきゃならないのね」みたいに思うんです。振り返ってみれば先生が本当に気にかけてくれていたからだとわかるけれど、当時はクッキーの箱に手を突っ込んだところを見つかったみたいな感じでした」

「診察のある時点でトレーシーはにこやかな笑みを浮かべて私が聞きたかったことを言ってくれるんです」。そういってデビッドは自嘲気味に笑った。「私は毎回それにひっかかってしまう……」

何度か予約をキャンセルした患者がそのまま放置されてしまうのは、ごくごくよくあることである。忙しい病院であればなおさらだ。時間が経てば経つほど、患者は医療から無視されてしまうようになる。しかしデビッドは、忙しさにかまけてコントロール不良の糖尿病の患者をそのまま放置してしまえば、恐ろしい医学的結末にいたる可能性があることを知りすぎていた。だから彼はいっそう努力を重ねた。「トレーシーが私の診察を避けていても」と彼は言った。「私は彼女とかかわりつづけるちょっとした方法を探しつづけました。なんとか説得して治療に戻ってもらえるように望みをかけて。私が支援しようとしていること、心配していることも伝えたかった。だからあとになって、私が支援と危惧だと思っていたものが、彼女には威圧的と認識されていたと知って本当に驚きでした」

「受診を一年間やめたときがあったのですが、その直前の診察のことを今でも覚えています」とトレーシーは言った。「まったく関係ないことで受診したのだけれど、先生がまた糖尿病に話を戻してきて。先生は私に対して不満があったし、私も同じように不満がありました。そのときから先生を避けはじめたんです。薬がほしいときは薬局に行って、そこから病院に電話してもらって薬を処方してもらいました。病院で先生に会わないですむならなんでもしました」

「医学的な問題をきちんと理解できる患者なのにうまくいかない。気を悪くせずにいるのは大変でした」とデビッドは言った。

「状態は悪くなっていきました」とトレーシーは認めた。「でも、それは私がすべきことをちゃんとしていないからだという話を聞かされるばかりで」。罪悪感と叱責に耐えられなくなり、彼女はとうとう医者を変えることにした。同じ病院で別の医師に診てもらうのは気まずいと思い、思いきって契約していた医療保険を切り替えて、別の病院を受診することにした。

「でも、結局そうはなりませんでした」とトレーシーは言った。自嘲的な響きがある。「自由に保険が切り替えられる期間がすぎてしまったから。でも心の中では、やるべきことがきちんとやれていないことがわかっていたんです。薬はだいたいのんでいたけれど、計画的にものごとを進めるというところが足りていませんでした。おおざっぱにいえば、私の性格はB型なんです。教師に向いた性格ね。でも、糖尿病の場合はA型でないとだめなんです」

一二月の金曜日の夜、トレーシーはスパイシーなツナロールを食べにロータスカフェに立ち寄った。翌朝、彼女は腹痛で目が覚めた。友人のスタンリーはその店は以前はケンタッキーフライドチキンだったから、この寿司は避けるようにと言っていて、その警告を無視した報いを受けたのだろう。それとも生徒の一人からうつった胃腸炎のせいかもしれない。いずれにせよ彼女はあまり気にしなかった。病院と連絡をあまりとらなくなってから約一年が経っていたから、彼女は主治医に電話をかけなかった。

いずれにせよ、彼女はあまりにも多忙だった。校長の資格を取得するためのプログラムに登録していて、その週がレポートの提出期限だった。次の数日間に胃けいれんが悪化し、嘔吐も始まった。「それでもまだ一時的な胃腸炎だと思っていました」と彼女は言う。だから病院にかかろうという気は起きなかった。固形物はすべて受けつけなくなったので、火曜日の夜、思いきって外出してスープを購入するためにストップ&ショップに行った。その夜は冷えこみ、歩道は凍って黒光りし、滑りやすかった。店までそろそろ歩いていったが、入るなりトイレで嘔吐してしまった。帰り道は息もできないほどの寒さだった。ドアの鍵をまわす気力が湧かず、アパートが入る建物の正面玄関の凍りついた階段に座りこんでしまった。

またしても、現実的な母親が窮地を救った。電話口で母親はトレーシーに病院に行きなさいと強く言った。「私は木曜日が期限のレポートを仕上げることにまだこだわっていました」とトレーシーは言った。「でも、母に言い返せないほど弱っていたんです」。息切れがして、救急に電話するだけでも大変だった。

トレーシーは半昏睡状態で救命救急に運び込まれた。重度の脱水状態で、血糖値は天ほど高く、血圧は地底ほど低かった。血液のpHはアシドーシスのレベルまで低下しており、心筋細胞が不安定化し心停止する可能性がある範囲に近かった。「スタッフが集中治療室に入院させると言ったとき」、彼女は回想する。「深刻だとわかりました」

トレーシー・プラットは2型糖尿病だったが糖尿病性ケトアシドーシス（ＤＫＡ）の状態にあった。これは通常1型糖尿病のみに見られる生命を脅かす合併症である。1型糖尿病の背景にある自己免疫プロセスは膵臓のインスリンをつくる能力を完全になくしてしまい、もし患者が処方されたインスリンを使い果たしてしまうと、簡単に極端なＤＫＡの状態に陥ってしまう。2型糖尿病の患者の場合は、対照的にインスリンをつくる能力が残っている。彼らのからだはインスリンを効率的に使うことができないが、ある程度はインスリンがあるために通常はＤＫＡに陥らずにすむ。したがって、トレーシーがＤＫＡに陥ったのはめずらしいことであり、また危険なことでもあった。

彼女がＩＣＵに運び込まれるなり、血圧を上げるために何リットルもの点滴がポンプで静脈に注入された。血糖値を制御できる範囲に下げるためにインスリンの二四時間持続投与が開始された。カオス状態だった血中の電解質は是正された、ただしきわめて慎重にである――ＤＫＡにおいては生理的なバランスが逆の方向に崩れてしまうことが簡単に起こってしまう。

救急室でデビッドを見たことを、トレーシーはぼんやりと覚えている。彼にはいらいらさせられていたのだが、混乱状態の中で見慣れた顔を見つけてほっとした。「あなたは重症です」と彼が言ったことを覚えている。「だけど、きっと大丈夫ですよ」。その日のほとんどはぼんやりとしていたが、保証による安心感は彼女にとってありがたいものだった。トレーシーの代謝が崖っぷちのギリギリから戻ってくるためにはＩＣＵで数日間を過ごす必要があった。

トレーシーは本人とデビッドが最初に想定していたよりも重症なタイプの糖尿病だったようだ――DKAのためにICUに送られることは確かに2型糖尿病の患者ではめずらしいことだが、たまには起こると知られている――この生命を脅かすエピソードの恐怖と混じり合った安堵感は、デビッドとトレーシーの二人にとって奇妙なできごとだった。こうなったのはデビッドが無能な医師だったり、彼女が「コンプライアンス不良」の患者だったりしたためではない。そうではなく、二人が扱っていたのは日常生活に突き刺さってきた逃れようのない複雑な病気だったからであり、その病気の刺さり方が予想していたよりもはるかに厳しかったためである。トレーシーは明るく勤勉であり、充実しすぎるほどの生活には絶対に必要ない課題を組み込むために苦労していた。デビッドは思いやりがある思慮深い医師としてよく知られており、自分の患者のために余分な手間暇をかけることを厭わなかった。しかし、二人の努力にもかかわらず――ボタンのかけちがいもあったが――この病気は情け容赦がなかった。しかし、そうではあっても医師と患者の双方が、どこかの時点で過去一、二年間に二人のあいだで起こったことについて話をしなければならないことに気づいた。

「先生はICUで毎日私にそういう話をしようとしました」とトレーシーは回想する。「でも、私はまだ心の準備ができていなくて。だけど、先生に伝えるすべがありませんでした」

デビッドも張りつめた空気があったのを覚えている。「彼女はよそよそしい感じでした」と言う。「しぶしぶといった感じでやりとりしてくれました」

「話はいつも私のことばかりでした」とトレーシーは言った。「なぜこの一年間病院にこなかったのとか。正直なところ、患者である私より先生の医者としてのエゴのほうが大事なように思えました」。医者の中には「私が言った通りだ。あなたがやるべきことさえやっていれば、こんなことは起きなかったはずだ」と言いたがる――あるいはほのめかす――人もいるだろう。しかし、それはデビッドのやり方ではない。彼がおもに感じたことは、トレーシーが耐えなければならなかった苦しみやICUで過ごした悲惨な日に対する悲しみだった。何年も前にドミニカ共和国でボランティア活動をしていたとき、彼は自分のスキル不足に悩まされていた。路上で発作を起こしている男性をなにもできないまま傍観するしかなかったことに挫折感を味わっていた。「今はドミニカではもっていなかった専門的な経験を身につけています」と彼は振り返った。その口調は後悔の色を帯びていた。「でも、いつも患者を助けられるわけじゃない」。しかし、彼は同時にICUの危機がトレーシーにとって転機になるかもしれないとわかっていた。今の彼女はデビッドを前よりも信頼し、治療についてもっと協力的になるかもしれない。今なら、自分のからだのケアのためにやるべきことにもっと集中してくれるかもしれない。

「私は最初にこう言いました」とトレーシーは言った。「『もう先生に診てもらいたくないんです。お医者を変えたい』って。そしたら先生は『あなたがそうしたいのならかまいません。私はあなたに元気でいてほしいだけなんです』と答えました。先生が親身になろうとしてくれたのはわかっていますけど、私がどんなに嫌な気持ちでいたかには気づいていなかったと思います』。私とこの話をしたのは入院騒ぎから一年半以上が経ってからなのだが、トレーシーは話の途中で感情がたかぶり言葉に詰まってしまった。病気と対立が今もなお感情的な負担になっていることに、彼女自身が驚いていた。

しかし、病院から退院許可がおりたとき、書類の中にデビッドの診察予約が入っていても、彼女は反対しなかった。「DKAから回復したころには」と彼女は言った。「ずっと気分がよくなっていたので、バロン先生の診察を受けても大丈夫だと思いました。不満はあったけれど、それでも先生が私の主治医でいてくれて本当によかったと思いました」

最初の診察で、デビッドはすぐに状況を認めるようにした。彼は「他の先生に変わりたいとおっしゃっていたのを覚えていますが……」と話しはじめた。

しかし、トレーシーのトレードマークである実利主義がすぐに顔を出した。「大丈夫です」と彼女は言った。「さっさと始めましょう」。彼女はこの状況をだれかのせいだとは思っていなかった。だから謝ったり許したりする必要はなかった――どちらの側もだ。心の中で彼女はこう考えていた。「どうせ診てもらうんなら私を一番よく知っている人に診てもらいたい。私を知らない人よりも」

新たに治療するにあたり、デビッドはトレーシーを援助するための最善の方法を考えていた。最近、病院では糖尿病患者のための専門外来プログラムを立ち上げた。糖尿病の患者をグループにまとめて、同じ時間帯に病院を受診させるようにするものである。看護師や栄養士、足病医、薬剤師、医師の全員がかかわる。プログラムの中では患者は他の患者に対して糖尿病の入口と出口について援助する。デビッドはまだ彼女の主治医だが、今度は他のサポートチームが別の援助をしてくれるだろう。

トレーシーは最初は躊躇していたが、最後は試してみることにした。結果的にこれは彼女にぴったりと当てはまった。トレーシーはすぐにグループリーダーになり、他の患者を指導する経験者になった。多職種によるアプローチは一度に多くの専門家と連絡をとることができるため、彼女の多忙なスケジュールに適してもいた。そして診察時間が夕方になったことで、彼女の学校のスケジュールに支障をきたすことがなくなった。

これはまた、デビッドとトレーシーの医師と患者の関係にもぴったりであることがわかった。チームで治療がおこなわれるため、糖尿病が診察時間の大半を占める必要がなくなった。二人は糖尿病の重い影によって無視されていたトレーシーの健康の他の側面にも焦点を当てることができるようになった。医療に関する問題――糖尿病もその他のものも――が著しく改善された。

このエピソードから一年後、トレーシーとデビッドはきわめてめずらしく、同時に勇ましいことをした。二人は一緒に座って公の場で自分たちのストーリーを語ったのである。ヘルス・ストーリー協会の行事としておこなわれた集まりで、患者や医師、看護師、医療スタッフの聴衆の前で二人が話した。マサチューセッツ総合病院の内科医アニー・ブリュースターによって設立されたヘルス・ストーリー協会は患者が自分自身のストーリーを人前で語るように奨励する。ブリュースターは研修医だったときに多発性硬化症と診断され、自分自身が病気との折り合いをつけるために、他の患者のストーリーを探していたのだった。心理学者のジョナサン・アドラーと協力して、ブリュースターは過去数年間にさまざまな病気の患者のストーリーを記録し、家族や友人の聴衆の前で患者が自分のストーリーを公にするのを支援してきた。ストーリーを語るという行為は語り手にとってとても治療的であり、そしてそれを聞くことも聞き手にとって治療的である。[5]

ブリュースターとアドラーは、患者と主治医に一緒に話をしてもらってはどうだろうかと考えた。トレーシーとデビッドはこの実験の最初のペアであった。[6]聴衆の前で二人はそれぞれ二〇分間、自分の経歴を語り合った。デビッドはオハイオ州での子どものころのトウモロコシの刈りとりや、ドミニカ共和国でのボランティア活動の経験を語った。トレーシーは教師であることや、ケンブリッジで新しい生活を始めようとやってきたことを話した。それからそれぞれが病気の話をした。二人――実際、たまたま一緒になった見ず知らず同士だ――が突然密にかかわるようになった病気の話だ。相手と一緒に仕事をすることのむずかしさや、そのときそのときの苦労がいかに大変だったかを率直に話した。その後、司会者が二人のあいだの対話を促すような質問をした。

この講演のビデオを見たとき、私は魅了された。一つのストーリーを二人がそれぞれの立場から話していることに興味をそそられた――まるで別の位置に設置した二台のムービーカメラで、同じ場面を撮影したようだった。糖尿病の事実がどのような経過をたどったかを追いかけることもできるし、それぞれのカメラが同じできごとをどう写しだしているかも見てとることができる。しかし、もっとも興味深かったのは、どちらのカメラもリアルかつ正確に描写していたことだった。ここにはコンプライアンス不良な患者や家父長的な医師の典型は存在しなかった。モーガン・アマンダとジュリエットと同様に、二つの同じように信頼できる、なるほどとうなずかせるストーリーがあった。同じ事実を客観的に伝える二つのストーリーがある。

さらに印象的だったのは、デビッドとトレーシーがお互いの経験を直接語り合い、誤解されていた努力やコミュニケーションのミスに直面していることだった。このようなやりとりを見たのははじめてのことだった。医師は同僚に患者のことを当然のように話すし、患者は友人や家族に主治医のことを話す。しかし、医師と患者が治療をおこなっていく上での関係について直接語り合う、というのはほとんど前代未聞だった。

このことをよく考えてみると、医療の世界では、おそらく精神分析の世界で転移の問題が議論される場合を除いて、この種のコミュニケーションの場はないのだろうと気づいた。通常の医療の世界では医師の役割と患者の役割には境界線があり、それが関係性やコミュニケーションについてのこのような会話を妨げている。

ブリュースターとアドラーは「専門的な境界線は確かに重要である」[7]と認めているが、彼らはまた「この境界線にこだわることが効率化の圧力と相まって……患者と治療者の関係に生じる非常に個人的な（そして重要な）要素を取り除いてしまっている」ことにも注意を払っている。

デビッドとトレーシーがしたことは、非常にめずらしいことだった。デビッドはそれが容易ではなかったことを認めたが、また同時に「単に二人で一緒に話しているだけだという解放感」があったとも言う。もちろん、気まずい場面もあった。聴衆は彼の患者や仲間の医師、病院のスタッフ、医学生、さらには彼の妻も混じっていた――みな彼のことを知っているか、なにかの形で彼の仕事にかかわっている。それにもかかわらず、この経験は医師としての彼に深い影響を与えた。

「トレーシーの人生と糖尿病のような慢性疾患が一人の人生に及ぼすさまざまな課題について、はるかによく理解できるようになりましたね」とデビッドは自分を振り返った。「だから今では、自分が唯一の「専門家」で助言を与えてやるというのではなく、彼女をパートナーとして考えるほうが楽ですね。本当のところ、そっちのほうがずっと気分がいいです」

トレーシーにとっては、彼女とデビッドが専門職としての生活についてたくさんの共通点をもっていることに気づくチャンスだった。「二人とも社会に奉仕するのが仕事です。どちらもどうすればもっとも人の役に立てるのか、厖大な時間をかけて考えています。どちらの仕事も感謝してもらえないことが多い。けど、バロン先生も私と同じで、自分が奉仕する相手にプラスの影響を与えられるなら、ついやした時間とエネルギーにはそれだけの価値があるということをご存知だと思うんです」

糖尿病はトレーシーの人生の中で当然の、あたりまえのことになった。みなに打ち明けなければならないものではないと同時に、隠さなければならないものでもない。教師の本能としてすべてのものが教材になりうるし、糖尿病もその例外ではない。彼女はケンブリッジ・ヘルス・アライアンスでは患者グループのリーダーであり、また彼女の学校の生徒を教えるときに糖尿病を利用している。糖尿病は彼女の人生の中の柱の一本になったが、それが彼女の人生を定義しているわけではない。

「私の人生のもっともポジティブな瞬間のいくつかは」とのちにトレーシーは教えてくれた。「糖尿病と診断されたあとに起きています」。糖尿病が彼女の人生を占めていた比較的短い期間に、トレーシーはガーナのエルミナ奴隷城を訪れ、中国の万里の長城を登り、ハバナの屋上でメレンゲの踊り方を学び、自宅を購入し、学校に戻り、一年間集中的に大学院に通って教育行政学の研究をし学位を取得した。

そして、これは彼女が余暇を使って成しとげたことにすぎない……。

# 第6章　なにが効くのか

あなたがなにか問題をかかえて医師にかかったとしよう——医師は治療を施す。もちろん、あなたはそれでうまくいくはずだと思う。医師が提供する治療には、なんらかの根拠があるはずだと思い願っている。私たちは、医師に対してエビデンスに基づいた医療を実践すること、質の高い研究に基づいて意思決定をおこなうことを期待している。医師が選んだ血圧の薬や化学療法、心臓治療法は今までに立証された中で最高の結果をもたらしてくれるはずだと期待している。

しかし、医師の話し方についてはどうだろうか？　医療における会話が、臨床的な結果に影響を与えるという証拠はあるのだろうか？　表面的には、医師が患者に話す言葉や話し方が、医師が処方する薬と同等の効果があるとは考えにくいように思われるが、驚くほど頑健な研究のエビデンスが会話の効果を裏づけしている。言葉は薬よりもはるかに安いこと——そして体重が増えたり、じんましんが生じたりしないこと——を考えると、この方法にはもっと探っていくべき価値があるように見える。

話すという単純な行為の効果が実証されたもっとも古い研究の一つが、一九六四年におこなわれた。[1]腹部手術を受けたことのある人ならだれでも知っているように、手術後にもっとも苦しいことの一つは痛みである。術後の痛みは、特に腹部では悲惨であり、効果的に制御するためには驚くほどの量の麻薬を必要とすることがある。しかし、麻薬は吐き気や嘔吐、かゆみに始まり、さらに精神状態の変化や眠気、完全な呼吸停止に至るまで無数の副作用をもたらす。多くの患者は——そして彼らの主治医も——難治性の便秘にもっとも苦労する。したがって、術後の麻薬使用を最小限に抑えることは、医療現場にいる者すべてにとって優先度が高い。

一九六四年の研究は、腹部手術を受けた患者約一〇〇人を対象にした。手術の前夜、各患者の病室を麻酔医が訪ね、手術と麻酔の説明をおこなった。ランダムに選ばれた半数の患者に対しては、さらに術後の痛みに関する二〇分間の話し合いを麻酔医とするようにした。医師が患者に伝えたのは、痛みは手術の結果として起こる正常なプロセスであることと、筋肉のけいれんが原因であることだ。どこに痛みが生じるのか、いつごろから起きるのか、どのくらい続くのかも説明した。痛みを最小限に抑えるために筋肉をリラックスさせる方法も麻酔医は提案した。最後に、リラックス法が効かなかった場合に鎮痛剤を出してもらう方法についても、麻酔医から伝えた。さらに説明するときに麻酔医が示す態度について、熱意たっぷりにすることと、痛みはいつかは和らぐことに自信をみせるようにすることも指示されていた。

残りの半数の患者は対照群となり、麻酔医はこのような話し合いをしなかった。手術と術後のケアを担当した外科医には、どの患者が説明群か対照群かがわからないようになっていた。

今日、この研究を振り返ると、余分の話し合いをもった群のほうが痛みが少なかったのは驚くべきことではないように思える。患者にとって必要な情報を提供することは——一九六四年当時には標準的な治療だったとはいえない——痛みを悪化させる不安や恐怖を和らげるために大きな役割を果たす。しかし、印象的なのは効果の大きさだ。余分な話し合いをもった群は、鎮痛薬の量が対照群に必要だった量の半分ですんだ。麻薬のような強い薬に関して言えば、半分に減るというのは医療の著しい改善である。

　しかし、本当に衝撃的なのは、話し合いをもった患者が対照群よりも三日早く退院していたことだ！　今日、入院一日の医療費は一般的には四〇〇〇ドル以上かかるから、[2] 明らかにローテクな介入――二〇分間の話し合い――によって現在の貨幣価値に換算して一万二〇〇〇ドル以上を節約し、何日分もの痛みとつらさから患者を救ったことになる。（そして内科医である私としては、便秘を減らす介入方法はなんであってもそれ自体に金メダルの価値があると付け加えたい。）

　この画期的な研究が転機となり、患者の健康に対して医師のコミュニケーションが標準的な医療的介入と同等の効果をもたらすかどうか、またどのようにしてそうなるかについての研究が本格的に始まった。私の目を引いた研究の一つは、腰痛に焦点を当てたものである。腰痛は酸素と同じくらい一般的である。私の診療の中で腰痛を訴える患者がいなかった日が一日でもあっただろうか？　そんな日はあった覚えがない。腰痛の原因となる疾患として、まれだが重篤な病気――がんや感染症など――を除外できれば、診断は昔からよくある筋肉性腰痛となり、理学療法を治療として選ぶ。私が理学療法室に患者を紹介するときに考えることは腰痛体操の指導であり、他に超音波やマッサージ、微弱な電気をつかう神経刺激療法を考えることもある。

　治療者と患者のあいだのコミュニケーションが痛みに与える影響のことは、普段の私なら考えない。カナダの研究者が腰痛患者一二〇人を四つのグループに分けた。[3] 半数の患者は電気刺激を受け、半分の患者は偽の刺激を受けた（機器はすべて正しく準備されているが、電流が流れることはない）。電気刺激はピンか針で刺されるような感覚を引き起こすので、偽の刺激を受けたグループの患者に対しては、機械は正しく動いているのだが、これは「新しい機械」のためヒリヒリ感はまったく感じないかもしれないと説明した。

多くの他の研究が示すように、偽薬治療（すなわちプラセボ）はかなり有効である――これらの患者の痛みのレベルは二五パーセント減少する。このこと自体が印象的である。しかし、本物の電気刺激を受けた患者のほうでは痛みのレベルが四五パーセント減少したので、電気刺激は実際になんらかの効果があることがわかる。

しかし、研究はこれだけでは終わらない。この二つのグループはそれぞれさらに半分に分けられた。半分の患者は理学療法士とかわせる会話が限定された。療法士は手順を簡単に説明したあと、治療中はずっと静かにする必要があると伝えた。残りの半分では、療法士は治療のあいだじゅうずっと話しつづけた。この半分を担当した療法士は患者とのあいだに「治療的提携」を築くことを目指し、開かれた質問や傾聴、患者の生活に腰痛がどう影響しているのかを質問したりした。療法士は患者が置かれた状況に共感を示しつつ、励ましたり、改善に向けての楽観的な考えを示したりした。目を合わせたり、触れたりすることが多かった。

当然のことながら、より強くかかわろうとした療法士が担当した患者のほうがよい結果が得られたのだが、その改善の度合いは印象的だ。偽の治療を受けた患者で――電気刺激なし――コミュニケーションを積極的にとろうとする療法士に担当されたものは、痛みが五五パーセント減ったと報告した。ちょっと考えてみてほしい――療法士とのコミュニケーションは治療本体よりも効果的だったのだ（電気治療だけで痛みが四五パーセント減少したのに対し、コミュニケーションだけでは痛みが五五パーセント減少した。）

電気刺激を受け、積極的な理学療法士に担当された患者が完全な勝利者で、痛みが七七パーセント減少した。この種の研究は心霊治療師やシャーマン、呪術医などさまざまな霊能者が何千年も前から知っていることに対する確固たる裏づけになる――「癒し」のかなりの部分は患者とのあいだに形づくられた個人的なつながりから来ている。言うまでもないが、このことはたいした秘密ではない。賢明な医師や経験豊富な看護師（言うまでもなく鋭い患者も）もまた、このことを意識していなかったとしてもうまく利用しようとしてきた。いずれにしても、比較群を設定した科学的な研究でこの効果が実証されていると知ると興味がそそられる。

私はこうした研究からプラセボという考え全体を教わった。たいていの人が知っているように、プラセボ効果とは有効な物質を含まない治療によって人の健康状態が変わることである。この効果はよく知られており、そのため考慮に値するような臨床試験はすべてプラセボとの比較でおこなわれている。研究対象の治療法は「なにもしない」ではなくプラセボと比べられなければならない。なぜなら、プラセボにも必ず効果が認められるからである。研究対象の治療はプラセボよりも優れた治療結果を出せなければならないし、そうでないならその治療は無意味である。

しかし、研究場面以外ではプラセボに疑いの目が向けられてきた。実際の臨床場面でプラセボを使うことは、倫理に反するとまではいわないまでも受け入れがたいとされてきた。しかし、プラセボを使うときのコミュニケーションに大切な役割があるとわかってから、治療にプラセボを使うのを避けない空気も生まれはじめた。私自身もレジデント二年目のある夜にプラセボを使う機会があった。もっとも、それでよかったのかどうかはいまだによくわからない。

ニューヨーク市ベルビュー病院のエイズ病棟は、患者であふれかえっていた。遅い時間にもかかわらず、看護師や医師は全速力で駆けずりまわっていた。入院患者が次々に押し寄せてきていたのだ。いずれも前の患者よりさらに熱が高く、さらにやせ衰えている。しかし、エイズ病棟でさえ夜のあいだは静まり返っていた。一つだけ例外がある。〝叫び屋〟だ。

三〇代の患者で、毎晩泣き叫ぶことからこのあだ名がついていた。大量の鎮痛剤を投与されていたにもかかわらず、叫んで看護師を呼びつけ、痛みを訴えることを続けた。これが毎晩繰り返された。痛みの原因を見落としていないかどうかを調べるために、あらゆる検査や評価がおこなわれたにもかかわらずだ。解決する手立てはなく、毎晩の悲痛な叫び声は他の患者をいらつかせた。看護スタッフが逃げ腰になったことは言うまでもない。（私のような医師はあちこちの病棟で患者を担当しているから、病棟を出たり入ったりすることが常である。一方、看護師は決まった病棟に配属されているから、叫び声から逃れるすべがない。）午前三時に看護師長が「先生がなんとかしてください」と私の院内携帯を鳴らした。彼女の声は無力感でいっぱいだった。

「そうしないとだれかが病室に入ってきて、患者を絞め殺してしまう」

不承不承、私は患者の病室にのろのろと戻った。何時間そうだったか覚えていないほど立ちっぱなしだったし、叫び屋を診察するのはその夜だけでも四回目だった。この時点でスタッフみなが相当にいらいらしていた。患者は不機嫌で怒りっぽかった。私も疲れ果てて冗談を飛ばす気にもなれなかった。ベッド上で悶えている患者を見て申しわけないと思ったものの、うめき声が私の脳裏に入り込んで脳内で稼働している最後の三つのニューロンを空っぽにした。病室は病院だけが醸しだす医療化された腐敗臭でいっぱいだった。果たして、この夜に終わりはあるのだろうか？

ポケットの中になにかないかなと手でまさぐると、生理食塩水のバイアルが出てきた。その場の思いつきで、今度は別のポケットから注射器を取りだし、ゆっくりと包装を剝がした。患者のベッドサイドに一歩近づき、注射器の内筒をトンと叩いて戻し、なにも入っていない生理食塩水を１ｃｃ吸いとった。「タイレノールはご存知ですよね？」。シーツの中であいかわらず身をよじっている患者に言った。「それからタイレノールの三番、コデイン入りのも聞いたことがありますよね？」

私は身を乗りだし、液体の入った注射器を患者の顔に近づけてかざした。「タイレノールの四番っていうのもあるんですよ」。ゆっくりと針のカバーを外して、蛍光灯の中でキラキラと光らせた。「でもこれはね」――ここで効果を出すために芝居がかった間を置いた――「実はタイレノールの五番なんですよ！」。患者は叫ぶのをやめて、興味をひかれたように私を見た。無言のままで、彼は病衣を下にずらし、私が彼の大臀筋に生理食塩水を注射できるようにしてくれた。そして私は近くの医療廃棄物箱に使用済み注射器を捨て、彼のベッドのそばまで椅子を引いた。患者と私は一緒に時間が過ぎるのをあわてず待っていた。

時間が過ぎてお互いが納得したように見えたとき、私は立ち上がって彼におやすみのあいさつをした。患者は頭を枕につけ、すぐに眠りについた。病棟はその夜のあいだ、静寂が保たれた。

あからさまなインチキを使ってこの患者を騙したことには罪悪感を感じた――絶対にやってはいけないとわかっていることである。その一方で、彼が一晩中眠れたのははじめてのことである。病棟の他の患者やスタッフについては言うまでもないだろう。（翌朝、看護師長が私にコーヒーとベーグルを奢ってくれて、その後の研修の期間中も師長とはいい関係が保てた。）

ハーバード大学医学部のプラセボ研究プログラムのディレクターであるテッド・J・カプチュクにこの話をしたところ、彼はため息をつきながら認めてくれた。「だれでも万策つきる瞬間はある」と彼はそっけなく言った。「たいていは真夜中ごろだね」

カプチュクは欺瞞を容認しているわけではないが、治療法がどのように説明されたのか、実際に施術されたのかが治療結果に大きな影響を与えることが研究によって明らかになっている。イタリアでの独創的な研究では、胸部手術を受けたばかりの患者に対して、術後の痛みに対して適量とされる量の麻薬が投与された。[4]その中の一群の患者には麻薬が自動的に点滴で投与された。痛み止めの点滴が一日のあいだのどこかで必ず投与されることが事前に患者に伝えられていたが、具体的なタイミングはまったくわからないようにした。また、その場にいる医師や看護師にもいつから点滴が始まるかがわからないようにした。別の一群の患者に対しては、薬が前者の群と同じタイミングで投与されるようになっていたが、注射は医師自身が手作業でおこなうようにした。

同じタイミングで同じ量の薬を投与されたにもかかわらず、知らないうちに点滴された患者群よりも、後者の群のほうが鎮痛効果がつねに高かった。医師がおこなう儀式には——ベッドサイドまで来て患者の痛みを認め、注射器に薬を吸引し、患者に見えるように点滴ラインに注入し、予想される効果について話し合い、さらに言えば実際にだれかがそばにいて気にかけ、心を配ることは言うまでもない——薬の量を二倍にすることと同じくらいの痛み緩和効果があった。

カプチュクはプラセボを従来のように砂糖の錠剤ではなく、「医療を取り巻くすべてのもの」と呼ぶ。すなわち、治療者がどのように薬を説明するのか、どのように薬を投与するのか、薬に対して示す期待、声のトーン、かかわるための言葉づかい、アイコンタクトの強さなどである。要するに医師や看護師が患者とかかわる中でおこなうすべてである。

先に述べたように、ヒーラーやシャーマンは太古の昔からこの相互作用の重要性を直感的に知っていた。人類が疾病の病理に実際に影響を与えることができる治療法——抗生物質や化学療法、ステント、臓器移植、輸血など——をもつようになる前には、この「その他もろもろ」が医療の主力であり、多くの場合は非常に効果的でもあった。

しかし、二〇世紀に入って実際に有効な治療が実在するようになってから、プラセボは心理的なでたらめ、本物の医療というより催眠術に類するものとみなされるようになった。生物学的研究のブレークスルーが起こったのは一九七八年だ。プラセボ効果が本物であることが証明されただけでなく、エンドルフィンをブロックする化学物質であるナロキソン投与によって、効果を逆転できることも明らかになったのである。[5]エンドルフィンとは、からだの中の自家製鎮痛剤として作用する興味深い神経化学物質である。この用語をつくったのは、実は私の博士号取得を指導したエリック・サイモンであり、「内因性《エンド》」と「モルヒネ」を省略したものである。この名はこれらの神経化学物質がモルヒネのようにふるまうからである。[6]（私は医学生の数年間、授業の合間にエリックの実験室に行ってエンドルフィン受容体の生化学的研究をした。素晴らしい時間だった。）

　このような生物学的根拠にもかかわらず、医師や看護師はプラセボには不安を感じる。どういうわけか、プラセボを投与することはまちがっている、倫理に反している、欺瞞だとみなされる。しかし、患者の側は実はもっと柔軟な考え方をしていることがわかっている。プラセボが投与されているとはっきり伝えた場合であっても、患者の症状が改善することをカプチュクは示した。彼がおこなった実験の一つに、過敏性腸症候群の患者をプラセボ群と無治療群にランダムに割りつけたものがある。[7]前者の患者にはプラセボ投与であることを明確に伝えた。また、プラセボが痛みを和らげることを実証した研究があることも伝えた。

　この「オープン・ラベル」[訳註1]のプラセボは標準的な臨床試験とは対照的である。後者では有効な薬を飲んでいるのか、プラセボなのかは被験者にはわからないようにしてある。臨床試験でのブラインド化は意図的なものだが、これは有効成分が含まれていない薬を投与されていることをあらかじめ知っていれば、プラセボ効果が現れることはなく、被験薬の真の効果を正確に知ることができないと考えられているからである。

　しかし、カプチュクの研究では患者はプラセボと知りながら服用した。有効成分を含む薬物を服用していると思わせる必要はなかった。それでも三週間後、公明正大に不活性の錠剤を服用した患者の症状が改善し、ＱＯＬ（生活の質）の評価も向上した。この研究とカプチュクがおこなった他のものでも、患者はオープン・ラベルのプラセボにもかなり影響を受けやすいことがわかった。[8] 私の患者の一人が言ったように「痛みをなくしてくれるならば、私はその薬がキュウリの漬物であってもかまわない！」ということなのだ。慢性疼痛と闘ったことがある人ならだれでもこの意見に同意するだろう。

倫理観は変わりつつあるが、それでも透明性は最低限守るべきだというのが一般的なコンセンサスである。若くて必死だった研修医の私がしたことは、薬について患者を欺いたのだから倫理的には認められないだろう。しかし、もし私が注射液は有効成分を含まない生理食塩水であると正直に説明し、患者が説明同意に応じていたならば、理にかなった治療法のひとつであったかもしれない。カプチュクの研究の知見に従えば、私の患者は注射されたものが単なる食塩水だと知ったとしても楽にはなっただろう。とくに痛みについて共感的な会話をかわすことができていたなら、なおさらだ。（それ以上害を与えずに）苦しみを和らげることとは、結局のところ、ヒポクラテスの誓いとはそういうことなのだ。

私自身がプラセボ的なものを臨床の中で活用していることに気づいた。よく使っているのは、漠然とした痛みや倦怠感を訴え、医学的検査では特定の原因が見つからない患者である。こうした患者の多くは心理・社会的なストレスをかかえていて、そのために状況が悪化している。マルチビタミン剤を飲めば元気が出るのかと尋ねる患者がよくいる。以前は、効果を証明する科学的研究がないことと、ビタミン欠乏症がないならば通常のマルチビタミン剤の役割はないと説明し、無意味と否定していた。しかし、今は別のアプローチをとるようになった。「マルチビタミン剤を飲んだら元気が出るという患者さんはたくさんいます」というようなことを言うのだ。嘘ではない。私の患者の多くが実際にそう言っているからだ。厳密な科学的データがないことは正直に伝えるが、同時に研究は集団全体における効果の平均についてのことなのだ。研究は個人個人の反応を予測することはできない。

もちろん、毒性の強い副作用がある薬についてはこのようなことはけっして言わない。しかし、安いマルチビタミン剤にはほとんど欠点がないことを考えると、私としては患者に試してみることを勧め、改善する可能性はまちがいなくあるという楽観的な見方を示すようにしたい。それでよくなるならば、医師としてなにかを達成したことになる。よくならなくても、前よりも悪化するわけではない。ほとんどの患者にはまだ症状が残っているが、次回の診察時にビタミン剤のおかげで気分がよくなったと言う患者が二、三人は必ずいる。患者にプラセボに類した薬を勧めることは非倫理的という意見もある。しかし、従来の方法では患者を楽にさせられないような状況においては、プラセボを試さないことのほうが非倫理的だとする人が徐々に増えてきた（ただし、それが患者を害せず、また必要な治療にとってかわるような状況にならないかぎりにおいて）。

カプチュクはプラセボを医療がもつ数多くの技術の中の一つにすぎないと考えている。プラセボはけっして適切な医療の代用にはならないが、医療を大幅に向上させることができるものである。賢明な医師や看護師はすでにこのことを知っている。たいていは単なる個人的体験から、自分で見出した「その他もろもろ」――敬意や注目、優しさ、共感、コミュニケーション、身体接触――が医療の中でもっとも大きな要素を占めることが多いことに気づく。騙すまでもない。

プラセボにおける「その他もろもろ」の必須要素は、医師と患者のコミュニケーションにあることははっきりしている。コミュニケーションのメリットの一つは不安の軽減であり、その結果として痛みが軽減されうる。三八歳の女性が胸の痛みを心配して私の診察を受けにきた。彼女は――胸痛を訴える人の多くがそうであるように――心臓病ではないかと心配していた。症状について話を聞くと、痛みは月に二回、一回に三〇分ほど続くとのことだった。痛みが起きる前に身体労作があるわけではない――実際には重い箱を輸送する倉庫で身体的負荷のかかる仕事をしていた。通常の仕事がある日は階段を数階分昇り降りしていた。そして最近シフトが減らされたため、経済的な危機に瀕しそれが大きなストレスになっていることもわかった。家計は今や危機に瀕していた。このストレスが睡眠を妨げていたが、経済的にも支えている同居中の老母を動揺させないように、すべてを隠そうとしていた。

彼女が説明した胸痛は古典的な狭心症――身体労作によって確実に引き起こされる切迫した胸痛で、安静によって緩和し、数分間しか続かない――とはかけ離れたものであった。毎日おこなう相当な量の身体労作は心臓負荷試験と同等であり、彼女の心臓には酸素と血液が十分に供給されていることを示していた。三八歳の閉経前の女性であり、心臓病に罹る統計的リスクは非常に低かった。そして他に痛みを説明できる原因――生活のストレス――があった。身体所見と心電図が正常であったことは言うまでもない。だから、診察を終えるころには、他の検査をオーダーするような手間暇をかけることなしに、胸痛は彼女の心臓からきたものではないこと、心臓は非常に健康であることを確信をもって伝えることができた。

彼女の安堵感は手にとるようだった――彼女は椅子に深く座りなおし、長いため息をついた。満面の笑みさえ浮かべた。どうやら彼女はこの二、三カ月間、自分の心臓がダメになってきたと思い込むようになり、いつか仕事や母親の介護もできなくなるという不安をいだきつづけていたようだった。二、三カ月後の二回目の診察では、胸の痛みは落ち着いてきており、あるにはあるが、気づかないときがほとんどだと言ってくれた。

もしかしたら重い物を持ち上げていたせいで胸の筋肉に痛みを感じていて、それが自然に回復したのかもしれない。しかし、おそらく私が彼女の心臓は悪くないと保証したことが、プラセボ効果をもたらしたのだろう。その結果、痛みの原因になっていたかもしれない筋肉の緊張を和らげるのに必要なリラックスができたのかもしれない。

差し迫った危険はないという保証は、それだけで痛みを緩和するための長い道のりの一歩になる。差し迫った危険にさらされている——たとえば終末期の——患者であっても、病いの中に一人取り残されることはないと安心させ、本人の快適さと尊厳が重んじられることと事前指示が尊重されること、死への旅路ができるかぎり安らかなものにすることを保証することが——大いなる癒しとなり、痛みも緩和してくれる。

保証は、コルチゾールとアドレナリンの減少、エンドルフィンの増加のように、生理的に作用しているのかもしれない。これが痛みの神経知覚を直接減少させる。あるいは保証は、関心の焦点をずらすことで、認知的に作用しているのかもしれない。その結果、痛みは前面や考えの中心にも出てこなくなる。いずれにせよ、保証は医師や看護師が痛みや不快感を軽減させるためにおこなう「その他もろもろ」の重要な部分である。

コミュニケーションがプラセボ効果をもたらす二つ目のメカニズムは期待感を高めることである。私が患者に「患者さんの多くは、マルチビタミンを飲むと元気になると言っています」と伝えるとき、期待感を高めている。テッド・カプチュクが潰瘍性大腸炎の被験者に対して服用中のプラセボが痛みを軽減することが臨床試験で示されていることを伝えたとき、彼も期待感を高めていた。これは押し売りみたいなものだと反論する人もいるだろうが、実際には期待感が痛み知覚の生物学的性質に影響を与えるという、しっかりしたエビデンスが存在するのだ。

痛み知覚に関する興味深い研究がある。[9] 二二人の健康なボランティアに対して痛みをともなう刺激（ふくらはぎの上に熱いカイロを置く）を与え、痛みを和らげる麻薬（モルヒネに似たもの）を静脈内投与した。同時に、被験者の頭部をｆＭＲＩ（機能的ＭＲＩ）装置に入れ、実験中に脳のどの部分が活性化されているかを記録した。

被験者に対して四回の実験をおこなった。各回の実験は同一である――ふくらはぎの上に熱いカイロを置いたあとに鎮痛薬が静注される――そして被験者は感じている痛みをランクづけする。一回目は本当の麻薬ではない、有効成分を含まない食塩水を注射される。これによって痛みのベースライン・スコア（基礎値）が確立する。

二回目では鎮痛薬がこっそり静注された。患者には一言もない。薬が効いたのは明らかで、痛みの点数が下がっていた。患者に薬の投与が始まったことを明かさなくても効いたのである。

三回目では「これから麻酔科医が点滴を開始します」と予告された。予測通り、これから薬の注入が始まると伝えられたことで期待感が高まり、鎮痛効果が高まった。実際、このようなポジティブな期待感をもっているだけでも鎮痛効果が倍増する。

四回目では実験者が「点滴は中止されるでしょう」と予告した。「リバウンド効果」（薬を中止後に悪化する痛み）があるかどうかを調べるためだ。しかし、実際には薬の投与はそれまでの回と同じように続けられた。しかし、今回は被験者はネガティブな期待感をもつことになる――鎮痛薬をもらえなくなるだけでなく、痛みが本当に悪化するかもしれない。実際にネガティブな期待感は、三回目でポジティブな期待感がもたらしていた効果を一掃した。それだけではない、ネガティブな期待感は薬のベースライン効果（二回目で得られた鎮痛効果）も打ち消してしまった。最後には、ネガティブな期待感という単純な行為が、強力な静脈内麻薬の生物学的効果全体をブロックしてしまった。

これは魅力的な発見である――期待感は実際の薬と同じくらいの影響を与えることができるのである。被験者は研究者が望んでいると思われる通りに（薬が投与されれば痛みがより緩和され、薬を止められれば痛みが増す）答えただけなのだろうと反論する人もいるだろう。しかし、ｆＭＲＩの結果は、生物学的な説明として魅惑的な仮説をもたらしてくれる。被験者にポジティブな期待感を与えつつ薬を投与すると、痛みの緩和に関与することが知られている脳領域の活動が増大した（ちなみに、これらの領域の活動性は、鎮痛作用が麻薬によるもの、プラセボによるもの、どちらであっても増加する）。対照的に、ネガティブな期待感を与えつつ鎮痛薬を投与すると、これらの領域の脳活動の低下が見られた。

これらは実験的なデータではあるが、医師や看護師が治療をどのように提示するかが患者に生じる治療結果に対して大きな影響を与えるという発想を裏づける。医師になりたてのころの私は、できるだけ飾らずに治療の選択肢を示すように努めてきた。患者が合理的に判断できるように利点と欠点を並べた。もちろん今もそうしているのだが、理にかなう範囲内で可能なかぎり楽観的な提示をするようにしている。ポリアンナ[訳註2]にはなりたくないし、あまり役にも立たない治療に対して、非現実的な期待感を抱かせることはしたくない。しかし、もし患者と一緒にどの方向に治療を進めるか決めたならば、期待感が正しい方向に向かうように努めたい。コミュニケーションは多少ともプラセボの一種かもしれないが、副作用を起こさないで役立ってくれるのならば、これも極めるべき正当な医療的介入のように思える。

では、アドヒアランスは？　医師と患者間のコミュニケーションのどんなところがアドヒアランスを高めるのか、あるいは邪魔するのか？　ハイディ・E・ハミルトンの研究とトレーシー・プラットが実証したように、アドヒアランスの不良は患者側の無関心や無知から起きるのではない。そう思っている医師が多いのだが、違う。むしろ、治療計画を完全に守ろうとする患者の努力に水を差すような生活上の現実から起きるのである。患者が医師の指導——薬や検査、治療、食事療法、生活指導など——に従うことができるのは、指導全体の半分程度にすぎない[10]。この結果、かなりの数の患者が医師の指導がもたらすはずの利益を享受できないままになる。アドヒアランス向上のためにいろいろな試みがおこなわれている。看護師の自宅訪問やソーシャルワーカーによるカウンセリング、フォローアップ目的の電話、ITを使ったリマインダー、薬の宅配、ヘルスコーチ、経済的インセンティブなどである。

コミュニケーションの改善も確かにこうした試みの一つだが、問題はそれぞれの介入がもたらす効果のサイズである。医療システムはどの方法に費用を投資するかを決める前に、費用対効果を知る必要がある。そこである研究チームが、五〇年以上にわたって研究を精査し[11]、百件の個別の研究を見出し、これらの結果をメタアナリシスという手法を用いて統合した（統合した結果、四万五千人の患者が対象になった）。このデータをすべて合わせるとコミュニケーション能力が高い医師が担当する患者は、低い医師の場合と比べて医療上の指示に対するアドヒアランスが良好である可能性が二倍以上だった。パーセンテージで示されるほうがお好きならこれは一〇〇パーセントの改善である。

有意義とみなされている医学的介入と大雑把な比較をしてみよう。動脈硬化性疾患をもつ患者に対して、心臓発作を予防する目的でスタチン製剤を処方する場合の利点は約三三パーセントである――スタチン製剤の服用者は、非服用者に比べて心臓発作を起こす可能性が三分の二に低下する。コミュニケーションの改善はトップレベルに位置づけられる一歩抜きんでた医学的介入である（そしてもちろん、コストという点ではスタチンはコミュニケーションの足元にもおよばない）。

医師と患者のつながりを改善できると一般によく信じられていることの一つは、経験をより人間らしくすることである。医師の場合、白衣を着た無表情の人形ではなく、生身の人間としての自分自身が表に出るように、医師個人の人間らしさを治療場面に持ち込もうとする場合がある。コミュニケーションの中に私的な情報を持ち込むことはよく起こることだ――ある推測では、医師が自己開示することは一般的な診察全体の三分の一で生じるとされている。[12] しかし、これが本当に患者に対する援助になっているのだろうか？
二、三年前、三〇代半ばの女性、アニータ・リオンズの初診を担当した。彼女の治療は最初から並大抵のものではなかった。体重が一四〇キロ近くあり、糖尿病がコントロール不能となっていた。喘息にも苦しみつつ、不安を和らげるためにタバコを吸いつづけていた。肥満のために運動することもできず、生活のストレスのために過食に走った。
リオンズは精神的かつ身体的、社会的問題をかかえた家庭で育った。今も同じ悪循環が繰り返されているようだった。三人の子どもたちは全員、情緒面と教育面に集中的な支援を必要とするような課題をかかえていた。

彼女には自分の生活をコントロールする方法が見当たらないようだった。彼女の新しい主治医としての私もどこから手をつければいいのかわからなかった。最初に糖尿病に取り組むべきだろうか？　それとも喫煙？　体重？　喘息？　不安とストレス？　彼女の生活は絶望的にコントロール不能だった。どこからかかわりをつくったらよいのだろう？

初診の最中に彼女の携帯電話が鳴った。彼女は発信者番号をちらっと見てから、申しわけなさそうに私のほうを見た。「息子の担任の先生からです」と彼女は言った。私は、電話に出ていいですよと答えた。三人の学童期の子どもをかかえる親として、教師と連絡をとることがどれだけむずかしいか、今かかってきた電話がどれだけ重要なのか私は知っていた。

「息子が課題を二つ、出さなかったのは知っています」とリオンズは電話口で言った。そのあいだ、私は彼女の検査結果を上からスクロールしていた。「カウンセリングのあとで不安になることがあるので、公園で遊べる時間をつくるようにしています」。彼女はしばらく黙って先生の話を聞いていた。「日記はつけています」と彼女は言った。「息子は宿題を終えるごとにチェックマークをつけています」

リオンズが電話で話すのを聞いているあいだに、私は彼女とのつながりを感じるようになった。子どもを公園で遊ばせる時間がどうしても必要なことを私も知っていた。子どもたちを課題に集中させるために役立つ日記や丸つけについても知っていた。私の子どもたちは彼女の子どもたちと同じくらいの年齢で、三人の子どもたちの日課や洗濯、宿題、弁当づくり、癇癪発作と付き合いながら生活をまわしていく発狂しそうな日々のこともよく知っている。そして、担任の教師に生活のこまごましたことを説明するときの気まずさも知っている。生活のごたごたについて、教師からだめを出されるような気がする。

電話を切ると、彼女は診察の中断を謝った。私は「気にしないで」と伝えて、安心させた。「学校の先生からの電話は大事ですものね」。私は彼女に二人のあいだの共通性について話を続けようとするところだった。共通点があることで、医師と患者の関係をよい形でスタートできるだろうと考えていた。

しかし、そこで私は自分を制した。一週間前に長年担当している患者の一人を診察した――彼女は六〇代のポーランド出身の女性で、知るかぎり、ずっと孤独でひとりぼっちの生活を送っていた。診察の最後に、彼女は私の机の上になぜ子どもたちの新しい写真がないのかと尋ねてきた――今おいてあるものは三年以上前のものなのである。

「写真を印刷する時間がなくて」と私は小さくなって答えた。「携帯にしかないんです」。彼女は机の上においてある携帯電話に顔を近づけてきた。期待しているようである。私はどうしようかと考えた。私は個人的な写真を共有することが大丈夫かどうかわからなかったが、威圧的に見られることも気になり、また彼女の非常に人間的なジェスチャーを拒絶したくもなかった。私は、一枚くらい写真を見せてもいいだろうと考えた。なにしろ、何年も前からお互いを知っているのだ。私はすぐに携帯電話から家族写真を探しだした。

患者は写真を見て悲しそうな笑顔になった。「先生はとても幸せな家族をおもちなのね」と彼女は言った。「ご主人は感じがいいし、お子さんたちはとても利発そうだし」。彼女の声の穏やかさがはっきりと伝わってきて、私は自分の犯したあやまちにふと気がついた。少しでも人生を共有することで絆が深まるのではないかと思っていた。しかし、それは逆効果だったのかもしれない。なぜなら彼女は、自分の人生に欠けているものを私の人生に投影したから。

この気まずい雰囲気に恥ずかしさを感じながら、すぐに写真を閉じた。話の中に医師の人間的な要素を加えることが役に立つ患者もいるだろうが、この患者はその中の一人ではなかったようだ。私は何か有害なことをしてしまったのではないかと感じた。

そして今、私はリオンズを前にしている。あまりにも多くの点で私とは大きく異なる女性とのあいだで、二人がもっている共通点のいくつかを共有することで、同盟関係が強化され、彼女の医学的な問題にとりかかるよいきっかけが生まれるのだろうかと考えた。

結局、私は黙っていることにした。個人情報を教えることがつながりを強めるのか、はたまたなにもかもぶち壊すことになるのかがわからなかった。かわりに、彼女の子どもたちをめぐる状況の大変さに対して理解を示すようにした。彼女の努力に賞賛の意を示し、うまくいっているところを指摘した。

彼女は顔を赤らめて微笑んだ。「子育ては思っていたよりも大変ですね」

「私もそう思います」と私は言った。本当にそうだと知っていると言いたかったが、それ以上は言わないでおくことにした。

研究によると、患者の問題を取り上げたり信頼関係を築いたりする上で、医師の自己開示は医師が思うほどには役立たないことがわかっている。真摯に共感を得ようとしていることは確かだろう。「私の父も肺がんでした。それがどれだけつらいことか私にもわかります」「膝の手術は私も受けました。リハビリの大変さも知っています」。しかし、このような自己開示を邪魔だと思う患者もいる。話の焦点が患者から医師に移ってしまっているからだ。プライマリ・ケアの診療ではこうした自己開示は患者満足度の低下と関連している。[13] 細かな個人的なことを開示する医師が担当した患者は、親しみやすさと安心感の両方で低い評価をつけた。

面白いことに、外科医では逆の効果が見られた。自己開示をおこなった外科医が担当した患者は、親しみやすさと安心感、全体的な満足度の評価が高かったことが同じ研究で示されている。これは、外科の診察は一回だけの手術を中心にしてまわっていることと、患者は手術に対して高い明確な不安を感じているからかもしれない。個人的な保証――「私の父もバイパス手術を受けて、うまくいきましたよ」――は恐怖を大きく和らげるのだろう。たとえ、外科医の父親の手術結果と患者の手術がうまくいくかどうかのあいだには実際は関係がないとしてもである。一方、通常のプライマリ・ケアでの診療は患者の医学的状態のさまざまな領域をカバーしていて、手術などのような特定のできごとに焦点を当てることはない。このようなシナリオでの医師の自己開示は、ありがた迷惑な脱線のように感じられるかもしれない。

共通点を共有したいという欲求は、人間の衝動である。医師がこのようなことをしてはいけないと言っているのではない。そうではなく、反射的にそうする前に医師はよく考え、個人的経験の詳しい内容が患者に役立つのか、それとも患者の経験の特異性を損なうのかを自問する必要がある。もっとも大事なことは、患者に医師が自己開示したなら、すぐに話題を患者に戻すことである。会話の主人公は患者なのだから。私の経験では、患者が私の人生について尋ねてきた場合や、リオンズの例のようにこちらからの個人的なことを話したいと考えていることに気がついた場合など、どんな場合でも共感を呼び起こしたいという欲求から生じていることに気づく。どれだけ技術が進歩しても医療は基本的に人間の努力であり、二人の人間がつながろうとするときには共感が関係を築くための重要な土台となる。

共感は、情動や感情としてとらえられていることが多い。古典的には、自分自身を他人の立場において、その人がどう感じているかを理解する能力として定義されている。しかし、共感にはコミュニケーション技術という性格もある。[15]医療において共感を有効にするためには、医師は患者に対して共感を伝える技術をもたなければならない。医師は地球上でもっとも感情に敏感なホミノイド[訳註3]になれるし、患者の文化や人生のストーリーに精通することもできるし、必要があれば患者に腎臓や肺、両角膜を提供しようとすることもできるだろう。しかし、その共感は、伝える能力がなければ患者にとっては無意味なものになってしまう。

では、根本のところでコミュニケーションに頼っている共感は、患者の転帰に影響を与えることができるのだろうか？　ある画期的な研究では、約九百人の患者に対して、その患者の主治医の共感性をアンケートで測定し、そのスコアに従って低値、中程度、高値の三つのグループに分けた。[16]共感性スコアが高い医師に恵まれた患者では、五六パーセントの患者の糖尿病のコントロールが良好で、五九パーセントでコレステロールのコントロールが良好だった。共感性の低い医師に担当された患者では、糖尿病のコントロールが良好なのは四〇パーセント、コレステロールのコントロールが良好なのは四四パーセントにすぎなかった。統計分析を用いて年齢や性別、健康保険をコントロールした結果、共感性がプラスの結果に有意に寄与していることがわかった。

これはもちろん、共感性とポジティブな結果とのあいだの「相関性」を測定した研究である。統計的なコントロールはしているが、結果の原因となったものは他のなにかなのかもしれない。共感性の低い医師は身だしなみに気をつかわないため体臭がひどく、そのために患者の注意が自身の糖尿病からそれてしまったのかもしれない。共感性が高い医師の診察室では、使い捨ての紙製ガウンではなく布のガウンが用意されていたので、患者は凍えることなく、そのために医師がなにを言っているのかをよりよく聞くことができたのかもしれない。交絡因子がなにであるかは永遠にわからない……。

別の研究グループは共感の効果を検証するために、ランダム化を用いたやや強めの研究デザインを用いて、今度は煩わしいが普通によくある風邪を対象にした[17]。七百人以上の患者を対象に、風邪症状を生じたらすぐに三つのグループにランダムに割りつけられた。一番目のグループは、医師の診察すら受けなかった。二番目のグループは、医師による「通常のケア」を受けた。三番目のグループは、この章で先に述べた研究で積極的にかかわりをもとうとした理学療法士のように、患者とのかかわりをつくるために特別な努力をする医師の診察を受けた。医師は患者の話に耳を傾け、患者の状況に共感するように特別な努力をはらった。また、予後についても楽観的だった。

研究者がもっとも興味をもったのは、共感についての患者側の認識である。患者に、共感とコミュニケーション能力について医師を評価してもらった。もっとも高得点を獲得した医師は、ほとんどが「強化診察」グループの医師であったが、「通常のケア」グループの医師も少数いた。

高いスコアの医師のグループに入った患者は、他の患者よりも成績がよかった。他の医師の診察を受けた患者と比較して、風邪の重症度が一七パーセント減少し、風邪の期間も短くなった(五・九日対七日)。これは大きな数字には見えないかもしれないが、鼻水が垂れてコーヒーの中に入る、頭には綿が詰まっているように感じるという日が一日少なくなるのは、私の本の中では貴重なメリットである。

研究者は、これらの結果には細胞レベルの根拠があるのではないかと推測し、鼻粘膜に存在する白血球と炎症性マーカー（インターロイキン－8）のレベルを調べた。どちらの生物学的マーカーも、高いスコアの医師に診てもらった患者では、他の医師の患者と比べてより大きく低下した。これはなにかの証拠になるようなものではないが、この研究は良好なコミュニケーションとかかわりがもつポジティブな効果の根底には、生物学的メカニズムがあることを示唆している。よいコミュニケーションによって不安レベルが低下すれば、コルチゾールとアドレナリンのレベルが低下する可能性がある。

しかし、この分野の研究者のほとんどは、効果はより間接的なものであると考えている。コミュニケーションを改善することで患者は医師の指示をよりよく理解し、自分の病気を管理する能力に自信をもつことができるようになる。そうなった結果患者は処方箋を薬局に出して薬をもらうようになり、服薬もするようになり、医師の助言に従って仕事を休んで、二四時間ひたすら寝るのかもしれない。共感的なコミュニケーションがより増えることで、患者は共有することが恥ずかしいと思うような情報――隠れた摂食障害や生殖器の症状、経済的な制約など――を打ち明けても大丈夫だと感じるようになり、その結果、医師は治療を患者に合わせて調整できるのかもしれない。患者の家族の様子や生活状況を理解するために時間をかける医師は、より手ごろな価格の薬を処方するようになり、治療を助けてくれるような人を一緒に考えてくれたり、人には知られたくない症状の治療を受けられるように内緒の紹介状を書いてくれたりするかもしれない。

医療現場で差別されているように感じる患者は――肥満や精神疾患、薬物乱用、性同一性、人種や民族などの理由で――医療システムから完全にこぼれ落ちてしまう可能性が高い。しかし、かかわることにより多くの時間をとる共感性の高い医師が担当すれば、これらの患者も医療に留まって必要な治療を受けるようになるかもしれない。このような間接的なパターンで、医療におけるコミュニケーションの研究で見られる成功のほとんどが説明できるだろう。[18]

興味深いのは、有意義な効果を得るために医師側の追加の努力をあまり必要としないということである。医師がとるべきステップを具体的に特定している質の高い研究のほぼすべてで、よりよいコミュニケーションが患者満足度の向上につながることを示している。医師が開かれた質問を増やすようにすることであったり、患者から懸念をひきだすことであったり、会話の話題を明確にすることであったり、病気以外の患者の生活について尋ねることであったり、治療計画を選ぶときに患者を参加させるようにすることであったり、単に共感を示すことであったり——こうしたスキルのどれであってもより注意深くおこなうことで、コミュニケーションは容易に改善される。[19] さて、こうしたタイプの研究を医療関係者に紹介すると、いつも結構な割合でため息が聞こえたり、またかという顔をされる。患者との良好なコミュニケーションとかかわりの重要性を直感的に理解している医師でさえ、インチキ臭いコツや名人芸のたぐいの話と考えてそわそわしはじめる。このタイプの研究から得られる納得感は、中堅国の国内総生産に匹敵する予算をもつ、トップレベルの一五のアカデミックな医療センターによる二〇カ国で何万人もの患者を対象にした心臓ステントの多施設臨床試験のような研究にはとてもおよばない。

私も同じように反応するので、気持ちはわかる。このタイプの技術は「本当の」薬のようには感じられないし、ほとんどの医師の直感的な反応は、脇によけておけというものである。心臓にできた血栓の真ん中を魚雷で攻撃するバイパーフィッシュ[訳註4]の煮汁とか、わずか四九・九五ドル＋消費税で三週間でセルライト[訳註5]を消滅させるパラグアイ産サボテンの粉末の仲間と思えばいい。科学的な証拠があっても、私たち医師はいまだにこのようなソフトな研究結果を受け入れがたいと思っている。

医師がなぜそこまで警戒しているのかを分析してみて、私は二つの理由を思いついた。一つはコミュニケーションやかかわり、共感といった医療の無形要素は血糖値や脳卒中の数と比べて、測定が難しい点である。

これらの分野の研究は過去二、三〇年のあいだに大幅に進歩したが、規模と深さの点でがん治療と心血管治療に関する大規模試験にはまだまだおよばない。さらに、コミュニケーションや共感のための処方箋を実際に書くことができないので、他の治療法のようなリアルさを感じられない（そもそも現実の医療を形づくっている医療保険会社を説得して、内視鏡検査と同じようにかかわりにも診療報酬を支払うようにさせることが、どうやったらできるのだろうか？）

しかし、二つ目の理由は私が思うにより深いものである。コミュニケーションや共感、かかわりは医師が医学部で普通に学ぶものではない。医学部はこれらのスキルに注目しはじめてはいるが、通常は付加的なものとみなされていて、病理学や生化学、外科学、心臓病学、産科学、小児科学などのカリキュラムに比べて矮小化されている。こうしたハード・サイエンスの領域は医師の確固たる専門分野であるのに対し、ソフトなスキルはいってみればだれにでも使えるものである。そして実際、他の多くの臨床家がやっている。代替医療の人気が急上昇していることが証明しているように、あらゆる種類の代替医療者がこれらのスキルを多用している。彼らのやっていることの有効性もかなりの部分、説明できる――理学療法の研究が実証したように、痛みのかなりの部分は適切なコミュニケーションと共感、かかわりで緩和することができるのだ。

そこに問題がある。シンプルで直感的ななにか、専門的な知識を必要としないなにかは、唯一無二の医学知識を得るための訓練に一〇年間を（さらに学生ローンで借りた一〇万ドルも）ついやしてきた医師からすれば、脅威に感じられる。私が言いたいのは、よいかかわりをするコミュニケーターになるためには大汗をかく必要がなく、しかも患者の痛みを半減できるのであれば、なぜやろうとしないのか？　思うに、このようなシンプルさ、大汗をかく必要がないこと自体のために、サイエンスという枠の中に自分自身をはめ込んでいる私たち医師からみれば、こうしたスキルはあいまいで単純すぎるものに見えてしまうのだろう。何世紀も前からシャーマンが使用している技術が、一〇〇万ドルをかけた大規模臨床試験の裏づけがある医薬品と同じくらい効果的であるという話には、なにか漠然と不愉快さを感じる。

医師が反射的なためらいを克服し、これらのシンプルだが効果的なスキルのいくつかを安心して使えるようにするにはどうしたらいいのだろうか？　テキサスA&M大学でコミュニケーション学の教授を務めるリチャード・ストリートにこの質問を投げかけた。彼は医師の賛同を得ることのむずかしさをすぐに認めてくれた。彼は医師に講義をするときはいつも厳密な研究の結果を強調し、頑健な科学的枠組みの中で自分の研究を紹介するようにしているという。このとき、彼は私がなかなか上達しないチェロの練習を続けていることを知りつつ、「音楽家になるためには？」と質問を返してきた。「音楽家になるためには技術的なスキルを身につけなければならないでしょう？　音符や和音、音階。これが音楽の科学です。でも、音楽を演奏するとき、特に即興で演奏するとき、これは音楽の芸術なのです」

ストリートが医師と患者間の相互作用を即興と表現したとき、この比喩が本当に心に響いた。私はチェロを即興で弾くわけではないが——楽譜に書いてある通りに弾くだけで手一杯、それ以上は勘弁してほしい——即興で弾ける音楽家には絶対的な畏敬の念を抱いている。音楽を学ぶにつれ、即興演奏とはその場でつくりあげるものではなく、自分の道具箱の中を探って道具をとりだし、その新しい組み合わせの中に創造性を見出すことだと理解するようになった。もちろん、その場での芸術的なインスピレーションはいろいろあるが、即興演奏家は一般的には磨きこまれた音楽的テクニックを駆使する。耳の肥えた聞き手は基本的な音楽理論に精通しており、自然発生的に湧きだすこうしたテクニックを聞き分けることができる——アルペジオや転回、減7の和音、シンコペーション、主題や変奏、古典的なリフ。こうしたものはジャズミュージシャンの演奏の範囲と思われがちだが、バッハやモーツァルト、ストラヴィンスキーも即興演奏をしていた。

ステージ上ではなく、楽譜の上でやっていただけのことだ。

医師と患者もそうだ。出会いにはストレートなものもあるが、予測不能なものも多い。「一人ひとりが」とストリートは言う。「相手の動きに反応しています」。どちらもある程度は即興で反応する。賢い医師も――賢い患者も同じく――自分の道具箱の中に手を入れて、そのときその場でその人のためにもっとも必要なものをとりだす。コミュニケーションの技術は道具箱に追加して選べる範囲を広くし、究極的には有用さを増すための道具セットである。コリナ・ヤンセンは道具箱を精力的に、それも清々しいほどローテクな視点から大きくしてきた人物である。

# 第7章　チーフ・リスニング・オフィサー

アムステルダムは、世界のほとんどから規則正しさの鑑と目される。整然とした街路では礼儀正しい市民が規則にのっとって自転車を走らせる。非の打ちどころのない配色の花々が風情のある運河を行儀よくふちどる。風車はキャンバスに描かれるのを待つばかりだ。手入れの行き届いた田園の起伏は、さまざまな濃淡の紺青色の絵の具とパレットナイフとわざとかしげたウールのベレー帽の登場をあたりまえと思わせるには十分だ。このオランダ的規則正しさの中で、矛盾にどっぷり浸かって、コリナ・ヤンセンは成長した。コリナが母親の精神疾患にはじめて接したのは七歳のときだった。ある日の午後学校から帰宅すると、かわいがっているボーダーコリーのパシャがいなくなっていた。母親は「私は犬が嫌いなの」と言い放ち、話はそれで終わった。パシャは二度と帰ってこなかった。

喪失感は、混じりけのない圧倒的なものだった。そして容赦なく不安をかき立てた。パシャがこんなふうに消えてしまうのなら、他のものも消えてしまうんじゃないだろうか。他のものや人が自分のまわりから急にいなくなったりしないだろうか。それ以外の決まりごとが、突然狂ったりしないだろうか。

幼いコリナは、慎重で用心深くなった。いつも緊張して学校から帰宅した。なにが待ちうけているかわからなかったからだ。母親の気分の変化は急だった。ある日はベッドから起きられなかったと思うと、翌日はひどく活発になるといった具合だ。ほとんど反応がない日もあれば、暴力的になる日もあった。ときには、おいしそうな匂いのするトマトスープをつくってコリナを待っていたりもした。その年齢ではうつについても自殺傾向についてもなにもわからなかったが、コリナは本能的に油断してはいけないことに気づいていた。なぜこうしたことが起きているかは理解できなかったが、自分が原因らしいことはわかっていた。

それでけっして友だちを家に遊びにつれてこなかった。

彼女が一六歳のとき、父親が脳腫瘍と診断された。悪性黒色腫の脳転移で、あっという間に深刻な状態となり、集中治療が必要になった。母親は医学的な問題に対処できないため、おもにコリナが自分の裁量で問題を処理していかなければならなかった。医師たちが婉曲的な表現ばかり使ったことを覚えているという。そのことに彼女は激怒した。若者相手の場合に大人がとりがちな見下すような態度に我慢がならなかった。「お父さんはとても重い病気だ」とある医師は言った。「だから、お父さんのからだから出してしまわなければならないものがあるんだ」

「ものってどんなものですか？　頭の中の腫瘍のこと？」とコリナは言い返した。医師はこのティーンエージャーの直截さに面食らった。そして、さらに言葉をぼかし、逃げ腰になった。コリナは、医師がはっきりしないことに当惑し傷ついた。脳の塊が取り除かれたあとでも、医師はやはり、父親の頭からとりだした「ピーナッツ」という言い方をした。退院して帰宅したものの、父親は一人では自分のことがほとんどできず、しばしば娘を娘と認識できなくなるということがわかった。夜間に徘徊することも何度かあった。一六歳のコリナは、何週間もこの耐えきれない状況の中でもがき、今や進行したアルツハイマー病患者のような父親と、内なる悪魔にすっかりとらえられた母親になんとかきちんと対応しようと悪戦苦闘した。切羽詰まって病院を再訪し、父親の面倒をみることができないと医師に訴えた。父親は再入院し、その月のうちにそこで亡くなった。悪性黒色腫の初診から一年も経っていなかった。

そうして、コリナと母親の二人だけになった——警戒する者と情緒不安定な者の二人だ。続く数年は、困難で怒りに満ちた年月だった。コリナが身の安全のために家から逃げださなければならない日々もあった。二一歳になると彼女はついに混乱状態の実家を出た。もう準備はできていた。「おまえとはもう縁切りだ」というのが、家を出るときの母親の別れのあいさつだった。

だが、コリナはさらなる混乱に足を踏み入れたのだった。広範な医学的問題をかかえた男性と結婚したが、相手の男性は、六年の結婚生活のあいだ入退院を繰り返した。いかに不本意であろうと、コリナには、医療制度という劇場の最前列の席が与えられた。腹に据えかねることは多々あったが、もっとも深い気づきの一つに、医師は専門家ではあるが、往々にして——配偶者である——彼女のほうが患者のことをよく知っているということがあった。だが、配偶者は専門家とはみなされなかった。患者「家族」でしかなかったのである。

コリナが二九歳のとき、母親が胃がんと診断された。父親の悪性黒色腫から一〇年以上が経過しており、コリナは今では一六歳のときよりもずっと医学に精通していた。治癒は望めなかったが、医者からは、母親には余命を延ばす化学療法をおこなうと告げられた。「本当に治療を受けたいかどうか母に聞いてみましたか？」とコリナは尋ねた。

「そりゃ、もちろん受けるべきだ」。医師はとがった声で答えた。「お母さんはまだ六二歳で、治療にもよく反応するだろう。治療を受ければもっと時間ができる」

「よく反応する」とは実際どういう意味なのだろう、とコリナは思った。母親の人生がみじめなものだということはわかっていた。うつ病は難治性で、精神科病棟への入退院を繰り返していた。それまでの自殺未遂はすべて明確なメッセージだった。母はこの人生を生きていたくはないのだ。どうしてももっと時間がほしいものか。「母に聞いて」、コリナはうんざりして医師に言った。「本人に聞いてみればいいわ」

そこで医師は母親に尋ね、はっきりノーと言われてショックを受けた。がんを除けば健康体の六二歳の女性が、寿命を延ばすであろう治療を拒む場合もある、ということに愕然とした。コリナは母親の死を願っていたわけではないが、祖母に「ようやくこの戦いが終わる」と言ったことを覚えている。六週間後、静かに、ついに心安らかに母は息を引きとった。

コリナはコミュニケーションを学び、対話を仲介する分野、つまり、どうすれば訴訟にともないがちな激しい反目を引き起こさずに対立を解消できるか、ということに興味をもつようになった。すぐれた仲介者であるためのこつが話を聞くことであるのは言うまでもなかった。だが、もっと重要なのは、各人の現実を理解することだった。子どものころは、生き延びるためには、母親のものの見方を直感的に察するしかなかった。たとえそれが妄想であっても、その見方が、母親がよって立つ現実なのだ。純粋に生き延びることだけを考えれば、重要なのは母親の現実のみだった。たとえそれが実際の現実と調和しないものであってもだ。だから、少女のコリナは、来る日も来る日も母親の奇異な現実をつなぎ合わせ、解読し、一貫性のない交戦規定に対応させながら、この風変わりな戦いの技術に磨きをかけた。そのためには、これ以上は無理というくらい細かな部分にも気を配る必要があった。

大人になって仲介のプロセスについて考えてみて、コリナはうまく対立を緩和する方法は、双方の現実を同じようにはっきりさせることだと気づいた。そしてこれを実現する最良の方法は、自分自身は口をつぐみ、話を聞くことだ——深く、徹底的に、集中して聞くのだ。彼女は、最終的に地元ラジオ局にコミュニケーション部門長として就職した。聴取率を改善する企画を考えるという仕事を与えられたため、上司に「どんな人がリスナーですか？」と尋ねた。すると驚いたことに、上司はまったくなにも知らなかった。

典型的なアンケート調査票を郵送することもできたが、それでは、年齢や収入、未婚・既婚の別など一般的なデータしか手に入らないとコリナは考えた。そうする代わりに、彼女はリスナーの家を訪問することにした。すぐに、好きな音楽についても生活全般についても、みな嬉々として話をしてくれることがわかった。リスナーとの会話は一時間以上におよんだ。どの相手にもその人だけの興味深いストーリーがあり、コリナはけっして飽きることがなかった。ひと組の家族とすごすだけで午後の時間が終わってしまうこともあった。だいたいコリナが聞き役で、相手が自分の人生を紐解きその世界に連れていってくれた。同じころ、コリナはソーシャル・メディアにも手を出しはじめた。初期に試みたオンライン投稿では、聞くというこの体験に心ひかれる気持ちをおもに話題にした。

ラドバウド大学メディカルセンターは、ヘルダーラント州の最東端にある。あまりに国境に近いので、まちがって左折するとドイツに入ってしまう。実際、州名は——目と鼻の先にある——ドイツの都市ゲルダーンからきている。ローマ帝国のこの地域の中心地としての役割をになった都市である。ラドバウド病院のあるナイメーヘン市は、ローマ時代に起源をもつ（二〇〇五年には生誕二千年を祝った）。ラドバウド病院はオランダの大病院の一つだが、コリナ・ヤンセンが州のラジオ局で働いていたころは、危機に瀕していた。死亡が頻発して死亡率が全国平均の三倍となって注目を浴び、心臓胸部外科ユニットが即座に閉鎖されたのは、ほんの二、三年前のことだった。新任のCEOはすぐさま各部の部門長を解雇した。外科ユニットは苦労の末に再編され最終的に再開されたが、病院は進むべき方向を見失っているという見方が大勢を占めた。

ルシアン・エンゲルンは、問題を解明し、もっとうまく病院が再生できるよう支援するために雇われていた。実質的には、病院全体の立てなおしを求められていたのだ。そのために新たに改造革新センターが創設され、その指揮を任された。ルシアンは、リスナーの自宅で話を聞いた体験を綴ったコリナのツイッターへの投稿に目をとめた。そして彼女にメッセージを送り、その場で仕事の打診をした。コリナからは「どんな仕事ですか?」と質問がきた。

「決まってないんだ」。ルシアンは答え、少し考えて「チーフ・リスニング・オフィサーはどうだろう?」と提案した。コダックとデルがはじめて用いた職名である。だが、「リスニング」という言葉はいささか比喩的にすぎた。二つの企業のチーフ・リスニング・オフィサーの役割は、自社に関するネットへの書き込みの内容に注意していることだった。職名としてはチーフ「ペイ・アテンション」オフィサーのほうが正確だったかもしれないが、それでは企業的に必要なキレがないことは明らかだ。肩書きがどうあれ、オフィサーたちの活躍は、顧客がなにを必要とするかを企業が理解するにさいして大きな助けになっており、ルシアンはこれを再現したいと考えた。だが、コリナは、聞くというそのことに興味があった。それぞれが生活する場で生身の人間の声が聞きたかった。

ルシアンは彼女のやり方にたいそう興味をひかれた。彼は、病院が本当に問題を解決したいのであれば、病院の活動にかかわる者すべての所見と意見を聞く必要があると認識していた。医師、看護師、患者、家族、看護助手、清掃係、事務方職員、技工士、療法士の全員が対象だ。

二四時間経たないうちに、コリナは放送局を辞して新しい仕事に就いた。しかし、さっと転職したからといって、医療制度に対する複雑な思いを感じなかったわけではない。父親の悪性黒色腫との戦いと死、母親の境界性パーソナリティ障害と胃がん、元夫の疾患、そして自分自身の健康問題を通じて医療制度を相手に戦ってきて、病院を正しい進路に向かわせることは、ダイヤルをどのラジオ局に合わせたいかを知ることよりもずっと緊張をともなう仕事であることが、コリナには嫌というほどわかっていた。

チーフ・リスニング・オフィサーとして最初にコリナに与えられた任務の一つに、腫瘍内科からのものがあった。同科の患者のある年齢層が、特に声高に不満を口にしていた。ヤングアダルト群である。オランダの一八歳から三五歳のがん患者二千人のうち、まる四分の一は、ラドバウド大学メディカルセンターで治療を受けていた。彼らから、食事、サービス、内装、待ち時間について苦情がきていた。治療そのものにはかなり満足しているようだったが、それ以外のあらゆることを、病院はどうしても解決できそうになかった。

コリナはラジオ局のリスナーの場合と同じ方法を用いた。調査票は送らず、患者をオフィスに招いて語らせることさえしなかった。代わりに、患者に連絡をとり、相手のもとへ自分から訪問すると申し出た。自宅でも職場でも抗がん剤投与室でもどこでもよい。医師の診察のときでもかまわない。家族や友人が一緒でもよかった。予定は一、二時間だが、三時間になることもあった。ときには、午後の時間をすべてついやして、その患者が病院内外の生活をどのように乗り切るのか見守り、うまくいっていることといないことについて本人の意見を聞いた。

コリナは質問リストを用意していかなかった。質問はただ一つで、今だと感じたときに、楽な気持ちで自分のことを話せるかどうかだけを尋ねた。話せるようなら、一日目から、つまり陰部のあたりに激痛を感じたり血液検査で異常がみつかったと伝えられたりした最初の瞬間から今に至るまでの話をしてほしいと頼んだ。ラジオ局のリスナーと同じく、患者は話をしたがった。病院の消毒済みのリノリウムの廊下を歩きながら、あるいはリビングルームのカウチの居心地のよいくぼみに沈み込んで、あるいはカフェでソーセージをつまみにすっきりした味わいのベルギービールを飲みながら、コリナは話を聞いた。最初の症状について、最初の家庭医受診について、何回もの検査や血液検査について話を聞いた。びくびくしながらのはじめての腫瘍内科受診や、緊張の初回の病院往復や、神経をすり減らしたはじめての手術や、不安な気持ちでの一サイクル目の化学療法や放射線療法についての話もあった。コリナは、患者の家族や友人や同僚が語る話にも耳を傾け、網の目のようにどんどん広がっていく患者の世界に、がんがどうやってそのとげのある触手を食い込ませていくのかを学んだ。

コリナはがんが話の中心になると予想しており、確かにがんの話は多かった。患者は自分の生活がどんなふうに日常から混沌に突然放りだされたかを語った。恐れと不安を強いられる状態にも言及した。しかし、がんは困難な部分ではないことのほうが多かった。医療チームが多くの情報を提供してくれたからだ。だが、どこのだれもセックスしても大丈夫かどうかはアドバイスしてくれなかった。職場の同僚への最善の打ち明け方や化学療法の予定を入れるために大学の試験の予定を組みなおす方法を助言してくれる者もいなかった。がんとそれによって生じる際限のない不要な負担を日常にしていくにはこまごましたことが山ほどからんでくるが、患者や家族はそのあらかたを自力で切り抜けなければならなかった。

数週間の面談のあと、コリナはオフィスにこもり、こうした二十数名の若者の話をくわしくまとめた。まとめ終わると、書き上げたものを腫瘍内科部長と病院のCEOに送った。二〇分も経たないうちに返事があった。「費用はどれくらい必要だろうか?」、そうCEOは尋ねてきた。「患者の声を聞くのをやめないでほしい」

コリナとはじめて会ってコーヒーを飲んだのは、彼女がニューヨーク市を訪問中のおだやかな六月の午後のことだった。人々がなぜ無条件に彼女に心を開き話をする気になるのかは、すぐにわかった。彼女にはどこかなんでも受けとめてくれそうなところがあったのだ。柔和で実直そうな顔にはいつでも歓迎しますよという微笑が浮かび、性格は明るく、相手の話を聞くときは目じりに思慮深いしわが寄る。こちらの話を聞きながら頭をほんの少しかしげると、細いふわふわした金髪が同じ側に揺れた。こちらが言おうとしていることを彼女は本当に聞きたがっているのだ、と思えてくる。それは彼女の本心なので、すぐにそういう気持ちになるのだ。こんにちの社会では、ほぼすべてのやりとりの裏になんらかの意図があることに、私たちはすっかり慣れっこになってしまっていて、コリナのまったく作為のない態度に接すると警戒心を失ってしまう。今このとき、こちらの話が世界で一番大切だと思って話が続くかぎり座って聞いてくれるつもりの人がここにいる。時計にも電話にも室内の同席者にも視線を泳がせたりはしない。まなざしもからだ全体も完全にこちらに向けられている。

その日コリナとは一時間以上話し、その後さらに電話でも数回話をした。毎回まるで永久に話していられるような気持ちになった。彼女が発したどの質問からも、私の話を細部まできちんと聞いてくれていることは明らかだった。そのため私は、じっくり考えて返答し、思慮深い質問をしようという気になった。猛スピードのニューヨーク流の早口を少しおさえるよう求められたとき——何度も言ってもらわなければならなかったが、なんと丁寧な口調だったことか——でさえ、賛辞を送られたような気持ちになった。彼女はなにごとも聞き漏らすまいと決心しているように感じられた。

ここまで熱心に話を聞いてもらうのは、驚くほど力のわいてくる経験だ。そんなふうに聞いてもらうと、かかわりをもちつづけたいという気持ちになる。そう快なほど高く評価され尊重されたような気持ちにもなる。あなたの話は重要だと言ってもらったように感じるのだ。むずかしいことはなにもない。だが、焦点が細分化され、集中できる時間がかぎられ、ばかばかしいレベルのマルチタスクがあり、うるさいほどテクノロジーの邪魔がはいる時代にあっては、長時間熱心に話を聞いてもらうことは、とてつもない体験だ。最初よりいい場所に連れていきそのままにしてくれる、そんな体験なのだ。アーネスト・ヘミングウェイは、ある若い作家への助言として「人の話をなに一つあますところなく聞くこと」と述べている。ヘミングウェイがそうやって得た人間の経験からどれほどのものを採掘しえたかを考えてみれば、これは、医学の分野にも等しく適用できる助言と言えるだろう。

コリナは、ラドバウド病院でチーフ・リスニング・オフィサーとして六年を過ごした。腫瘍内科のプロジェクトのあとは、医療過誤の問題を支援するよう求められた。過誤を経験した直後の患者の中には、当然のことながら、さまざまな感情が渦巻いていた。動転し、怒り、恐れ、混乱していた。からだのことが心配で、弁護士に連絡すべきかどうか確信がもてず、そもそも医師や病院をもう一度信じられるのだろうかと考えていた。過誤に関与したスタッフも、同様に強い感情にかき乱されていた。恥ずかしさ、罪の意識、狼狽、混乱だ。

関係者――患者、家族、医師、看護師、事務方職員――の話を聞くためにコリナが呼ばれた。彼女の仕事は聞くことだけだった。当事者たちの協議を手助けすることも助言することも、カウンセリング的なものをおこなうことすら求められなかった。ただ話を聞けばよかった。聞くことで奇跡は起こらなかったが、一人ひとり自分の話を打ち明けると、たいてい空気が澄みはじめた。緊張がやわらぎはじめ、当事者たちは前に踏みだすことができた。前に進んだ結果は、和解の場合も、将来の過誤を予防する計画の場合も、正直な謝罪のみの場合も、全面的な訴訟の場合もある。それがなんであれ、その行動で大きな摩擦は生じなかった。だれもが十分話を聞いてもらっていたからだ。

この精力的なチーフ・リスニング・オフィサーが話を聞いてくれるといううわさが病院内に広まると、医師は、患者とのあいだに厄介ごとが生じると彼女を頼るようになった。患者は、医療に関する意思決定をどのように進めたらよいか自信がないと、彼女を呼ぶようになった。家族も、混乱や緊張を感じると彼女にきてほしいと言いだしはじめた。コリナはいつの場合も同じ方法を用いた——話に注意深く耳を傾け、ときどき質問をはさんで話を明確化し、相手に全神経を集中するのだ。「ひと言もしゃべらないこともよくありました」とコリナは言った。セッションは、相手が言いたいことをすべて言い終えるまで続く。通常は一時間、二時間になることもあった。助言したり意見を述べたりはしなかった。ときおり患者から話の一部を医師に伝えてほしいと頼まれることがあったが、そうしたやりとりを除けば、ただ相手の話を聞くだけだった。

六年のあいだ、コリナは往復三時間かけてラドバウド病院に通勤した。やりがいのある仕事だったが、通勤の疲れがたまりはじめており、自身の健康問題にも対処しなければならなかった。そしてついに主治医から通勤時間を削減するよう忠告され、しぶしぶ職を辞した。

だが、コリナがいたあいだに、まぎれもなくラドバウド病院は再生した。今では患者は、医療過程のあらゆる部分のアドバイザリーグループに加わっており、病院スタッフと共同してプログラムづくりに積極的に参加している者も多い。病院の新たな取り組みはどんなものでも、患者アドバイザリーボードの承認が必要である。傾聴はラドバウド病院の文化に根づき、第一回欧州傾聴と医療の会議を開催するまでになった。医療は向上し、病院は欧州において医療の質のランキングでつねにトップに立っている。

コリナは現在コンサルタントとして独立し、病院や医学部、ナーシング・ホーム、クリニックを対象に、能動的に話を聞くことを日々の業務に組み入れる支援をおこなっている。患者が自分の話を整理する手助けもしている。典型的な診察ではまる一時間話を聞いてもらうぜいたくは許されないとわかっているので、診察にもっていけそうな三分間の簡潔なナラティブに話をまとめるのを手伝ってやっている。医師に知ってもらいたいことを優先し、経過報告の診察まで待てることと分ける手助けをする。

コリナは医療をあたたかみのあるものにしようという決意を固めており、話を聞くことはとてつもなく強力なツールだと確信している。けっしてテクノロジーを避けているわけではないが（ソーシャル・メディアでは引き続き積極的に活動している）、それが往々にして聞くことを影の薄いものにしてしまっていることに気づいている。「こうしたテクノロジーはそれ自体が目標になりがちですよね。医療を進歩させる手段ではなくて」とコリナは言う。彼女は、「生きた医療」を人間であることの本質を具体的に示すものととらえている。そして、話を聞くことは、その人間であるという意識――二一世紀の医学ではしばしば攻撃の対象となる――を鼓舞する大事な手段ととらえる。

最近、オランダ政府は、傾聴の医療保険コードを承認した。つまり医師は、処置や検査と同じように、診察の一部として堂々と患者の話を聞けるということだ。話を聞くことはそれでなくとも診察の必須条件ではないかと思うかもしれないが、報酬が請求できなかったため、必然的に処置や検査のほうが優先された。話を聞き意見を交換するだけで終わる診察も、内視鏡検査やＭＲＩと同じように保険請求する価値があるとされたことは、大きな一歩だ。そのことはコリナにとって大きな論拠となっている。話を聞くことは良質な医療の基礎であるということを、彼女は知っているからだ。今のところ、患者の終末期の不安を聞くことのみが対象だ。「でも、ここからですよ」とコリナは彼女らしく楽観的だ。おそらく保険会社も早晩、終末期より前に話を聞くことも同じくらい重要で、それによって目に見える効果が得られるということに気づくだろう。

# 第8章　きちんと伝わらない

「僕なら少し考えるけどな」。患者であるモーガン・アマンダ・フリッツレンの誕生パーティーに出席する意向をジュリエット・マヴロマティスが明かすと、同僚の医師はそう忠告した。倫理に反するとはみなされないものの、医師と患者の友情は、どちらの視点であれ判断をくもらせる可能性のあるグレーゾーンと考えられている。診察を離れて患者となんらかのつながりをもつことを極度に警戒する医師は多い。だが、ジュリエットは、診療時の二人の関係が順調とはいえないことを強く感じていた。友好的な関係ではあったが、モーガン・アマンダが主張している高リスク治療については、二人のあいだでまだ対立が続いていた。なごやかな世間話だけで医師と患者の関係を持続させることは不可能だった。それに、ジュリエットはモーガン・アマンダという人物に純粋に興味があった。

文化人類学者の娘である（そして孫でもあり最終的に姉にもなった）ジュリエットは、子ども時代の夏を人里はなれたブラジルの漁村ですごした。父親は、フィールドワークに彼女と弟をともない、地元住民の生活を学びその信頼を得るために何時間も彼らと話し込んだ。一五歳のときには一年間、一家で静かな中西部の大学町から華やかなリオ・デ・ジャネイロに移り住んだ。

この一種独特な文化人類学という大なべの中で成長したことで、ジュリエットの中には、色鮮やかに入り組んだタペストリーのような患者の人生に対する純粋な興味と尊敬の念が生まれた。「もしモーガン・アマンダが私を信頼してくれるのであれば、やり方を変えなければならないと思いました」とジュリエットは語った。「彼女とは医療の方向性をめぐってやり合ってきたけれど、そのやり方を続けたくはありませんでした。別の次元でつながりをもたなければならないだろうと」

実はモーガン・アマンダも同じことを考えていた。一人の人間としてはジュリエットを好ましく思ったが、治療のあらゆる局面で示される懸念にはいらだちをおさえられなかった。同時に、自分が彼女なしではやっていけないことも痛いほど理解していた。他に担当を引き受けてもよいという医師はいなかったし、エモリーのネットワークを離れなくてすむようシクロホスファミド治療のオーダーを書いてくれるという医師もいないだろう。だが、彼女が必要としていたのは、感じがいいだけの医師ではない。熱心な擁護者だった。二二歳の誕生日パーティーにジュリエットを招待したとき、モーガン・アマンダは二人の関係と相手の関与をもっと強化したいと考えていた。

パーティーは、二人が医師と患者の関係になってからもうすぐ一年になろうという、うだるように暑くじめじめした七月の午後に開かれた。マグノリアの木々は、目に鮮やかなピンクや白の花をとうに落とし、今は、幸いにも冷房のきいたパーティールームの窓を引き立てるジョージアのみずみずしい新緑の中に溶け込んでいる。誕生日を祝う人々の気分は、ありあまるほどの料理によく調和していた。カレー、ビリヤニ[訳註1]、寿司の他に、無難な味を好む招待客用のありふれた料理もたっぷり用意されていた。モーガン・アマンダが、家族や友人や教師らに紹介してまわってくれたので、ジュリエットは賓客になったように感じた。

その日の「メインディッシュ」は、モーガン・アマンダの母親が、鮮やかなすらりとした羽根のついた彩色ガラスのクジャクでトッピングしたバースデーケーキだった。あまりに美しかったので、モーガン・アマンダはそれをとっておき、その後毎年クリスマスツリーにつるした。彼女は、濃紺と濃い黄色の六角形がアクセントになったクリーム色のドレスを着て、晴れ晴れとしてみえた。招待客と談笑しながら、全員に十分料理が行きわたり話し相手のいない客人がないことを確かめ、ときおり手元のケーキからバニラのアイシングを口に放り込んだ。（モーガン・アマンダはおおむね健康志向の食生活を送っていたが、唯一アイシングには目がなかった。缶入りを買って——目につくかぎりで一番安く不健康そうなものがこれだ——あっという間にスプーンで平らげてしまう。）

ジュリエットは、愛読書の『水源』をプレゼントした。（彼女はあわてて「思想ではなく、登場人物が気にいっているので」と付け加えた。）モーガン・アマンダにとって、これは不思議な結びつきだった。『水源』は父親の愛読書でもあったのだ。

パーティー後、医師と患者の関係は、明らかに異なる質のものへと変化した。モーガン・アマンダは、個人的な書きものをいくつかジュリエットに見せ、医学部に進学するという夢を打ち明けた。「つながりのできたものがたくさんありました」とジュリエットは回想する。「執筆、医学、本……それに靴も。別の状況で出会っていたら、友だちになれたかも」

二人の関係は改善したが、残念ながら、モーガン・アマンダの健康はそうはいかなかった。最初は効果がみられたシクロホスファミドは、万能薬ではないことがわかった。症状は猛烈な勢いで悪化した。木々が赤褐色と黄金色に色づくころには、彼女は、筋力の低下、倦怠感、発熱、発汗、関節痛、足のむくみに苦しめられるようになった。何度か救急外来の世話にもなった。血餅なのか、感染症なのか、それとも「いつもの」関節炎なのかを、医師らが精査したがったためだ。からだが弱り具合も悪くなった。感謝祭のころまでには松葉杖なしには歩くことができなくなっていた。体重は四四・五キログラムまで落ち、からだは一八〇センチの枠にはまった波打つシートさながらだった。

「らせんを描いて病気というクレーターに落ちていきました」。モーガン・アマンダはそう説明した。「そんなに具合が悪かったことははじめて。こわくてシクロホスファミドが効いていないと明言することができませんでした。似た薬はありませんでしたから」。その先に道はなく、だれもがそのことを知っていた。モーガン・アマンダは絶望を感じはじめていた。医学的にみて、崖っぷちに立たされていた。

実験的な治療が検討された。血液専門医は血漿交換療法を提案した。血液を完全にろ過して抗体を除去する方法だ。精神科医は抗うつ薬を処方したが、それによって震えと発汗が悪化した。その悪化はパニック発作の症状と考えられ、精神安定剤が処方された。また絶え間ない痛みのためにアヘン剤が追加された。薬剤の数もそれらが起こしうる相互作用や副作用も、信じがたいほどだった。

そのあいだも、モーガン・アマンダは、新たな治療を求めてインターネットをしらみつぶしにあたっていた。そして自己免疫疾患を対象に骨髄移植を試験している実験的な研究をいくつか目にし、この治療の可能性を追求しはじめた。

一二月初旬におこなわれた次の診察は、医師も患者も二人の関係の「クリティカルポイント」と呼ぶものになった。そのころには明らかに効き目はなくなっていたが、モーガン・アマンダはまだシクロホスファミドを続けていた。中止するのがこわかった。リウマチ専門医と骨髄移植について話してはいたものの、そうするあいだも、毎月シクロホスファミドのオーダーを書いてもらう必要があった。そのためにはジュリエットが必要だった。

ぎりぎりになって予約が追加された、遅い時間の診察だった。ジュリエットは、病状の悪化と薬剤による副作用の増大を憂慮し、モーガン・アマンダの経過をみなおしていた。エモリーの経験豊富な臨床医数名に助言を求めることもした。自分の臨床判断に反するそれほどリスクの高い治療計画の処方をおこなっていることに、だれもがあきれ顔だった。彼女は、医療と法律のからむ諸問題に対するのみならず、自分が患者に直接害を与えることになるかもしれないという不安が増しつつあることに気づいた。

診察はいつも通りあいさつから始まった。たいていの場合、会話を主導するのはモーガン・アマンダで、話し合いたいことがらを箇条書きにしてきている。だが、その診察はいつもと異なり、ジュリエットがしっかりと主導権を握った。

「シクロホスファミドについてですが」、モーガン・アマンダを診察台に浅く腰かけさせ自分も椅子に座りながら、ジュリエットは言った。「オーダーを書いてほしいとEメールをもらいましたが、明らかにあの薬は効いていません。週末にあなたのリウマチの先生と話をして、私がこのことでどれほど不安な気持ちになるかを伝えました。薬を処方することであなたを危険な目にあわせているのではないかと心配です」

モーガン・アマンダは、すでに気持ちが張りつめていた。体調はかつてないほど悪く、治療の選択肢が尽きかけている不安もあった。治療計画に追加された精神科のさまざまな薬剤を服用した影響も感じていた。診察室に呼ばれたのは、待合室で一時間以上落ち着かない気持ちで待たされたあとだった。すでに機嫌は悪かった。ジュリエットが意見を述べたとき、モーガン・アマンダの耳にその気づかいは届かなかった。彼女が聞いたのは、医師が陰で自分の話をしているということだった。

ジュリエットは冷静に、だが断定的に続けた。「オーダーを書くことには、最初から葛藤がありました。プライマリ・ケア医がシクロホスファミドのように毒性のある薬剤を処方しているなんて話は聞いたことがありません。それに、若年性特発性関節炎がすべての症状を引き起こしているかどうかも不明です。私には、正確な診断だとは思えないんです」

モーガン・アマンダも、頭では、ジュリエットがだれもが知っていること――自分の症状が典型的な若年性特発性関節炎像に当てはまらず、薬も効いていないということ――を指摘しているのだということがわかっていた。だが、彼女の心には「あなたはそんなに具合が悪くない」という声が聞こえた。ジュリエットが若年性特発性関節炎の診断に疑念をいだいたことで、モーガン・アマンダの治療を可能にしていた枠組みが、事実上、土台から浸食されていた。最初から疑いの目でみられ、治療を受けるためにたたかわねばならず、医師の多くが自分の症例に手を出したがらないという事実と向き合わなければならない者にとって、その指摘は「どこも悪いところはない」と言っているように聞こえた。

モーガン・アマンダは、だしぬけに診察台から立ち上がった。この一年感じてきた歯がゆさが沸点に達し、涙はなんとかこらえたものの、彼女らしくない辛らつな言葉がほとばしり出た。「なぜ今なの？　なぜ今になって突然断定的なことを言うわけ？」。すすり泣きが激しさを増した。「あなたの仕事をしてきたのは私よ。調べものも、調整も、交渉も。治療のためにあらゆることを解決しなくちゃならないし、実行するためにはあなたの患者でいなくちゃならない。どうして、今ごろになって口を出してきて断固とした行動をとろうとするの？　なぜ今ごろ突然なにかしようとか思うわけ？」

ジュリエットは怒りの激発に愕然とし、それ以上状況が悪化しないようにうつとめた。「あなたを心配しているんです」。足もとをふらつかせたモーガン・アマンダに見下ろされながら、ジュリエットは静かに言った。「それも、とても。だから、シクロホスファミドの治療は効果より害が大きいようだと言っているんです。実際、私が処方している薬であなたが亡くなった夢を――悪夢をみたことがあります」

モーガン・アマンダには、この告白は気づかいの表れには聞こえなかった。家父長的なもの言いだと思った。もし本当に気にかけているのなら、こちらが限界を押し広げてくれる人を必要としていることを理解しているはず。本当に心配しているのなら、一つの薬が効かないからと逃げだすのではなく、積極的に別の治療を探し求めてくれるはず――そう彼女は考えたのだ。数年経ってから、相手が本当に自分を気にかけてくれていてつらい立場にいたのだと認めることができたが、そのときは、手を引こうとしているように聞こえた。私のほうがガッツがある、とモーガン・アマンダは思った。必死でたたかってやる――喜んで。そこで、彼女は骨髄移植の話を持ちだした。

ジュリエットは、リウマチ専門医から話を聞いてはいたが、モーガン・アマンダがこの話題を持ちだしたのは、これがはじめてだった。骨髄移植は、リツキシマブやシクロホスファミドなどの化学療法薬とは天と地ほども異なるものである。主としてリンパ腫、白血病、その他のがんで用いられ、高用量の化学療法や放射線療法で、自己の赤血球、白血球、血小板をすべて破壊し、患者自身の骨髄を消滅させる処置を必要とする。それから、ドナーの幹細胞を移植する。

骨髄の破壊によって、必然的にからだの免疫系が弱められ、血餅や腸管障害、肝不全は言うにおよばず、致命的な感染症に対して無防備な状態になる。なるほど、免疫系を「再起動」すれば、理論上モーガン・アマンダの自己免疫疾患を（さらには重篤なアレルギー反応も）治癒できる見込みはあるが、リスクはあまりにも大きい。冗談ではなく死ぬ可能性もある。

そういう話になるかもしれないとわかってはいたが、いざその話題が持ちだされてみると、ジュリエットは言葉を失いそうになるほど驚いた。「骨髄移植をするとどうなるかわかってる？　死ぬことだってあるんですよ」

「どうなるかはわかってます」。松葉杖にもたれてふらふらしながら、モーガン・アマンダはぴしゃりと言った。書類や本をかばんに詰めはじめながら、怒りでからだが震えるのを感じた。抑えがきかなくなることがわかっていたので、ジュリエットとは視線を合わせないようにした。主治医の前でわれを忘れて取り乱すまいと必死だった。

ジュリエットは、事実という医療用具を持ちだして、続けた。「そして、医師は、ちょっと骨髄移植のオーダーを書いて終わりというわけにはいかないんです。骨髄移植は大がかりな治療法です。それに、若年性特発性関節炎で骨髄移植をしたなんて話は、これまで聞いたこともありません」。外にはすでに夕闇がせまり、彼女はこの診察で身も心も疲弊していた。あとどれくらいこの状態が続くのだろう？

だが、本当はどう思っているかを伝えなければならない。「もっと大きな問題は、あなたの病気がなんであるか、だれにもはっきりわからないということです。確定診断なしにこんな重大な治療をおこなうなんて、危険を通りこして無謀もいいところです」

モーガン・アマンダには、とどめの一撃だった。他の治療はすべて失敗しており、体調はゆっくりと悪化している。ジュリエットに骨髄移植案を切り捨てられては、見捨てられたも同然だった。「そこまでよ！もういいわ」、だしぬけに彼女は叫んだ。「もうたくさん、もう帰ります。この件はもうおしまい」。そう言って、診察室を飛びだした。つまり、やせ細ったからだを松葉杖の上に引き上げ、戦艦さえ安定させられそうな重さのふくれたかばんをかけ、よろめきながらとにかくできるかぎりの勢いでドアの外に出ていった。そのときにはもう激しく泣きじゃくっていて、自分がどこへ向かっているのかもわからないほどだった。

「あのときは、主治医が自分を見捨てようとしているのだと心の底から思いました」と、のちにモーガン・アマンダは語っている。「医療の面でも個人的にも」。これ以上ジュリエットとやっていくことはできなかった。彼女のもとを離れる心づもりはできていた。

実をいえば、ジュリエットも、モーガン・アマンダについてまったく同じことを考えていた。疲労困憊した診察のあと、彼女は机に座り、患者に宛てて正式に主治医を辞する手紙を書いた。モーガン・アマンダとのやりとりは感情的なダメージが大きすぎるため、もうこれ以上きちんと診ていくことはできないと思った。

だが、その手紙が投函されることはなかった。


モーガン・アマンダとジュリエットの会話できわだって興味深いのは、片方が言ったこととともう片方が聞いたことのあいだに食い違いがあることだ。私は、一年にわたって、ジュリエットからもモーガン・アマンダからも、二人がともにすごした時間について広く話を聞いた。どちらの女性も自分の記憶と思慮深く理性的に向き合い、内省をいとわず自分の欠点をいさぎよく認めた。どちらも自己肯定感が強く相手にも驚くほど寛大だった。そして、どちらからも、相手に対する心からの敬意と明らかな好意が伝わった。

だが、そうしたものがありながら、ときには二人がまるで二つの異なるストーリーを語っているように感じられた。記憶の不確かさや視点の違いを考慮にいれても、二人が同じできごとから異なる結論を導きだしていたことは明らかだ。

患者が言ったことと医師が聞いたことは、二つのまったく違う話であるかもしれない。逆もまたしかりで、医師が言ったことと患者が聞いたことが根本的に違うということだってある。ジュリエットが、シクロホスファミドの副作用や骨髄移植を検討することのいきすぎを直視するよう患者に迫ったとき、モーガン・アマンダには、それがリスクとベネフィットの医学的な考察には聞こえなかった。病気であることを医師に否定され、医師がまたひとり自分の治療から手を引こうとしているように聞こえたのだ。あとから振り返ってみれば、彼女にも、ジュリエットが純粋に医師として正しいことをしようとしており、そのときは本当に自分の患者の健康を考えそれを最優先しようとしていたのだということが理解できた。だがそのとき、身体的にも感情的にも非常にあやうい状況では、それを聞きとることができなかった。

ジュリエットも、最終的にはそのとき自分にはなにが聞こえなかったのかを理解した。「モーガン・アマンダの立場からみれば」とのちに彼女は手紙に書いてよこした。「QOLはひどいもので、それを改善するためならどんな大きなリスクも辞さない覚悟がありました。私はこの視点を十分に理解できていなかったのだと思います」

聞くという行為は、私たちがもつ複雑この上ない技能の一つだが、あたりまえすぎてろくに考えたりしないものでもある。たとえて言えば、歩くようなものだ。歩き方マニュアルがつくられたことなどないが、それでもどういうわけか、だれもが歩き方を知っている。人の言葉を耳に入れるのに努力はいらないが、話の内容からどのように情報をひきだすか（そしてその解釈をどのように伝えるか）となると、話はまた全然別である。

たとえば、大教室に座って、一五世紀の宗教論文やミトコンドリアでのピルビン酸キナーゼ活性や『サイラス・マーナー』における道徳的象徴主義について、教授が低い声でだらだらしゃべるのを聞いているような場合、ひょっとすると脳は受動モードになっているかもしれない。音や言葉はふわふわと漂い、少しは記憶に残るものもあるが、たいていは他のことに気をとられているうちに消えてしまう。あるいは、だれかに話しかけられているのだが、空腹を訴える胃とそれにつられて頭に浮かんだ油もの料理のことや、隣室でうつらうつらしている赤ん坊や、ズボンの後ろポケットでうるさく鳴りつづける携帯電話のことで頭がいっぱいだとする。心は上の空で、リンカーンがダグラスと論戦を展開して以来の機知に富んだ会話になるかもしれないものをぼんやりとしか理解できていない。

これに対し、どうしても相手の言うこと——たとえば、当選した宝くじを換金するための説明や自分も気になっている相手からの愛の告白など——を聴こうと一生懸命のときは、まったく別のことが起きる。ピルビン酸キナーゼが、細胞に、そして必然的に全身に燃料を供給するガソリンであるATPの生産を触媒していることを理解した瞬間もそうだ。これ以上クールな話にお目にかかることなどなかろうと、医学でのキャリアも貸与式奨学金も両親の期待もなんのその、生化学の道に進んで、助成金から助成金へと渡り歩いて食いつなぎ、実験室とこうした奇跡のような細胞の中に入っていけるかぎり、みすぼらしい実験室用のコートを着て生活することになるだろうと認識した、そういう瞬間だ。

こうした場合は、一つひとつの言葉をすべて耳に入れ、それらの言葉から、行間に込められたものも含めて意味をひきだすことにエネルギーをついやす。このように能動的に話を聞くには、話をしている相手に、話される言葉に、そして意味を明確にする言葉以外の合図に、一途に注意を集中する必要がある。だが、この受動的な聞き流しと能動的な傾聴という考え方は、聞くという行為のさまざまな見方のごく一部を具体化して述べているにすぎない。関係を示す活動——二人の人間のあいだに関係をつくりだすなにか——として聞くという行為を研究する、一貫して学術的な研究分野がある。

「情報をとりだすというのは、聞くことの定義としては単純すぎます」。ルイジアナ州立大学で聞くことの研究をおこなっているグレアム・ボーディは言う。「その場合は、話すことが直線的なプロセスで、言葉は中に意味の詰まった管にすぎず、手紙を開封するように反対側で聞き手が管から出す必要があるだけだと仮定しているわけです」。このコミュニケーションの具体的な描写は、学究的な世界ではなく弁論術の分野からコミュニケーションの研究が始まったという歴史のめぐり合わせからきているものなのかもしれない。ボーディが述べたように、不当に軽んじられていた一九〇〇年代初頭の英語教師たちが、正しい弁論術の指導を専門にする最初の組織を立ち上げた。当時、弁論術はコミュニケーションの典型と考えられており、したがって、演壇に立つ話し手が適切な事実を集めてきちんとまとめ上げ、ジップラインでバスケットを送るように聴衆の中の聞き手に向けて送りだすというのが、初期のコミュニケーション理論の前提だった。

「残念なことに」とボーディは言う。「このために、話し手は大きな負担を強いられます」。コミュニケーションを向上させるには、話し手は、より明瞭に、より表現豊かに、もったいぶった言葉を使用し、あるいは単純により大きな声で話す必要がある。対して、聞き手のほうは、座って話し手がもっとも効果的な事実のバスケットをつくって送りだしてくれるのを待つだけでよい。

実をいえば、医師と患者のコミュニケーションもこのようにとらえられることが少なくない。負担を強いられるのは患者で、医師が適切な診断を下せるよう、申し分のない明確で有益なストーリーを語らなければならない。ある教育病院では、インターンが患者から病歴を聴取し、あとで回診担当チームのメンバーに説明をおこなう。インターンは、患者が「お粗末な病歴史家」だと前置きしてから説明——普通は患者に聞こえないところでおこなわれる——をはじめるかもしれない。軽蔑的なもの言いであることは少なく、医学的な内容で患者がわからないことが多かったので少し断片的な報告になりますといった、チームのメンバーに報告する客観的な事実の形で表現される。

少しふざけ気味の用語である——私はよく「その患者は社会学者か考古学者になればいいセンいくかも」とインターンの前で口にしてしまう——ことはさておき、これもまた、効果的にコミュニケーションをおこなう全責任は話し手にある、ということを暗に思いださせてくれる話である。ここでは、話し手は、ごまかしの多い頼りない患者だ。だから、回診で提示される病歴がごちゃごちゃした支離滅裂なものである場合、それはインターンがうまく聞きとりできなかったりきちんと準備していなかったりしたためではない。患者に、明瞭さ、整理力、才気、綿密さあるいは声の大きさが足りなかったのだ。しかし、ボーディは言う。「どちらにも同じだけ責任があります。二人が共同で意味をつくりだしているのです」

ビクトリア大学のカナダ人研究者ジャネット・バベラスは、創意に富む一連の実験をおこない、この点を例証した。[1]バベラスらは、話し手と聞き手でひと組とした志願者の学生を対象に研究をおこなった。話し手は、実生活での惜しい失敗か危機一髪の経験に関するドラマチックなストーリーをくわしく語らなければならなかった。聞き手のほうは、とにかく、話を聞かなければならなかった。しかし、一部の聞き手は、話し手が話をしているあいだに、その時点からクリスマスまでの法定休日（学校が休みの日）の日数を頭の中で数えるよう言われた。実験は二月におこなわれたので、少なからぬ数の休日が該当した。二種類目の実験では、一部の聞き手は、話し手が「ｔ」で始まる単語を使用するたびにボタンを押すよう指示された。

案にたがわず、休日を数えた生徒はあまりよい聞き手にはならなかった。「ふうん」あるいは「うん、そうだね」といったあいづちやうなずきなど、注意を払っていることを示す一般的な指標が少ない場合が多かったのである。ストーリーの実際の内容を反映した身振りや表情などの具体的な反応も、ほとんどなかった。

この「休日計数者」にはよくお目にかかる。聞いているあいだ半ばうつろな表情を浮かべている人々だ。彼らが、こちらの言うことに集中せず、ＴＯ‐ＤＯリストや最後の瞬間までもつれた前夜のバスケットの試合のこと、あるいは食堂に行くまでにミネストローネスープが売り切れてしまわないかどうかを考えていることを、私たちは知っている。

この研究でおもしろいと思ったのは、「ｔ」単語計数者という、注意がおろそかになる聞き手をもう一種類用意したことだ。休日計数者とは異なり、こちらの聞き手は、「t」で始まる単語をとらえるため、話し手に全神経を集中しなければならなかった。彼らは、適切なタイミングでうなずいたり「ふうん」と合いの手を入れたりと、典型的な万能型の反応を返すことができた。だが、具体的な反応という点では同様にお粗末であることがわかった。つまり、聞くことには集中していたが、実際は語られたストーリーが耳に入っていなかったのである。

だが、二種類の集中のさまたげがおよぼした影響でもっとも瞠目すべきは、聞き手ではなく話し手に対する影響だった。聞き手の注意がそがれると、話し手はクライマックスで言いよどんだ。ストーリーはまとまりを欠き、切れ目が減り、余分なつなぎ語やぎこちない中断が増えた。ときには、同じ話を繰り返したり結末を二度話したり、クライマックスの説明や弁解をしたりした。(これは、語り手には当然ドラマチックな、自分の危機一髪のストーリーであることを思いだしてほしい。)

私は、休日計数者のほうが「t」単語計数者より話し手をまごつかせるだろうと予想した。まったく無関係なほうに意識がそれてしまうからだ。だが、実際、実験では正反対の結果が示された。話し手の調子をもっとも狂わせたのは、「t」単語計数者だった。おそらく、話し手は、休日計数者が明らかに自分に集中していないのを見てとり、気にするだけむだと意識から遠ざけた、ということなのだろう。だが、「t」単語計数者のほうは一筋縄ではいかない。一見、話に集中しているようだが、実はそうではないのだ。聞くことに没頭しているように見えるが、その実ストーリーは耳に入っておらず、そのため、タイミングの点でも妥当性の点でもちぐはぐな反応になった。ストーリーが関係しているかどうかを判断できない話し手は、これにひどくとまどったのかもしれない。話し手は、今となっては滑稽に思えるドラマチックな身の上話を語る重責を課され、体裁よく話を終えたいと四苦八苦しながら、しどろもどろで話をすることになる。

この研究は、話し手のストーリーの質に聞き手が重大な役割をはたすことを示している。聞き手がストーリーを生き生きしたものにしているのだ。聞き上手、つまりストーリーを傾聴しそのことを話し手に知らせるような聞き手は、よどみない筋の通った思わず引き込まれるようなストーリーを、話し手が披露できるようにする。バベラスは、この実験に関する論文に『共同の語り手としての聞き手』という表題をつけた。聞き手は話し手が忠実に自分のストーリーを詰め込んだ言葉の包みを開封するだけ、という定説は、もう過去のものだ。それどころか、聞き手は、話し手が印象的なストーリーを語れるかどうかを決める重要な要素なのである。ストーリーの内容に即した適切な反応を返しつつ、ストーリーをひきだすのを助け、説明に手を貸し、最適な形に仕上げる手助けさえするのだ。

聞き手が話し手のストーリーを「形づくる」のが——どの立場から見るかによって、共同作業にも巧妙な誘導にもなるだろう——奇妙に思われるのであれば、反応することのできない相手に話しかけるときのことを考えてみてほしい。だれしも、重度認知症の高齢の親戚をナーシング・ホームに訪ねたり、昏睡状態の患者を病院に見舞ったりしたことがあるだろう。私たちはいつも、相手がどれだけ聞いたり考えたりできているかはだれにもわからないので普通に話しかけてほしいと言われ、自分たちのほうも必ず、どうせなら触れあいを求めてうまくいかなかったほうがいいと考える。しかし、反応や理解のしるしがなにもない状態で話すのは、居心地が悪いことこの上ない。身のまわりの最近のできごとを話したり、家族全員の最新情報を伝えたりするあたりから始めるのだが、しばらく経つと言葉に詰まってしまう。虚空に向かって話すのが愚かしく感じられるのだ。自分の語るストーリーが無意味に思われ、むずがゆいようなきまり悪さに襲われる。なにか聞こえていてほしい、せめて聞き覚えのある声を認識してくれたならと期待して、大切な相手に話しかけたいと思うのだが、たいていの人間はだんだん言葉を失っていく。どうにもばつが悪すぎるのだ。

「共同作業なのです」とババラスが教えてくれた。「会話では交互に話し手と聞き手の出番があります。情報が伝わっているかどうかを知るためには、どちらも相手からのフィードバックが必要なのです」

医師は、患者が言ったことを要約したり言いかえたりして患者に提示しなおして正確かどうか確認することを教わる。「これはニュートラルな作業だと思われていますが、そうではありません」とババラスは言った。心理師を対象とした研究で、[2] 彼女は、患者の言ったことを言いかえるさい彼らが特定の選択をするということに気づいた。細部のうちあるものは軽視し別のものは強調する。患者の言ったことを構成しなおしたり、自身の観察内容を追加したりする。ある部分をすべて省略することさえある。それによって、聞き手、この場合なら心理師が大きな影響力をもつようになるのはまちがいない。優秀な心理師はこのことに留意しており、こうしたことを責任をもって実行している。だが、医師は、心理師ほど自分のコミュニケーションスキルをかえりみることに時間をついやしてはいないし、こうしてストーリーを「形づくり」最適な結果を得るすべにたけているわけでもない。

グレアム・ボーディとジャネット・ババラスの研究結果を読むとすぐに、それまで取り組んできた医師と患者のコミュニケーションという難問のことが私の頭に浮かんだ。私たち医師は、患者は「お粗末な病歴史家」だと文句ばかり言うが、自分たちの聞き方がその歴史家としての技量不足のおおきな原因かもしれないと考えたことはない。二人の研究者と話をしたあと、私は、患者とのやりとりにもっと注意を払おうと努力した。どれくらい効果的に話を聞いているだろう？　どれくらい――そしてどれほど有益に――患者のストーリーを形づくれているだろう？　もちろん、できていればの話だが。

ジャネット・ババラスと話をしてまもなく、ロス・レナードを診察した。診察で顔を合わせるのは三度目だ。四〇代の男性で、私なら彼を便利屋と呼ぶだろう。建設業、トラック運送業、不動産業、商業漁業と職を転々としていた。出身はクリーブランドだが、北米大陸をまたにかけた職歴を誇示した。数カ月前の最初の診察は、あまりうまくいかなかった。彼は最初から不機嫌で、長年続く腹痛についていらだたしげに説明した。これまでおこなったCTスキャンや内視鏡検査、MRIを列挙する。そのいずれからも答えは得られていなかった。これまでおこなったさまざまな薬を一本一本指を折って数えあげる。そのいずれも十分に効かなかった。山ほどの血液検査結果も持参していた。そのいずれにも異常は認められなかった。「で、いったいどこが悪いんですかね？」。診察が始まってから五分も経たないうちに、彼はそう尋ねてきた。「なんでこんなに痛いのか教えてくださいよ」。そばかすの多い白い肌は長年の屋外作業ですでに赤く日焼けしなめし革のようになっていたが、どうすればそんなふうにできるのかその肌をさらに紅潮させて、私にそうたたみかけてきた。

私は明らかに、彼が求めているらしい診断の名人――あるいは予言者――ではなかった。彼の痛みにすばやくきちんと説明をつけることができなかったからだ。なにを言おうがどんなやり方を提案しようが、私が与えることのできない答えを彼はひたすら要求しつづけた。

このような面倒の多い患者の場合は、古い記録の山はいったん忘れ、あらためて最初から順序立ててくまなく病歴を聴取するのが一番だ。すぐに時間というブラックホールに吸い込まれてしまうかもしれないという不安はあったが、二度目の診察でこれを試してみた。不安には十分根拠があった。こちらのどんな質問にも、二度目の大腸内視鏡検査のくわしい写実的な描写から、ラスベガスの検視官から勧められた薬（効き目がなくなるまでは、とんでもなく効いた）に至るまで、ものすごい勢いで答えが返ってきたからだ。今にして思えば、自分がレナードのストーリーを形にしようとやっきになっていたのだということがわかる。事実がほとばしり出るたびに、自分が聞いた内容を彼の前で違う言葉で言いなおした。とはいえ、関係あると思われることがらを強調し、本題からそれたと思われることがらへの言及を控えめにしたり場合によっては端折ったりするよう、言葉を慎重に選んだ。（ラスベガスの検視官から医療に関する助言を得ることになった経緯を追求しても、診断のための問診として得るものは少ないと思われた。）

しかし、レナードは、共同の語りに協力する気はなさそうだった。彼の要求が厳しくなればなるほど、もっとも基本的で具体的な事実のみをとりだそうと、こちらもさらにせわしなくストーリーを分割するようになるのがわかった。共同して意味をつくりだす「団結のとき」は訪れなかった。二人の視点から調和のとれた相乗効果は生まれず、事実をめぐる戦いが激しさを増しただけだった。二回目の診察については、医師と患者のコミュニケーションの手本として医学の歴史に名をとどめなかった、とだけ言っておこう。

そして今、どちらも相手に警戒の目を向けながら、三回目の診察をむかえていた。レナードは要求をリストにしてきていた。細かくブランドを指定した点眼薬、腹部ＭＲＩ検査（「造影剤ありで。造影剤なしではなく」）、体調が悪くて働けないという雇い主宛ての手紙、そしてバイアグラの処方箋だ。また新たに憤りという河口になりそうな場所へと川堤を下りる前に、私は、コミュニケーション研究者たちから学んだことを思いだそうとつとめた。もっと生産的な聞き手になれる方法はあるだろうか？　レナードのストーリーがもっと一貫したわかりやすいものになるように、こちらの返答を合わせていけるだろうか？　鮮やかに話が展開されるようなもっと信頼し合える環境をつくれるよう、こちらの反応を調節できるだろうか？

ジャネット・バベラスからは、「基礎づくり」、すなわち聞いていることを示すべく話し手に定期的に合図を送ることが重要であるという話を聞いていた。[3] うなずきや「ふうん」というあいづちがこれにあたる。話し手がしゃべった直後にある言いまわしを繰り返したり、今聞いた内容を理解していることを示す意見を述べたりする場合もある。そこで、レナードにこれを試してみた。いくつか発言を聞いたところで必ず、自分が話を聞いていること、それを理解しなお同じ目標を目指していることを、彼に知らせるようにしたのだ。

視線はそらさず、そうできそうなときは必ず励ましを与えるようにした。

しかし、それもうまく機能していないようだった。レナードはかつて運転していたトレーラートラックのように突っ込んできて、私が彼の腹痛の答えを与えないことにいらだち、四つの要求が認められるまで突き進もうと明らかに決心を固めていた。基礎づくりについていえば、私は、さらに別のステップが必要だということを学んでいた。話し手が話し、聞き手が話し手の言ったことを聞いて理解したという合図を送ったあと、話し手もなんらかの方法で受領したことを伝える必要がある。[4] 終わることのないメビウスの輪のように聞こえるかもしれないが、ほとんどの会話では本能的にこれがおこなわれているため気づかれもしない。だが、レナード相手のときはこの受領の合図がなく、そのことがはっきりと感じられた。合図が送られてこないのだから、実は私たちのあいだに会話は成立していなかったのである。重要な要素が一つなくなってしまったため、計画全体がくずれてしまった。診察が終わるまでに二人とも不機嫌になってしまったのも無理はない。

私はついにさじを投げ、会話モードから交渉モードに切りかえた。こちらの条件を提示する。レナードに、上司宛てに手紙は書くが休職は求めないと告げた。医学的な問題の説明はするが働いても大丈夫かどうかに関する判断はしない。高級な点眼薬とバイアグラの処方箋は書くが、どちらも保険が適用される可能性は低い。そこで彼に、薬局で衝撃的な出費を覚悟したほうがいいと告げた。

ただし、ＭＲＩ検査はオーダーしない。前年一度検査をして病的な状態は確認されておらず、再検査をオーダーするような徴候もない。もっと言えば、次回の診察でくわしく検討できる詳細に症状を記した日誌をつけるまで、どんな検査もオーダーするつもりはないとも言った。驚いたことに、レナードは、気乗りしない様子ではあったが同意した。彼がしぶしぶながら私の条件をのみ、私たちは、ほんの少し険悪さが薄らいだ雰囲気の中で別れた。

レナードには、必ずしも規則通りにはいかないということを思いだささせられたが、効果的なコミュニケーションに通じるものはたくさんあるということがわかってきた。医師と患者が共同の語り手になりうるという考え方が、私は気にいった。そのために努力したいというのが理想ではあるが、医師、患者、疾患の現実はもっと厄介なものであることも認めなければならない。そして万事休すとなっても、必ず「ラスベガスの検視官」がいる。


さて、モーガン・アマンダ・フリッツレンとその主治医であるジュリエット・マヴロマティスに話を戻そう。二人とも相手との関係を解消する一歩手前まできていた。患者は悪化する症状のために断固として骨髄移植を求めており、医師のほうは危険で医学的に無謀なこの考えに震えあがっていた。

モーガン・アマンダは、なにかにとりつかれたように、骨髄移植を検討してくれそうな病院を全国くまなく調べた。しかし、そうするあいだも、筋力の低下、発熱、疼痛、関節の腫れをなんとかしなければならなかった。若年性特発性関節炎、あるいは本当の疾患がなんであれその疾患のために、やせ衰え骨と皮ばかりになっていた。

なんらかの自己免疫疾患である可能性が濃厚なため、血液専門医は血漿交換療法を開始した。血液系全体の大規模なろ過をおこない、有害な抗体を除去するというものだ。からだは抗体を産生しつづけるため、血漿交換療法はその場しのぎの方法でしかない。とはいえ、自己免疫疾患の症状が急激に悪化したさいに有効な場合もある。しかし、血漿交換療法の開始までこぎつけるためには、鎖骨の下を走る主要な静脈である鎖骨下静脈に、外科的にカテーテルを挿入しなければならない。普通は簡単な処置だが、モーガン・アマンダにとって、普通なものや簡単なものがあったためしはなかった。

衰弱し栄養不良の状態では、免疫系は、カテーテル留置や院内環境に起因する病原体を撃退することができなかった。南北戦争規模の兵士の大群が列をなして次々と丘に進軍したように、次から次へと病原体が現れた。この入院中、恐ろしいMRSA（メチシリン耐性黄色ブドウ球菌）やVRE（バンコマイシン耐性腸球菌）を含め、全部で五回感染の攻撃にあい、彼女のからだはぼろぼろになった。

感染症によって、わずかに残された余力も消滅した。ものが食べられないため、胃に栄養チューブが挿入された。しかし、炎症がひどすぎて調整された栄養をからだが吸収できず、衰弱が進んだ。このあいだ、彼女の要請に応じて、エモリーの骨髄移植チームが評価のために立ち寄った。だが、彼女の姿をひと目見れば十分だった。「骨髄移植をすれば命はない」というのが、彼らの率直な評価だった。

モーガン・アマンダは、血液専門医に、これ以上ジュリエットとやっていくことができずプライマリ・ケア医を変えようと考えていると打ち明けた。「こんなに具合が悪いときに、あせって結論を出さないほうがいいでしょう」と医師は言った。「マヴロマティス先生があなたのことを気にかけておられるのは確かです」。彼女のまわりもみなこの意見に同調し、ジュリエットとともに危機を乗りこえるよう忠告した。暗黙のうちに「代わりの医師が見つかると思うのか」と警告していたのである。

しかし、モーガン・アマンダは、完全に信頼できない人物に頼ることはしたくなかった。私にはそれを、反対方向に向かおうとする漕ぎ手と同じボートに乗り合わせているようなものだと説明した。

エモリーはホスピタリスト〔病院総合診療医〕システムを導入していたため、ジュリエットは病棟チームと絶え間なく協議を続けはしたが、入院期間中は治療の指示をおこなわなかった。そして、クリスマスの直前に患者を見舞った。三週間前に自分の診察室で一触即発の状態になって以来、顔を合わせたのはそれがはじめてだった。どちらもそのときのことには触れなかった。友好的な雰囲気ではあったが話は弾まなかった。どちらも事務的な話、つまり血漿交換療法の計画の確認に終始した。からだが触れあうことはなく、身体診察はもちろん握手さえなかった。

「とても疲れていて、毒舌のかけらも残っていなかったんです」。モーガン・アマンダは、そう回想している。

ジュリエット自身は慎重になっていた。のちに述べているように、信頼を再構築し協力してやっていくことができるのか、あるいはまだ机のひきだしに入っている辞意表明の手紙を送らなければならないのか見極めるべく、状況を読もうとしていた。

モーガン・アマンダは、自分は骨髄移植のようなものを検討する必要があると思っていると繰り返した。血漿交換療法が一時しのぎの処置でしかないことはわかっていた。自分をのみ込もうとしている激しく波立つ海にしばしのあいだ浮かべておいてはくれるだろうが、引き上げてはくれない救命ボートなのだ。彼女の声には明らかに疲弊しきった絶望の響きがあり、それはジュリエットの耳に届いた。

彼女は依然、骨髄移植という選択肢に――若年性特発性関節炎という診断にさえ――強い疑念をいだいていたが、そのときはそれを口にしないことにした。前にも口にしており、もう一度繰り返しても無益だろう。しかし、三週間前に診察室でモーガン・アマンダに自分の意見をはっきり伝えたのは正しいことだったと感じていた。どれだけ患者の希望に反することであっても、自分には正直な意見を伝える義務があると思った。

だが、ジュリエットも医学界も他の治療法を提示できないというのが現実だった。そこで彼女は代わりに、モーガン・アマンダが続けている超人的な努力へのサポートを口にした。常套句的な言葉ではなかった。ジュリエットは患者の決意におおいに感じいっており、それはモーガン・アマンダの耳にも届いた。

ジュリエットには、自分が主治医でいようがいまいが、モーガン・アマンダは、徹底した頑固さと不屈の努力でもって、骨髄移植プログラムの評価を受けるだろうということもわかっていた。担当から完全に手をひくという考えは確かに魅力的だが、それではよい医療とはいえないだろう。患者に新しい医師を探させる――何カ月も、今回はどうかすると一年はかかるかもしれないプロセスだ――その医師にゼロから始めさせるのも、よい医療とはいえなかった。プライマリ・ケア医として患者のかたわらにとどまり信頼を取り戻そうと努力するのがよりよい医療だ。それ以上に、そうすることこそ人として正しいことのように感じられた。彼女は困難な状況から顔をそむけるような人間ではなかったので、もう一度試してみようと決心した。手紙はひきだしにしまわれたままになるだろう。

モーガン・アマンダは、アトランタの別の病院に骨髄移植プログラムがあるという話を聞いていた。ジュリエットは、調べてみようと申し出てそれを実行した。何件か電話をかけ、骨髄移植チームの複数のメンバーと直接話もした。だからモーガン・アマンダも、彼女から電話があり、残念ながら――エモリー同様――向こうの病院では自己免疫疾患を対象とする骨髄移植はおこなわないと告げられても、相手がまぎれもなく自分と同じ方向にボートを漕いでくれていると感じたのだった。

# 第9章　単なる事実と言うなかれ

すでにみてきたように、医師と患者のやりとりには、明確化できる部分と漠然とした部分の二つの側面がある。定量の困難さは折り紙つきとはいえ、この漠然とした部分――共感や同情、聞き上手、言葉以外のふるまい、信頼、敬意――は、きわめて重要だ。あいまいな性質のものとはいえ、こうした要素がないと、医療におけるやりとり全体が崩壊してしまう恐れがあることは明らかである。では明確化できる部分、つまり二者が伝え合う必要のある基本的な医学的事実についてはどうだろう？　どれくらいきちんと伝わっているのだろう？　さいわいなことに、ここでいう事実は単純で研究しやすく、確固たる研究分野がある。

医師と患者のコミュニケーションは、情報が行き来する対面通行の道路と考えることができる。どちらも相手に情報を伝えようと努力している。医師と患者が顔を合わせる状況で情報が満載となる場面の一つに退院がある。服用薬についての話もあるし、フォローアップ受診の予約もある。場合によっては食事制限や一定の運動制限が課される。フォローアップの検査や血液検査がおこなわれることも多く、これに専門医への紹介や理学療法が加わる場合もある。それから、もちろん、患者が知っておくべき一番基本的な情報がある。

診断名と担当医の名前だ。驚くべきことに、こうした情報さえきちんと伝わっていないのである。

退院時に自分の主診断名を言うことができた患者は半数に満たなかったという研究結果がある。[1] 別の研究では、患者の七三パーセントが、自分の治療を担当する主治医がいることを知っていたが、名前を覚えていたのはたった一八パーセントだった。[2] この研究では、医師も調査の対象となった。医師の三分の二は患者が自分の名前を覚えていると考えていた——一八パーセントという、実際に名前をあげることのできた患者の数字とは、まったく対照的である。患者が診断名を知っていると考えていた医師はさらに多数にのぼった（七七パーセント）。しかし教えられた診断名を言うことのできた患者は五七パーセントにすぎなかった。

いったいどうして、患者が自分の診断名や主治医名を知らないなどということが起こるのだろう？　信じがたいことに思える。だが、入院したことのある人なら、病院がどれほど複雑で現実離れした環境であるかわかるだろう。大きな教育病院ならなおさらだ。「医療チーム」という言葉は、病室に出たり入ったりする白衣着用者の一団を正しく表現したものとはいえない。まずインターンがいる。治療を目的とする種々雑多な作業をおこない、病室にいる時間はもっとも長いかもしれない。それから、インターンを監督するレジデントがいるが、顔を合わせる機会はインターンより少ないだろう。そして治療における上級医、すなわち指導医がいる。カルテの一番上に名前が記載され患者に関するほとんどの決定をおこなうのだが、おそらくごく短時間しか顔を合わせることはないだろう。実際に病室にいる時間が一番長い白衣の人間は、末席につらなる医学生かもしれない。事実上治療に口出しはできないが、座って話をする時間は一番長い。それから、他科のリエゾン医がいるが、リエゾン医のチームも、医学生、インターン、レジデント、フェロー、指導医がそろった状態でやってくる可能性がある。さらに看護師、理学療法士、食事療法助手、臨床工学技士、栄養士、ケースマネージャーらがおり、その全員が白衣姿だ。

こうした白衣着用者がみな、几帳面に名前と役割を伝え、病院が慎重に選んだ大きなフォントを用いたIDカードを患者の目の高さにうやうやしく掲げていたとしても、もっとも有能な人間でさえだれがだれかを覚えておくのは至難のわざである。痛みをかかえ、いまいましく思いながら、おそらくは不安にさいなまれ、めまいや吐き気、かゆみ、ガスのたまり、あるいはもっと悪い状態を引き起こしかねない何種類もの薬を与えられて、ベッドにあお向けに寝ている場合はなおさらだ。しかし、だからといって、こうした状況で適切なコミュニケーションが不可能というわけではない。私たち医療スタッフが、問題をもっとよく認識していなければならないというだけなのだ。

病棟でも興味深い比較をおこなうことができる。二五〇人の入院患者を調査したところ、複数いる治療医の名前をただの一人でもあげることができた患者は、三二パーセントにすぎなかった。だが、六〇パーセントは看護師の名前を正しく覚えていたのである。[3] これは病院スタッフのあいだではよく知られた現象で、さまざまな理由が考えられる。看護師は病室で患者とすごす時間が医師より長い傾向がある。また患者に触れる可能性も高いが、医師は少し離れたところに立って話をすることが多い。

この話題に特化した研究はほとんどないが、腫瘍内科の看護師で保健医療分野の著名なライターでもあるテレサ・ブラウンにたずねてみると、ブラウンは、看護師は医師よりずっと長い時間を病室ですごし、そのため患者と話す時間も増えるということに同意した。「看護学部では」と彼女は言う。「勤務に入って最初の会話はけっしてただのおしゃべりではなく、患者がどう感じているか、痛みのレベルはどれくらいか、食事はできているかなどを確認する機会だということを学びます。患者とのやりとりは、臨床的な患者評価に欠かせないものだということを教わるのです」

これは医学部とはまったく違う。そこでは医師の卵は「病歴を聴取する」ことを教わる。どちらにしても最終的に同じ情報が得られるのかもしれないが、印象は大きく異なり、患者はそれを敏感に察知する。

ブラウンは「一般に、われわれ看護師は話し相手として患者に接しますが、医師はだいたい話をしにくる人という印象です」と言った。実をいうと、私はこの区別に一瞬たじろぎ、痛いほどの居心地の悪さを覚えた。こうした不均衡の原因の一端は、患者が医師を尊敬しうやうやしい態度をとりさえするというところにあるのかもしれないが、患者の萎縮もその一因であろう。患者を萎縮させることがおおかたの医師の目標ではないことは確かだし、旧式の家父長的医療からは完全に訣別したと思っているのに、まだ患者をおびえさせてしまっていると知るのは気持ちのいいものではない。

とはいえ、私は、（そのような理不尽なほど短い割り当て時間のあいだに）伝えなければならない情報が多すぎるため、矢継ぎばやにつぎつぎと項目を並べたてて終わるときのやけくそな気持ちも知っている。情報を受けとる患者は、ホースからほとばしり出る水を飲もうとするようなものだ。情報が患者めがけて滝のようにほとばしり落ちてくるので、ひとすくい分の量をのみ込むのがやっとだ。[4] 退院時であれ、救急治療室であれ、普通の診察であれ、患者に向かってトスされた情報も、通常半分以上がその記憶から抜け落ちてしまう。[5]

医師もこのことを考えたりコミュニケーションを向上させようと努力したりしていないわけではないのだが、使用しているツールがもっとも有効なツールであるとはかぎらない。研究者が、患者を演じる俳優たちにテープレコーダーをもたせて医師のもとに送り込んだ研究がある。[6] 俳優はまったく同じ臨床症状と背景情報を提示するよう、練習を積んでいた。ここでは逆流性胃炎という設定である。研究者はテープを聞いて、医師がどのように情報を伝えようとしたかを調べた。もっとも一般的な方法は繰り返しだった。医師は、情報を一回、二回、ときには三回繰り返した。繰り返すことで記憶に定着しやすくはなるだろうが、特にうしろめたさや不快感といった要素が関係する場合は、長たらしい説教ととられる可能性もある（太りすぎの患者に、ソーダを控えもっとブロッコリーを食べるよう念押しするような場合だ）。

次によく用いられた方法は説明で、特定の治療が必要な根拠をことさらに説明していた。患者が治療を忘れないでいるよう理屈で引き留めるので、正しくおこなわれれば、この方法はとても有用だ。「この薬は胃酸を抑え、逆流の症状が起きないようにしてくれます」といった説明がそうだ。だが、医師はすぐに、覚えておいてほしい重要なことがらが埋没するような、専門用語を多用した微に入り細をうがった説明にはまり込んでしまう。

しかしこの研究では、最高の実績がある方法を用いた医師は一人もいなかった。情報を要約し、患者にメモをとるよう促し、重要な点の言いなおしをさせるという方法だ。[7] なぜ医師はこうした手法を用いないのだろう？　ある日特に遅くまでかかって診察を終えたあと、私はそのことを考えた。どの患者も、伝えなければならないことがありすぎて、どう頑張ってもそんな手法は使えないように思えた。研究の中の俳優のような単純な逆流患者でさえ、それがどんな病気で、どんな食べもので悪化し、食べものの分量や食べるタイミングが症状にどのように影響し、どんな薬があり、用心すべき徴候にはどのようなものがあるかを説明しなければならなかった。逆流には減量が有効だと助言もしたが、それにともない、最近どんなものを食べているか、代わりにどんなものを食べるといいか、どんなふうに運動を導入すればいいかを話し合う必要が生じた。そして、もちろん、患者の相談ごとが一つしかないほうが例外なので、懸念事項の数だけ同等のやりとりがあり、全般的な健康維持の問題についてのそれ以外のあらゆる話し合いも控えていた。

その日私は、手際よく仕事をしようとつとめた。もっとも重要なことを優先し、それを繰り返して強調するようつとめ、患者のために重要な点を紙に書きさえした（なんとか判読できる字が書けるよう無理に筆記速度を落とすことは、私にとっては拷問以上の責め苦だ）。しかし、今確認し合ったことを復唱するよう患者に求める――それも話をした多数の項目すべてについてだ――というのは、考えただけで気が遠くなりそうだった。患者に言わなければならないことを山ほどかかえて今にも舟が沈みそうな状態なのに、患者に覚えていることを言葉にしてもらうだけの時間をひねりだせるとは思えなかった。それで苦痛を軽減できることを患者に実行してもらえるのなら、長期的にはそのほうが時間の節約になることを覚えていたとしても、そうなる前に舟は完全に沈没してしまうだろうと思われた。

私は、診察開始時に途中でさえぎらずに患者に話をさせた自分自身の経験と、それが不安視したほど時間を食わなかったことを思いだそうとした。しかし、復唱させるともっと時間がかかってしまうという不安は、その実施を思いとどまらせるには十分だった。事実、俳優をつかった研究では、（最善のものではなかったにせよ）記憶を定着させる手法を用いた医師は診察に時間がかかっている。もっとも多く用いた医師は、もっとも少なかった医師の一・五倍の時間をついやしていた。

これでもうだれも、医師は三〇秒ごとに話を中断し患者の記憶力をためす質問をすべきだと提案したりしないだろう。私たちは確かに選択眼がありものごとに優先順位をつけられるが、私は、こうした記憶を高めるやり方が危うい状況をつくりだすという身のすくむような恐れのほうに肝をつぶしてしまうのだ。私たちはすでに短い診察時間につめ込むには多すぎるほどのものをかかえている。臨床情報の上には管理事務からの無数の要求事項が山と積まれているし、どんな不足も見のがしてくれそうにない「品質評価法」がつねに目の前に立ちはだかっている。だが、いらないものと一緒に大切なものまで捨ててしまうわけにはいかない。

すべての研究を読んだあと、私は、自分の診療にその一部を取り入れられないかと懸命に考えた。ともかく、患者は自分の医師の名前を知らないというデータが頭から離れなかった。これからは、診察の最初と最後に名前を言うのを忘れないようにしよう。そして、騒々しい医師の一団が関与する状況にいる場合は、その配役の中で自分がどのような役割をはたしているかを思いださせつつ、頻繁に自分の名前を差しはさむようにする。（それでもまだ私がだれかを患者が覚えられない場合は、「オプラ」語呂合わせに頼る。レジデント時代の最初のころ、「オゥ」と「フリー」を強調しながら「医師のオーフリです」と患者に自己紹介していると、少しばかり変わり者のある患者が「オーフリだって？　オプラ・ウィンフリー[訳註1]みたいだな」と返してきた。そのときは、個性的な人物からのランダムな連想にすぎないと思った。だが、医師になってからというもの、驚くべき規則正しさで、それもあらゆる社会的背景の患者から「オプラ・ウィンフリー」反応をもらっている。われわれ二人の同等の「演技力」、メディア女王的手腕、そしてさっそうとしたスターのオーラがそうさせるのに違いなく、はっきり名前を覚えてもらう必要があるときはいつも、オプラ・ウィンフリーに登場してもらうといいということがわかってきた。）

私はまた、何回も繰り返すことの有用性にはかぎりがあるということを忘れないよう、自分に言い聞かせている。重要な点はどうしても強調したくなるが、長い説教を始めそうになったら、自制しようと努力する。患者は自分の病気の基本的な事実に驚くほど精通している――糖尿病を患うトレーシーのように――ということを示したハイディ・E・ハミルトンの研究が、私は忘れられない。「白米をやめて、もっと野菜を食べましょう」と繰り返すだけでは、だれのためにもならない。自分がまたその言葉を口にしようとしていることに気づいたら、ぐっとこらえ、代わりに「糖尿病に向き合う上で最大の問題はなんですか」と尋ねてみようと思う。

その質問で、十中八九、診察の核心となることがらがひきだされる。効率――割り当てられた短い時間のあいだに臨床的に重要な内容をもっとも多く得るという、真の意味での効率だが――を求めて努力しているのであれば、これは最初に尋ねるべき質問だ。

ここまでは、医師の言ったことを患者がどれだけ覚えているかに絞って話をしてきた。だが、その反対はどうなのだろうと考えることがよくある。患者の言うことを医師はどれだけ覚えているだろう？　このことを扱った研究を探したが、驚いたことに（あるいは当然のことながら）一つも見つけることができなかった。患者の名前や診断名や病歴について、医師がどんなことを覚えているかを調べた同等の研究はなかった。私の推測だが、ばかばかしい質問に聞こえるのかもしれない。結局のところ、医師は医学部で長いあいだ暗記に時間をついやしているので、患者の情報を覚えるのは得意に違いない。それに、医師にはすべてが書かれた便利なカルテがあるではないか、というわけだ。

医学雑誌で読んだ情報を医師がどの程度思いだせるか（情けないほど少ない）[8]、あるいは脚色した症例研究の臨床情報をどのくらい覚えているか（一人前の医師のほうが医学生より成績がいい）[9]といった、内容がかする程度の小規模な研究くらいはあるが、実際の患者を用いた研究はない。

実施頻度が高すぎるのが残念だが、医師の記憶に関する実診療での実験が一つある。電子カルテは、多くの点で画期的だった。もう患者のカルテが循環器クリニックで行方不明になることも、大事なX線画像が外科医のズボンの後ろポケットに入れっぱなしになることもない。しかし、コンピューターの導入により、こうした情報が、電子化された他のすべての素材と同じトラブルに見舞われやすくなっている。一六種類の病気をかかえた患者について、トルストイばりの説明を書いている最中に、コンピューターがフリーズしたり、プログラムがクラッシュしたり、そうすべきでないときに間違って「エスケープ」キーや「デリート」キーを押したりすると、慎重に作成した所見がすべて雲散霧消してしまう。

少なくとも日に一回は、医学生かインターンが、真っ青な顔をして、わけがわからぬといったていで、ついさっき失った記録、水泡に帰した努力を、もつれる舌で訴えにくるような気がする。厳しい試練をへて電子化時代の地雷についての知識を身につけた病院の古株でさえ、無縁ではいられない。先日、一〇種類以上の薬を服用し多数の臨床検査値が異常を示す、慢性疾患を複数かかえる患者について、特に複雑な説明を書いていたとき、違う患者の異常X線画像に関する電話が割り込んできた。問題を解決するため、私はその患者のカルテを開かなければならなかった。そちらの患者の病歴を確認しX線画像の問題を解決したあと、二人のカルテを混同するという重罪を犯さないよう、二枚目のカルテを閉じにいった。

それは、ほんの何分の一秒かのできごとだった。まだマウスから指を離す前に、私は違うほうのタブを閉じようとしていることに気づいた。意志の力でその一瞬の動作を取り消すことができますように、テレパシーで画面に情報を呼びだせますようにと祈りながら、私はマウスを指で押しつづけた。いつまでもばかげた希望にすがりつづけるわけにもいかず、からだのもっとも深いところに絶望という大岩が居を定めたところで、私は胸が痛くなるほどゆっくりとマウスから手を離した。

そうできるあいだは全力で現実を否定しつづけたが、ついに、心の中ではもうわかっていたことを頭の中でもはっきり言葉にせざるをえなくなった。そう、私は今すべてを失ったのだ。（もしも、われらが自慢の電子カルテシステムに、こうした惨状を予防する自動保存など、なにかしら実用的な機能が備わっていると考えているなら、いつまでも夢を見ていればいい。）

患者が部屋にいるあいだに書きとめた情報はすべて失った。彼女が退室したあとに書いた分析結果もすべて失った。（新規の患者だったので、広く患者情報を聴取していた。）過去のくわしい診察結果も失った。別の患者の病歴を調べなければならなくなったため、彼女についてなにを考えていたのかもすっかり忘れてしまった。

正直言えば、泣いてしまいたかった。私の一日に不条理という針が刺さり、まわりのなにもかもがぺしゃんこになってしまった。診察をこなす力を与えてくれていた魔法が失われ、どうすれば残りの患者をさばけるのか想像もできなかった。私は、自信満々のコンピュータープログラマーが特別に創りだした地獄の階層に落ちてしまっていた。彼らが構築したそのシステムは、何時間もの労働を、ハッとするほどのナノテクの効率のよさで灰燼に帰してしまうのだ。

だが、絶望の中にあっても、私は、自分の「ダンテ教信者」的メロドラマ仕立ての表現が、芝居のように大げさであることを、しぶしぶながら認めないわけにはいかなかった。結局のところ、記録を失ったのであって、患者を失ったわけではない。全精力をつぎ込んだには違いないが、それでもそれはひとまとまりの書きものにすぎない。世の中は公平ではない。特にテクノロジーに左右される世の中は――シンギュラリティの権威がなにを説こうと――不公平なのだ。だが、中学時代の先生が根気強く言いつづけてくれたように、あらゆるものが授業になる。医師が電子記録を失うというのは、患者の言葉の想起度をはかる、偶然に実施される――たとえ耐えがたいものであっても――自然実験なのだ。残念なのは、非公式データの山ができてしまうほど実行に移される頻度が高いことだ。

なんとか立ち上がることができたら、まずやるべきことは、いかに不快であっても、ただひたすら歯を食いしばってゼロから再び書きはじめることだ。それがこの患者のために私がしたことだった。他の患者が待っていることを絶えず思いださせてくれる診察室の外のざわめきも、そこはかとなく更新世的な闘争・逃走反応を引き起こしている――このなんたらソフトウェアが私にとってはマストドン[訳註2]なのだろうか？――血中コルチゾール値の上昇も全力で無視して、私はキーボードを叩きはじめた。

こういうことが起こるといつも、書いた内容を実によく覚えていることにびっくりする。激しい怒りで神経がたかぶり、コンピューターに「蹴りを入れて」しまう――ときには恥ずかしくなるくらいスカッとするほんものの強打も混じる——のだが、情報の大半は戻ってくるのだ。

もっとも楽に思いだせるのは、現病歴（ＨＰＩ）である。これは、患者が診察を受けようと決心した一番の理由をとりまく情報だ。今回の場合は、患者が一年前にヘリコバクター・ピロリ感染胃炎の治療を受けており、一枚の処方箋で可能な五回の処方を終えるまでは、ひきつづき制酸薬を服用していたことを、簡単に思いだすことができた。患者は新しい仕事に就いたところで、子どもの世話が段取りしにくいシングルマザーだったため、再受診の時間がとれなかった。症状は徐々にぶり返してきた。もっとも、くわしい症状を尋ねたところでは、胃炎というより逆流の症状のように思われた。

それ以外で簡単に思いだせたのは、社会歴と呼ばれる部分である。私は、ニューヨーク市に住む大半のメキシコ人（内陸のプエブラ州から来ている）とは異なり、彼女が太平洋岸のゲレロ州から来ており、大学で一年間心理学を学んだことを覚えていた。だが、その後、彼女と夫は、娘はアメリカで育てたほうがよかろうと家族で移住してきた。残念ながら、結婚も移住もうまくいかず、ニューヨーク到着後まもなく、夫婦は別居した。彼女はネイルサロンで働いており、マニキュアリストの資格をとるための勉強をしていた。そのために長い時間をとられ、帰宅はたいてい娘が就寝してからになった。娘は最近、軽度の自閉症と診断され、幼稚園のクラスで支援治療が開始されていた。

だが、そこから先は、くわしい内容がなかなか思いだせなかった。最後に子宮頸がん細胞診を受けたのは何年と言っていたっけ？　大腸がんになったのはおばと祖母のどちらだった？　別のクリニックで破傷風の予防注射をしたと言ったっけ？　それとも結核感染を調べるツベルクリン反応検査の話をしていたのだっけ？

同様の電子的「大事故」の乗り切り方を指導した学生やインターンと話すと、彼らも同じような経験をしていた。もっとも早く再構築できるのは現病歴と社会歴で、その他の内容はもっと大まかなものになる可能性がある。文学的視点からみれば、そうなる理由は明らかだ。現病歴はストーリーなのである。つまり、紆余曲折や挑戦や葛藤を含むプロットがある。ストーリーはつねに事実の羅列より簡単に思いだせる。そして、ライティングの教師が「登場人物への肉づけ」と呼ぶものが社会歴だ。社会歴がなければ、患者はステレオタイプの架空の人物にすぎない。腹痛を訴える三二歳の女性は、医学のありふれた登場人物だ。それは、悲劇のヒーローや南部の令嬢や長老が小説のおきまりの登場人物なのと同じである。こうした小説の登場人物は、作者が肉づけをおこなって、オルフェウス[訳註3]やブランチ・デュボワ[訳註4]やアルバス・ダンブルドア[訳註5]となるまでは、ただの棒線画だ。それが今では、私たちの記憶に残る、立体的でリアルな人間なのである。医療面接で得られる社会歴では、テネシー・ウィリアムズやJ・K・ローリングのように数百ページの書きものをするぜいたくは許されないが、それがあれば、患者がどういう人物かをしっかりと理解しその人生の背景にも迫ることができる。私は、この患者の拡張期血圧は忘れてしまったかもしれないが、仕事のために毎晩娘が寝る前にお話を読んでやることができないのだが、特別に情操を育んでやることがこんなにも必要な娘なのに、ベビーシッターが確かにお話を読んでやってくれているかどうかわからない、と話したときに彼女の顔に浮かんだ悲痛な表情は、いつまでも忘れることができなかった。

もちろん、私が責任をもって記録に入力した近親者の連絡先電話番号はきれいさっぱり忘れてしまっていたので、大急ぎで待合室まで出て、帰ってしまう前に彼女をつかまえなければならなかった。そして、一週間に何種類の果物や野菜を食べているか、どれくらい炭酸を飲むか、食パンと全粒粉パンのどちらを食べているかなど、食事に関するこまかな質問に対する彼女の答えは、永遠に電子のゴミの山に送られてしまった。

突然悲惨な状況に陥った場合でもこれだけのことを思いだせるのには感心する。さしあたり記憶にあるあいだなら電話番号をそらで言えるように、すぐということが関係しているのかもしれないが、私は、それよりも、人と人とのやりとり――そして偉大な小説――のどの部分がもっとも記憶に残りやすいかを証明するものではないかと思う。プロットと登場人物だ。

とはいえ、私も、このソフトウェア・トラブルの実験は、患者が言ったと自分が聞いた内容の記憶のみを評価していることを、十分承知している。この実験は、私がなにをとらえそこなったかを教えてはくれない。三つ前の質問への答えを書きとめているあいだに、不注意からどんな情報がすり抜けていったかも教えてはくれない。意識的にあるいは無意識にどんな事実を排除する選択をしたかも教えてはくれない。根底にある問題のどれが見つからないままになっているかもだ。かすかな身振り手振りのどんなものが気づかれないままなのかも示してはくれない。自分の偏見が、患者が伝えようとしていた情報をつくり変えたり、阻んだり、あるいは一変させたりしたのか、もしそうなら、どのようにしてそうなったのかも、教えてはくれないのだ。

医師と患者のやりとりをすべて録画し、あとで参加者を個別に質問攻めにする以外、それぞれが対面の問答からなにを拾ってくるかを正確に評価する絶対確実な方法はない。とはいえ、医師や患者ができる簡単なことが少しばかりある。患者に対しては、つねに、話し合いたいことをリストにして診察に持参するという定番の助言がある。私からの唯一の警告は、リストは現実的なものにするのがよいということだ。私は、これまで数え切れないほど、患者が『イーリアス』ばりに長い〝論文〟を広げるのをみてきた。そこには、脚注や注釈や相互参照のついた多数の質問がぎゅうぎゅう詰めに書かれていた。うわべだけではないなにかを達成したいなら、ともかく最上位の二、三のことがらを優先することだ。聞く立場のときは、少しばかりメモをとることが、実にためになる。重要な点を書きとめること、さらにいえばそれを口に出して確認することは、はかり知れないほど有益である。

医師の場合は、患者が言ったことを簡潔に要約すると、心配するほど時間をとらず、成果を得ることができる。俳優を使った研究では使用頻度はもっとも少なかったものの、一番効果的な手法である。事実を手短かに言いかえたいときは、最初に「きちんと理解できているかどうか確認させてください」と言えば簡単だ。このフレーズは、事実をはっきりさせるのに適した方法であるのみならず、本当に話を聞いているという、患者への確かな合図にもなる。聞いてもらえていると知ることは、信頼と共感を形づくるのに欠かせない要素だ[10]。コリナ・ヤンセンが何度も繰り返し証明したものである。こうした要約には時間がかかりすぎると考える医師の方には、銀行預金のように確実なものだと申しあげたい。診断をつける根拠となるもっと正確な情報が得られ、患者からの信頼が向上し、その後の一五分間——願わくば一五年間——がもっとずっと楽しいものになる、という形で返ってくる。訴えられる可能性も減るだろうが、それについては次章で述べる。

そして、診察の終わりには、パンドラの箱を開きすでに遅れているのがもっと遅れることになると思っても、「なにか忘れていることはないでしょうか?」と尋ねてみてほしい。裏づけデータをもっているわけではないが、私は、この質問をするという姿勢そのものが、患者が他の話を持ちだす可能性をそれだけ減らしているのではないかと感じている。ほとんどの患者は、この先いつ別のことを尋ねてもかまわないのだとわかれば、一回の診察にすべてを詰め込もうという気持ちが薄れる。滅多にいないが、『イーリアス』ばりの現病歴を披露したあと、最後の質問に『オデュッセイア』のごとく長い答えを返してくる患者に相対したときは、次の診察ではその点をもとに話が進められますね、とほのめかすくらいの権利は憲法で十分保障されている。

# 第10章　害をなすなかれ――それでもミスをしたときは

患者は、施された医療の結果に満足できないという理由で訴訟を起こすのが普通だ。外科医がよいほうの足を手術したといったように、理由が明白なときもある。明らかに必要なときに医師が抗生物質を処方しなかったなど、完全な過失が理由の場合もある。典型的な「救急車おっかけ」弁護士にたきつけられて訴訟になることもある。たいていは、明らかな落ち度や不備はなく、悪い結果になったというだけなのだが、医療過誤というボールが転がりだすにはそれで十分だ。

理由はどうあれ、どんな場合も、その根底には必ずと言ってよいほど医師と患者のコミュニケーションの破たんがある。ある研究者グループは、患者から提出された四千ページ近い証言録取を分析し、ほぼ四分の三の事例で「問題のある関係が争点となった」ことに注目した。[1] さらにくわしく録取を分析すると、三つのコミュニケーションの欠点が、繰り返し登場していた。医師がうまく情報を伝えなかった、医師が患者の意見にきちんと耳を傾けなかった、医師が患者の視点を理解しなかった、の三点だ。（証言録取によく登場する問題の四番目に、医療を受ける中で患者が医師に見放されたように感じたというものがある。これもコミュニケーション破たんの一つ、それも特に唾棄すべき破たんと言えるのではないかと思うが、ここではひとまず対象外とする。）

こと医療過誤に関していえば、医師と患者の見方がまったく違っても驚くにはあたらないだろう。訴訟にかかわったことのある医師と患者を調べた大規模研究では、[2] 患者の九七パーセントが、医師の過失が提訴の理由だと証言した。提訴された医師側では、過失があったと考えていたのは、わずか一〇パーセントにすぎなかった。一方、提訴されたことのない医師は、医療過誤事例の約五〇パーセントに過失があったと見積もった。

訴えられた経験の有無にかかわらず、四分の三をこえる医師が、金銭的な賠償が医療過誤訴訟の一番の誘因だと考えた。この意見に同意した患者は五分の一にすぎなかった。医師と患者の関係についても、両者の考えは大きく異なっていた。医師の大多数は、患者と嘘いつわりのないオープンな関係が結べていると自信満々だったが、そのように報告した患者は半数にも満たなかった。

実際、調査全体で医師と患者の意見が一致したのは一点だけだった。どちらも全体の三分の二が、両者間のコミュニケーションが改善すれば、訴訟は減るだろうと考えていた。

だが、本当にそうだろうか？　医師と患者のコミュニケーションがよりよいものになれば、医療過誤訴訟が起こる可能性も減るのだろうか？　言語学の研究者らは、デブラ・ローターの医療コミュニケーション分析方法（ＲＩＡＳ）を用いて、一二四人の医師についてそれぞれ一〇件の診察を徹底的に分析し、この問いに答えようとした。[3] 約半数はプライマリ・ケア医（内科医または総合診療医）であった。残りは整形外科医である。研究者らは、医師の話し方や患者への接し方を分析し、訴訟の経験（保険会社の記録にもとづく）があるのはどの医師かを予想できる特定のふるまいがあるかどうか調べた。

プライマリ・ケア医の場合は、診察時間がもっとも強力な予測因子となった。訴訟経験のない医師のほうが、患者とすごす時間が二〇パーセント長かった。他にも大きく異なる点があり、訴訟経験のない医師は、症状と診察の流れの両方について、時間をかけて患者に今後の見通しのあらましを説明していた。患者の発言をうながしたり頻繁にその意見を求めたりもした。患者が状況を理解しているかどうかの確認も怠らなかった。診察では笑い声や冗談も多く聞かれた。

こうしたふるまいが訴訟の抑止力となったと言いきることはできない。順序が逆の可能性もある。つまり、訴訟によって深く傷ついた医師は口数が減り、必要以上に踏み込んだ会話はしないよう用心するようになったということかもしれない（確かに、研究では、訴訟後の医師は医療になかなか喜びを見出せないことが、一貫して示されている）。だが、患者から提出された録取を思い返してみると、いらだちの一番の原因は、きちんと話を聞いてもらえないということと、はっきり伝えてもらえないということだった。とすれば、訴訟経験のないプライマリ・ケア医を経験のあるプライマリ・ケア医と比較しての指摘は、納得できるものである。また医療過誤訴訟の予防を経済的な観点からみるならば、話が数分長びいても、毎年防衛医療についやされる何十億ドルという費用よりはずいぶん安あがりだ。

おもしろいことに、整形外科医の場合は、訴訟経験のある医師とない医師のコミュニケーションスタイルに、これといった違いはなかった。しかし、同じ研究グループが、別に外科医の口調に特化した研究をおこなっている。[4]診察の最初と最後に外科医が話すところを撮影した一〇秒の映像を、口調を対象に分析した。暖かみ、憂慮、関心、満足の響き、誠実さ、プロらしさ、有能さ、思いやり、不安、敵意、権威の各特性を、一点から七点で採点する。その後、研究者らは、採点結果をもとに訴訟の経験がある医師を言い当てられる特性はどれかを突きとめようとした。案の定というべきか、権威の響きの点数がもっとも高く、憂慮と暖かみの点数がもっとも低かった外科医は、訴訟を経験している可能性が高いことがわかった。

ここでも、原因と結果をくわしく分析することはむずかしい。先入観なく意見を聞いてくれ、この先どうなるかを知る手助けをしてくれて、あまり高圧的なしゃべり方をしない医師を、患者が提訴する可能性は低い。あるいは、このような特性をそなえた医師は、そうではない医師より腕がよくミスも少ないということかもしれない。三つ目の可能性は、こうした特性はいずれも訴訟リスクには影響をおよぼさず、訴訟を経験した医師は、そうでない医師より思いやりの気持ちが薄れ、高圧的になり、患者と距離をおこうとする可能性が高いだけだというものだ。因果の方向を知ることは不可能である。

とはいうものの、これらの研究から、医師に役立つ指針が見えてくる。高圧的になりすぎないこと、患者の視点を感じとること、そして、思わしくない結果となる可能性も含め、この先どうなるかを患者に知らせるべく最善を尽くすことである。

全関係者が期待した通りに運ばない医療ということでいえば、医療過誤訴訟は、もちろん氷山の一角でしかない。医療不適切行為は、はるか遠くまで無秩序に広がる領域だ。ミスも合併症も誤診も不都合な結果もこれに含まれる。医療過誤訴訟のような明確なデータベースがないため、この広範な領域のほうが研究は困難だ。だが、こうした状況のどれをとっても、医師と患者がどのように意思の疎通をはかるかは、きわめて重要である。

数年前、この領域のコミュニケーションに関する興味深いストーリーが明らかになった。舞台はケンタッキー州レキシントンのけだるさ漂う退役軍人病院だ。スティーブ・クレイマンは救急医学を専門とする呼吸器科医で、一九八六年にレキシントンの退役軍人病院で各部門を統括する職務に就いた。病院はちょうど、二件の熾烈をきわめた医療過誤訴訟に敗訴したところで、一五〇〇万ドルを失ったのみならず、つぎ込んだ労力もこうむった痛手もはかり知れないものがあった。クレイマンと病院の主任弁護士ジニー・ハムは、リスクマネジメント・プログラムの運用を任された。雪だるま式に医療過誤訴訟に発展する前にミスを把握すべく策定されたプログラムだ。委員会は活動を開始し、院内で起こった医療に関するミスはすべて知らせてほしいという意向を伝えた。

だれ一人声をあげる者はいなかったが、もちろんそれは予想の上だった。

「ミスを申し出る者はいませんでした」とクレイマンは言った。眼鏡をかけた痩身の医師で、きちんと手入れされた口ひげとあごひげの持ち主だ。「だから、こっそり調べてまわらなければなりませんでした」。動かぬ証拠を手に入れるのに時間はかからなかった。

少し前、夜間に病院で、脱水と電解質低下で入院したアルコール依存症の女性が死亡していた。死因は何十年もの飲酒にともなう重篤な栄養不良とされ、その時点で疑問が生じることはなかった。治療として、患者には輸液がおこなわれ、危険レベルまで低下したカリウム濃度を補正するためカリウムも投与されていた。死亡した日の午後、レジデントがカリウム濃度再チェックのための血液検査をオーダーしていた。その結果で投与を続行するか中止するかを決める予定だった。血液は採取されたが、レジデントは仕事に忙殺され、検査結果の確認を忘れた。カリウムは手順通り患者の静脈に投与されつづけた。

まったく別の理由から――動悸の訴えがあったため――この患者には偶然ホルター心電計が装着されていた。ホルター心電計は患者が首からかける小型の箱状の機器で、まる一日以上心電図を記録する。普通は外来患者が着用し、このため外側に表示画面はない。データをおさめたただの箱だ。患者が亡くなっていることがわかると、もっと先にしなければならないことがあると、ホルター心電計は脇に押しやられた。しかし、ホルター心電計は循環器検査室まで帰り着き、やがて中身がダウンロードされた。そしてついに大量のプリントアウトが、心臓専門医の書類の山のてっぺんまで到達した。

心臓の電気出力、すなわち心電図は、心周期の電気信号に相当する波や頂点や谷をもつ、走り書きに似た精巧な曲線である。QRS群は心室の収縮に対応する棘波だ。周期の終わりに向かって生じる半円のこぶ波、T波は、拡張にあたる。カリウムは心筋細胞の電気伝導になくてはならない役割をはたすため、心電図の波形は血中のカリウム濃度を映す鏡となる。

心臓専門医がホルター心電図に見たものは、お手本のようなカリウム濃度上昇の進行だった。最初になだらかなT波が尖鋭化しはじめる。続いてQRS群の棘波の幅が広がる。そのうち棘波も徐波も型くずれが始まってゼリー状になり、その間隔は間遠になり、軟泥のような不明瞭な正弦波へと姿を変える。そしてついに、すべてがくずれ、医師が明言を避けて不全収縮と呼ぶ、寒々とした永遠に向かって延びる単調で平坦な水平線となる。

それは、心臓専門医が、日々の外来患者のホルター心電図で普通に目にするものではない。まっしぐらに死に向かう様子がこの上ない正確さで克明に記録されているのだから、この医師が恐怖にとらわれたことは想像にかたくない。患者の死因は明らかに高カリウム血症による心停止だったが、死亡時にはだれもそのことに気づいていなかった。

救急医学を専門とするクレイマンは、ホルター心電図を見て、吸った息を吐きだす前にもう、病院が不法死亡の責任を負ったことを理解した。この分刻みで時刻が記録されたホルター心電図より雄弁に有罪を立証する証拠はないだろう。だが、この情報をどうすればいい？　患者の遺体は家族にひきとられており、葬儀もすんでいた。そのときは死について気がかりな点はなかった。家族も医師も、死因は重度のアルコール依存症だという、状況に即応する説明に納得していた。藪をつついて蛇を出すようなことはしたくないという気持ちがあることは否定できなかった。

しかし、どうすべきか、クレイマンに迷いはなかった。病院は家族に連絡をとり、お身内の死について新たな情報が明らかになったので、ご家族と話がしたいと告げた。そして、弁護士の同道をお勧めします、と付け加えた。

「最初の電話で、なにが起きたかを告げたくはありません」。クレイマンは言う。「でも、ことの重大さは伝えたい。家族には確実に来てもらいたいので。弁護士を連れてくるよう言えば、たいていうまくいきます」

リスクマネジメントの担当職員が家族と面会し、医療過誤が発生したという強力な証拠があり、死亡の直接の責任は病院にあると説明した。クレイマンは「その話をすると、家族は明らかに驚いていましたが、弁護士はあっけにとられていました。こちらが自発的にこの情報を開示したのが信じられなかったんでしょう」と振り返った。病院は死亡の責任を認め、示談を申し出、数週間のうちに和解が成立した。

訴訟が、それも病院の敗訴は必至であった訴訟が回避されたという事実は、完全開示を義務づける新たな病院の方針を推しすすめる原動力となった。目標は、あらゆるミスをただちに、そして洗いざらい患者や家族に開示するというものだ。これは、まずまちがいなく、医師が患者にミスを伝える標準的なやり方ではない。

不都合なできごとは一つ残らず報告しなければならなかった。ピアレビュー委員会が評価をおこない、本当にミスがあったかどうかを判断する。たとえば、三種類の抗生物質を投与したにもかかわらず患者が肺炎で死亡したが、どの抗生物質も適切な選択であった場合は、ミスとはみなされない。しかし、真のミスが明らかになれば、開示に向けての動きがはじまるだろう。医療過誤はすべて――表に現れなかったものもニアミスも含め——こちらから患者とその家族に開示する。蛇を藪の中に置いておくわけにはいかない。ニアミスも含め、患者にミスの真相を告げるというのは、確かに正しい行動だ。医師は一人残らず、それが倫理的に正しい事の進め方だと言うだろう。けれど私は、苛酷な経験から、それがけっして簡単ではないことを知っている。

それは長い当直の夜のことだった。たぶん、その日八例目か九例目の入院に対処しているところだったと思うが、私も私の担当するインターンも、とうに数えるのをやめてしまっていた。私は、ベルビュー病院での研修もなかばをすぎたところで、すでに一人前になるには十分な場数を踏んでいた。そうならざるを得なかった。でないと、昼夜を問わず次々に救急治療室からやってくる受け入れ要請の波に抗しきれずに溺れてしまう。

それは勘弁してほしい入院の典型だった。ナーシング・ホームに入居する認知症の患者で、接したときの反応がいつもと違うとして病院に送られてきたのだ。出血性潰瘍、急性心不全、劇症敗血症、糖尿病によるひどい感染症、多剤過量服用といった患者をさばいているとき、いつもよりほんの少し状態が悪いように見えるという話の、九〇代の認知症者相手にやる気を高めるのはむずかしい。患者は完全に安定している——そう私は言われた。血液検査の結果は問題なし、放射線画像も問題なし。

当直を乗りきるこつは、できるだけ早くそして強気に、患者を「まわして」しまうことだ。外科なりリハビリテーション科なり精神科なり、他の科にまわせそうな患者がいれば、伸びつづけるリストは一人分短くなる。この患者は、いわゆる中間ケアユニットにうってつけだった。病院の奥の片隅にあり、医学的に特に問題がない患者、つまり退院準備がととのうのを待つばかりの患者の待機場所の役目をはたす部門だ。

だが、担当の医師は五時にいなくなってしまう。急がなければならなかった。血液検査、頭部CT画像、胸部X線画像をそろえなければならない。症状の現れ方の変調を医学的に説明できる処置可能な理由をすべて除外できれば、無事に患者をまわすことができる。時刻は四時四五分。担当医に電話をかけながら、血液検査の結果に目を通した。電話に出た担当医に、急いで病状を説明する。認知症患者で、容体は完全に安定。血液検査も放射線画像も異常なし。ナーシング・ホームに帰せばいいだけ。

私は、電話の向こうの女医の声をはっきりと覚えている。インドなまりの声で「血液検査もスキャンも異常がないのは確かですか?」と尋ねられた。はい、もちろん、まちがいなく、と私はたたみかけた。完全に安定していて、まったく問題なし。

相手は躊躇した。終業時間まぎわの患者受け入れは、けっして望ましいことではない。患者はまったく安定していて、してもらわなければならないことはなにもないと保証し、ようやく向こうが折れた。インターンと私はハイタッチをかわすと、救急治療室に走り、残りの時間をたまっていた入院の処理についやした。蜂巣炎、肺気腫、不安定狭心症、そして膵臓炎の患者。特に当直の長い夜には、病人は永遠に途絶えることがないように思われた。

自分の「完全に安定している」患者が手術室でひと晩をすごしたことを知ったのは、翌日の昼をすぎてからだった。患者は実は頭蓋内出血を起こしていたことが判明した。つまり、脳で出血が起きていたのだ。それこそが、反応が変化した理由だった。頭部CT画像に出血を見つけた放射線科医から夜間どんなふうに呼びだされたかを語る担当医の言葉は、歯に衣着せぬ厳しいものだった。脳神経外科医が患者を連れていき、頭蓋内の血液を抜く緊急手術がおこなわれた。

すべての代謝活動がゆっくりと停止し、からだが石と化しつつあるような気がした。頭蓋内出血? 脳に出血していたって? 頭蓋内出血を見のがすなど最低もいいところだ。だが、自分はそれをやってしまった。

患者を厄介払いする前に、頭部CT画像を確認することを怠った。「放射線画像は異常なし」と聞いて、自分で確認すべきとわかっていながら、実物を確認していなかったのだ。

こちらが口を開く間もなく、担当医は怒り冷めやらぬ様子で行ってしまったが、しゃべることができなかったから、そのほうが好都合だった。もしもその場で溶けて消えることができたなら、自分の存在を溶かして消してしまえたなら、もちろんそうしていただろう。

脳についての専門的分析では、このできごとはニアミスに分類されるだろう。最終的に、患者の治療は正しく進められたからだ。多職種が二重、三重にかかわって医療を提供する病院のやり方が、頭蓋内出血の正しい診断と治療を確実なものにした。私の見落としは適切な医療に影響をおよぼさなかったし、実際、医療を遅らせさえしなかった。

けれどもやはり、私はミスを犯したのだ。もしも私が、出血を助長するおそれのあるアスピリンのような薬剤を処方していたとしたら？　もっと早い時間帯で、心肺蘇生装置の備えのない福祉車両で患者をホームに帰していたとしたら？　放射線科医が翌日までスキャン画像を確認しなかったとしたら？「もしも」の事態が次から次へと頭に浮かび、それらの仮定に絶え間なく責めさいなまれた。私のミスはいつ死を招いてもおかしくないものだった。患者が私のへまの犠牲にならなかったのは、まったくの幸運でしかない。

私は、患者のために適正な注意を払わなかった自分自身に戦慄し、自分でCTスキャンを確認する時間をとらず口頭の報告に頼ったことを悔いた。ただただ恥ずかしく、その気持ちは火あぶりにされるような激しい痛みをともなった。患者は無事で、チェック・アンド・バランスによる病院の管理システムがきちんと機能したのだと、いくら自分に言い聞かせようとも、目の前にはありのままの真実がある。私は命にかかわる医療過誤を犯したのだ。

情けない思いがあまりにも強く、過失を犯したことは——その日もそれ以降もずっと——だれにも話さなかった。インターンにも話さなかった。指導医にも黙っていた。ましてや、みじめな自分にむち打って患者のいる病室に足を運び過誤を認めることなど考えもおよばなかった。弁解の余地のない過失をかかえて患者と顔を合わせるくらいなら、病院のすぐ外を流れるイーストリバーの汚物だらけの水をカップ一杯のみ干すほうがましだった。私はただ、清掃用具収納庫にたてこもり、掃除具に囲まれてみじめな気持ちにひたりたいということしか頭になかった。

クレイマンのチームが家族との話し合いの場に「問題の」医師を同席させないのは、まさしくこの感情の高ぶりが理由だ。「最初の一〇分間は、少し激しいやりとりになるかもしれません」と彼は言ったが、それは、耳には優しいもののとてつもなく控えめな表現に思われた。「責められたり怒られたりする可能性もあります」。もしも医師が弁解を口にすれば、話し合いの目的全体が台なしになってしまう恐れがある。

キャロル・リーブマンはこれに異を唱える。リーブマンはコロンビア大学で臨床法律実務を教える教授で、患者の安全を向上させ、場合によっては、その副産物として、訴訟数を最低限までおさえられる可能性のある一手法として、医療メディエーションに興味をもっていた。彼女のグループは、病院に無料でメディエーション・サービスを提供し、見返りとして、話し合いの過程を研究し、参加者と話をさせてもらおうと考えた[5]。コミュニケーションとメディエーションによって、過程の短縮と医療過誤にきまって付随する困難の緩和が、二つながらどのように実現されるかを明らかにするのが目標だった。

一つの医療過誤をめぐる関係者——患者、家族、医師、管理部門、弁護士——が、事例の基本項目について意見の一致をみることはまずない。だが、医療過誤の話し合いをどう進めていくかについての現在のやり方は、不十分で、費用を要し、話にならないほどひどいという点では、みな等しく意見が一致する。まるで、ためらいがちにバンドエイドをはがすときのように、じわじわと苦痛がもたらされる仕組みにでもなっているようだ。最後に笑う者はいない。「勝者」でさえもだ。医療過誤訴訟の勝訴者と話をすると、勝った喜びはおろか満足を口にする者すらまれである。彼らが口にするのは、精神的に消耗するマラソンをついに完走したという安堵感に近い。メディエーションによって、苦痛を引き延ばさずにすむようにできないだろうか?

リーブマンは、中心静脈カテーテル留置をめぐるある事例について話してくれた。鎖骨下静脈や頸静脈に中心静脈カテーテルを留置する場合、つねに肺の上縁に穴をあけるリスクがつきまとう。肺はこれらの主要血管に囲まれた位置にあるのだ。気胸と呼ばれるこの状態は、中心静脈カテーテル留置の合併症として知られているが、ありがたいことに頻度はまれである。仮に起こったとしても、軽微な場合がほとんどだ。肺のごく一部が収縮するが、たいていは自然に再膨張し、これといった影響はおよぼさない。だが、気胸が広範囲にわたると(中心静脈カテーテル留置ではきわめてまれで、自動車事故で生じやすい)、酸素が十分に供給されず、循環虚脱に至る恐れがある。

リーブマンの例では、レジデントの手で、鎖骨下静脈から中心静脈カテーテル留置がおこなわれていた。患者のスチュアート・ベンソンは、肺気腫をわずらっていた。この疾患では、ピンと張った整然と並ぶ肺胞が破壊され、肺は、ぶざまにたるんだ特大の風船様のものがぎっしり詰まった状態になる。肺気腫の肺は健康な肺の弾力を失い、生理的予備力もほとんどなくしてしまう。

不幸にも、レジデントの穿刺針の先端がベンソンのもろい肺を突き刺し、一瞬でこれをしぼませた。広範囲に気胸が生じたために、からだの酸素が枯渇し、心臓が停止した。ベンソンは助からなかった。

レジデントはベンソンの自宅に電話し、ベンソン夫人にすぐに病院に来るよう伝えたが、理由は説明しなかった。病院に到着した夫人を、指導医が病室の外で迎えた。そして、夫の不慮の死を告げた。しかしその後、患者が亡くなった場合に医療チームが処理しなければならないあれこれに対応するあいだ、夫人は廊下に置き去りにされた。やがてスタッフも散っていき、やりとりの声も間遠になったが、ベンソン夫人は、文字通りの意味でも比喩的にも、廊下に取り残された。

この「廊下に取り残された」感じというのは、残念ながら多くが経験するもので、しばしば訴訟の一番の動機となる。ベンソン夫人に会ったことはないので、彼女が直面していたものの大きさは想像するしかない。配偶者の死はそれだけで胸がえぐられるような人生の重大事だ。悲嘆だけでものみ込まれるほどの感情なのに、そこに怒りが入り込めば、心がむしばまれてもおかしくない。医師に見捨てられたことへの怒りが、夫がなぜどのように亡くなったのかわからないことへの怒りが、一人で悼むべき死が不要な苦痛で汚されてしまったことへの怒りが、そこにはある。提訴は、人生の伴侶の死を悼むあいだ夫人がもっともしたくなかったことではないかと思う。彼女の行動は、こうした状況での怒りがいかに強く、またいかに長く胸に巣くうものになりうるかということのあかしである。

こうした話は遅々として進まないものであるため、全関係者がついに一堂に会したのは、ベンソンの死から一年近く経ってからだった。「病院のチームがメディエーションの場に現れたとき」とリーブマンは言った。「中心静脈カテーテルを留置した医師がいないのを見て、未亡人はがっかりした顔になりました」。夫人からすれば、実際にミスを犯した人物がメンバーに含まれていないのなら、病院の責任をとる云々の話はうわべだけのものということになる。

メディエーションの過程で、ベンソン夫人は、中心静脈カテーテル留置について質問し、レジデントが処置をおこなった理由を尋ねることができた。受けた扱いに対する怒りといらだちを言葉にすることもできた。

だが、直接の当事者である医師と話ができないために、メディエーションが機能するために必要な信用が揺らいでしまっていた。信頼は急速に失われつつあり、訴訟は避けられないだろうと思われた。

そんな状態であったが、二回目のメディエーション・セッションでは、医長には言っておきたいことがあった。医長は、その日の朝くだんのレジデントに会い、患者のことを覚えているかどうか尋ねたという話をした。なにしろ、あのできごとから一年が経とうとしているのだ。レジデントは、信じられないという表情で顔をゆがめた。「覚えているか、ですって？　考えない日はありませんよ。毎日心の痛む思いです」。この言葉が未亡人に伝えられると、その瞬間に空気が一変した。レジデント本人はその場にいなかったにもかかわらず、その感情――特に自責の念、心痛、そしてミスから派生し今も尾をひくさまざまな感情――によって、手順の進行は再び血の通うものとなり、未亡人は、チームの言うことにもっと耳を傾けるようになった。両者は公正な条件で和解し、長期にわたる苦痛に満ちた当事者間の対立は回避された。金銭的補償に加え、病院からは、医療を向上させるとの公約がなされた。家族の経験した苦痛を繰り返さないために必須の要素となる内容だ。中心静脈カテーテル留置の安全チェックリストが設けられた。だれも廊下で待たされることがないよう、患者が死亡した場合家族とどのようにやりとりしたらよいかをスタッフに訓練する手はずもととのえられた。

リーブマンは、ミスを犯した本人が、個人的にミスを認め、責任をとり、そしてなによりも謝罪することが重要だと感じている。たとえば中心静脈カテーテル留置の事例のように、明確な原因がない場合でも、口頭でミスを認め謝罪することが不可欠だ。それなくしては、なにごとも前に進まない。

彼女の言には同意するものの、私は、それがどれほど困難であるかということも知っている。頭蓋内出血を見逃したあとは情けない気持ちばかりが先に立ち、患者はもちろんのこと、自分の指導医にすらミスを打ち明けようという気骨はなかった。ミスを犯したのは完全開示が広く受け入れられるようになる前だったが、ミスを告白することが倫理的に正しいということはわかっていた。そのことに迷いはなかった。なのに、どうしてもできなかった。当時の医学研修はそうした告白がしにくい雰囲気だったのは確かだが、すべてをそのせいにすることはできない。心が抵抗していたのだ。

今になってみれば、自分が機会を逃してしまったのだということが、はっきりと身を切るような痛みとともに理解できる。その日の昼間、指導医に相談しようという心の余裕があったなら、どのようにしてミスが起こり、どうすれば将来のミスを防げるのかを理解する手助けをしてもらえただろう。さらに荒療治として、チームごと患者の枕もとに連れていかれ、医師はこうやって患者にミスを伝えるのだという手本を見せてもらえたかもしれない。医学研修で学ぶことの多くはすぐに忘れ去られてしまうが、これは、いつまでも記憶に残りつづけるたぐいの指導の時間だ。

ミスが起きると患者や家族にさまざまな影響が波及するが、それに加えてミスを犯した本人にも多大な影響がある。なりたての医師にとって、頭蓋内出血の見落としは大失態だった。そのときまでは、自分は――同僚とくらべて秀でてはいないが劣ってもいない――そこそこの出来の医師だと考えていたが、その人物像は一瞬のうちに粉々に砕け散った。単にまちがいを犯したというだけではなかった。自分が医師であるということ自体がまちがいだったのだ。われながらまったくの期待外れだと思った。ならば、不出来のまま医師を名乗るのはやめ、保険申請用紙をアルファベット順に並べるデスクワークに引きこもり、我欲を捨てて罪のない未来の患者が自分のお粗末な診療行為を受けないですむようにするのが、唯一の分別ある進路だろう。

とはいえ、医師の仕事を放棄することは――ドラマチックで魅力的に感じられはしたものの――選択肢にはなりえなかった。たとえ一日でも電話で病欠を願い出るのは事実上厳禁だった。他の者が仕事を肩代わりしなければならなかったからだ。自分のことしか考えず無謀にすぐさま職を辞したりすれば、よごれた白衣がランドリーバスケットに投げ込まれないうちから、同僚レジデントたちにあしざまに言われるだろう。船を下りることが認められる理由は、永続的な昏睡や心停止くらいで、もしかしたら全身ギプスも対象になるかもしれないが、それだって怪しいものだ。

名誉あるハラキリもできず、私は仕事を続けるしかなかった。毎朝七時に出勤し、担当患者を回診し、カルテに記入し、正午のカンファレンスに出席したが、情けない気持ちに圧倒され、茫然自失していた。指導医にミスを伝えることができていれば、その後数週間の耐えがたい気持ちを軽くしてもらえたかもしれない。こんなふうに言うのは、若いころの自分が哀れというだけではない。その数週間のあいだに自分が診た患者も案じてのことだ。心はもやもやし頭の働きも最低という状態にあって、どれほどたくさんささいなことがらを見落としたかわからない。たとえば、重炭酸イオン濃度のわずかな低下、創傷感染のかすかな徴候、徐々に開いていく心電図上のQT間隔。あの頭蓋内出血のあと続けざまにミスを犯していたのはまちがいない。そして、その多くは、なにが起こったかを包み隠さず話せていれば防げていただろう。情けないという気持ちが深いところに、それも頑固に巣くってしまったため、やっとそのときのことが話せるようになるまでに、まる二〇年を要した。

現在はケンタッキー大学医学部の教授を務めるスティーブ・クレイマンは、完全開示の経験は、正しいことをできなくしてしまう悪しき文化をなくす一助となりうると確信している。「たいていは、善良な人々による意図せぬあやまちなのです」という言葉の寛容さと楽観的な響きに、ミスをしてから本当に長い時間が経過しているにもかかわらず、私はほっとした。「働きすぎ、あるいはふと注意がそれたという場合がほとんどです」と彼は言った。彼が開示と賠償の過程を説明するのを聞いていると、その過程がミスを犯した者にとっていかに鎮静効果があるかがわかった。そして、事実、訴訟は減少することが明らかになった。[6]

退役軍人病院における訴訟と補償の減少は、おおいにメディアの注目を集めた。同等のプログラムを実行すると、他の病院でも同様の結果が得られた。[7] さらには、この完全開示と賠償という考え方を広めるべく、すべてを包含する組織、ソーリー・ワークス！も設立された。医師、患者、保険会社、弁護士そして病院のための「中間地帯」を自認するソーリー・ワークス！は、この新しい考え方を擁護する団体だ。そのウェブサイトには、謝罪によって訴訟が回避された事例、そして謝罪が実現せず敵意に満ちた訴訟に至った事例の証言集が掲載されている。

ウェブサイトに掲載されたおびただしい数の新着記事を読むうちに、ミスの完全開示によって病院はお金を節約してきたという予想外の結論に声高に賛辞を送るときの、正義を疑わない彼らの口調に私は感嘆した。それは、神様が見ているともいうべき結論だ。善いおこないは報われ、善人は一等をとり、正しいことをすれば賞賛され、費用も節約される……世の母親がいつも口にしているようなことがらだ。

なんとすばらしい結論だろう。完全開示と謝罪によって、患者が訴訟を起こす可能性が減るというのだ。私は、この有意義な活動を心の底から応援している。訴訟が減るのは、どの関係者にとっても有益だ。医師しかり、患者しかり、管理部門しかり、保険会社しかりである（もっとも、医療過誤専門の弁護士は別だろうが……）。だが、それでリスクがゼロになるわけではない。病院の観点からすれば、訴訟が年間四件から一件に減れば、それは大きな改善だ。だが、それでもなお訴えられる医師にとっては、七五パーセントの減少は無意味だ。その医師にとって、それは、まずまちがいなく壊滅的な、一〇〇パーセント人生を変えてしまうできごとなのである。

ミスを開示し謝罪することに関していえば、病院と個々の医師ではその思惑は大きく異なり、問題となることがらも根本的に違う。一回の医療過誤訴訟で病院が破滅することはまずないが、個々の医師は確実に破滅してしまうだろう。医師は、感情的にも経済的にも一生代償を払いつづけなければならないかもしれない——たとえ無罪になった場合でもだ。

ミスを恥じる気持ちは、それに付随する自意識の喪失も含め、個人個人のもつ人間的な特徴だ。組織が恥じて苦しむことはまずない。支払いをすませ世間の関心も薄れると、病院は日常に戻る。医師や看護師はそうはいかない。心の深い部分までずたずたになる。シアトルのベテランICU看護師は、八カ月の乳児を死なせるミスを犯し、自殺した。[8]

結局のところ、コミュニケーションスキルを駆使して開示と謝罪をおこなうことで訴訟の数が減少することが、データによって強力に証明されようとも、恥ずかしいという気持ちの問題に対処するまで、開示を是とする望ましい文化は生まれないと、私は思っている。私たち医師が、自分たちは理性的だといくら主張しようとも、人間の心のもろさは、ハードデータも倫理もさらには法律さえも圧倒してしまう。

医療過誤に関する医師と患者のコミュニケーションを、どうすれば向上できるかを考えるとき、両者の感情に配慮しなければならないのは明らかだ。だが、医師と患者では、避けては通れないその会話において、問題視することも期待することも違う。患者は、できるかぎりの情報がほしいと口をそろえる。ささいなものまで含め、起こりえたありとあらゆる過誤を知りたがる。研究者がこの点について患者の話を聞くと、みな異口同音に、一つ残らず情報を開示すべきだと言う。[9]

同じ研究でインタビューを受けた医師も、理屈の上では患者と同意見だ。しかし、実際はもっと慎重だった。医師も、医療過誤のことはいつも気にしており、開示の必要があるということに異存はなかったが、

「言葉の選び方に注意」すべきだという思いが強かった。また、医師は正直で正確であるべきとの意見には同意したが、できるかぎり否定的な表現を避けてできごとを説明する必要があるとも感じていた。どこにいても訴訟の恐れがつきまとい、医師は、ミスを認めるのは弁護士に（ステンレス製の手術用トレーにのせて）頭を差しだすも同然ではないかと案じている。

特にこの研究では、医師と患者を同室に集めたフォーカスグループを対象に、さらに掘り下げた研究がおこなわれた。セッションの前半では、医師が内側で車座になって討議をおこない、患者は外に円をつくってその様子を見守った。後半では反対の状況がつくられた。研究の中でもきわだって興味深い所見のいくつかは、この方法で得られたものである。

自分の犯したミスに医師がどれほど心を乱されるかを知り、患者はとても驚いた。多くが、病気や死と同じく、ミスも悪い結果も、医師にとっては日常茶飯事だと考えていたのだ。患者は、医師の苦悩がいかに深く長く続くかを知って驚愕した。ある患者は「先生がたがあんなふうに話すのを聞いてとても驚きました。思っていたよりずっと気にかけてくれている……つまり、診察のときはたいてい、あちらがどう思っているかなんてわからないですしね。本当にびっくりしました」とコメントしている。

車座の内そとが入れ替わると、医師は、責任を問うことは、患者にとってけっして最優先事項ではないと知って驚いた。ベンソン夫人の場合と同じく、一番の目的は情報を得ることだった。医師と病院が責任を認めあやまちから学ぶことが、僅差でこれに続いた。相手をとがめるのが主眼ではなかった。この結果は、レキシントンの退役軍人病院やソーリー・ワークス！の経験を裏づける。責任を認め、心から謝罪し、改善のため具体的な行動をとることは、被害の修復におおいに役立つということだ。実際、おそらく、医師同様に患者も傷つける訴訟以上の成果をあげてくれるだろう。

責任を認め謝罪することについていえば、実際の言葉以上に、医師の言ったことを患者がどう理解するかが重要であるようだ。[10] ボルティモアの研究者らは、三つの医療過誤が演じられたビデオを研究参加者のグループに見せた。模擬された過誤は、がんの可能性を示唆する乳房X線写真レポートの確認遅れ、規定の一〇倍量が投与された化学療法のミス、外科医がなかなか呼びだしに応じず患者が心停止に至った例の三つである。

どの医療過誤シナリオについても、ビデオにはいくつかのバージョンがあり、研究者は、医師が責任を認めたか否かや謝罪したか否かを選ぶことができた。謝罪にはさらに二つの種類があった。「このようなことになって残念です」と医師が一般的な謝罪を述べるバージョンと、「化学療法の用量をまちがってしまい申しわけありません」とはっきり個人的とわかる謝罪を述べるバージョンだ。

予想通り、視聴者は、責任を認め個人的な謝罪をおこなった医師に高得点を与えた。だが、瞠目すべきは、視聴者がこれらを実際に起こったことと認識したかどうかが一番重要らしいということだった。（たとえビデオの脚本が一般的な謝罪であっても）医師が個人的に謝罪していると判断すれば、視聴者はその医師を他の医師より信頼できるとした。

そうはいっても、謝罪はけっして簡単ではない。自分がミスを犯した、あるいは期待にこたえる働きをしていないと認めるのはつらい。医師は特にそうだ。最近、一年前に一度だけ健康診断で診察したことのある、健康な中年の白人女性を相手に、これを経験した。私は、その診察も難なく終わるものと考えながら、笑顔で、キム・フラーを診察室に案内した。そして「今日はどうされました？」と尋ねた。診察を始めるときの決まり文句だ。

フラーは冷ややかに目の前の壁を凝視し、答えが返ってくるまで少しばかり間があいた。「今日は来ないはずでした」。ようやく彼女は言った。「別のお医者さまにしようと思ったのだけど、もう一度チャンスを差しあげることにしました」

思いがけなくとげとげしい返答に、心の内で内省が始まったが、私は平静を保った。急いで前回の診察のカルテに目を通し、意見の相違や未解決の問題がなかったかどうか確認した。しかし、そんなものは一つもなく、それはただの健康診断だった。健診でよく指摘される問題と、とりたてて言うほどでもない軽い緊張性頭痛以外なにもなかった。

「いいお医者さんだと聞いていたのだけど」。こちらをばかにするような響きがあり、壁から目を離さない。「評判倒れでした。まだ研修中の方だったけれど、前のお医者のほうがずっとよかった」

なんともしゃくに障る言葉だ。だが私はまだ、彼女に辛らつなコメントを口にさせるようななにが二人のあいだに起こったのか、見当もつかなかった。そこで、発言を控え、聞き役に徹することにした。「だけど卒業されて」と彼女は続けた。「それで、こちらにうかがったんです」。そう言うと、胸の前で腕を組み、口をぎゅっと結んで沈黙した。

私は座ったままこの状況に対処する最善の方法をさぐった。自分がなにをしたかわからなくても謝るべきだろうか？　わからないということを認め、なにがいけなかったのか直接尋ねるべきだろうか？　覚えているふりをして、それなりの謝罪をでっちあげるべきだろうか？　もう一度カルテに目を通し、いったいなにをやってそんなにも患者の機嫌をそこねてしまったのかの手がかりを――どんなものでもよいから――得ようとした。だが、なにも見つからない。私は、誠実なふりをするより誠実であるほうがよいと判断し、できるだけ声を落ち着けて言った。「気にさわることがあったのだとしたら、本当に申しわけありません。思いだそうとしているのですが――」

「覚えてない？」、鋭い口調。「やっぱり！」

なんとか思いだそうと、私は頭を絞った。なにをしでかしたのだろう？　普通、患者を激怒させるようなことは忘れたりしないものだが、彼女についてはなにも思い浮かばない。私は、それがなんであれ二人のあいだに起こったことについて、そしてそれを思いだせないことについて、全面的に懺悔しなければならないだろうことを悟った。

「申しわけありません」。できるかぎりの気持ちをこめて言う。「でも、正直に言うと、なにがあったか思いだせないんです。教えてもらえませんか？」

フラーがはじめて私を見た。緊張のあらわれた冷たい目だ。一瞬の間があったあと、憤りでふちどられた非難の言葉が解き放たれた。「身体診察をしなかったじゃないですか。やったことと言えば、しゃべることだけ！　それだけでしたよね。前のお医者さまはいつだって必ず身体診察をしてくれたのに、先生はやろうともしなかった」

その言葉を聞いて、私は、文字通りぽかんと口を開けてしまった。身体診察を忘れた？　なんてこと！　なんでそんなことを。

内科医として、現代の身体診察の限界はよく承知している。ほとんどの体調不良については、医師と患者の会話中の病歴聴取で、診断に不可欠なほぼすべての情報が得られる。身体診察はおもに診断を確認するためのものだが、それでも、医師と患者のやりとりの重要な部分であることに変わりはない。

自分が大ばか者のように感じられた。記録を見返してみても、正直、その日診察が遅れていたのか、なにか気になることがあったのか、それとも単にそのときだけうっかりしたのかわからなかった。軽い緊張性頭痛以外に症状のない健康に問題のない患者には、必ずしも身体診察は必要ないという机上の真実を擁護したい、という気持ちも心のどこかにあった。フラーにはこう言ってやりたかった。偽陽性の結果——異常と思われるものが見つかるが実際は異常ではないという状態——になるリスクは、どんなベネフィットをも大きく上まわるものであり、この論法でいけば、彼女のように健康に問題のない患者への身体診察は、役に立つどころか害になる可能性のほうが高いといえるだろう、と。身体診察をしなかったことで、むしろよりよい医療を施すことができたのではないかと思う。だが、その説明ではだめなことはわかっていた。ありていに言えば、私が診察の標準的な手順を怠り、患者にその釈明を求められたということだ。結局、選択肢は一つしかなかった。

「本当に申しわけありません。正直言って、その日なぜ身体診察をしなかったのか、まったくわからないんです、本当にまったく」。そう言って、私は、二人のあいだにある机に両手をついた。「その日の自分の至らなさとそのためにあなたに嫌な思いをさせてしまったことを、謝ることしかできません」

フラーは、謝罪を認めたというしるしにかすかにうなずき、ほんの少し表情をゆるめた。私たちは同時に診察台に目をやり、それから相手に尋ねるような目を向けた。「フラーさんのいいようにしてください」。私はためらいがちに言った。「別のお医者のほうが落ち着くというのなら、それもしかたありません」

フラーは肩をすくめた。「もう一度チャンスを差しあげる、と言ったでしょう」

それは、どちらにとっても気づまりな身体診察だったと思う。私は、試験を受けているような気持ちになったが、あやまちを直視しそれに対処する機会を与えられたことがありがたかった。たとえそれがどんなにばつの悪い経験であってもだ。

今日、医学には「質」を評価する「客観的な」尺度があふれているが、本当のところ、意味のあるフィードバックが得られることは非常にまれだ。医療機関の集計表——あるいは裁判所からの訴状——ではなく、患者から直接フィードバックを得られることなど、まずないと言ってよい。そして、欠点に気づかされるのはけっして嬉しいことではないが、最終的に私は、患者が再度来院し私に直接話をしようという強い意志をもってくれたことはとても幸運だったと思った。彼女が医者を変えてしまうことは十分ありえたし、そうなれば私はいつまでも知らないままだったろう。

患者を失望させたのにまったく気づかずにいたことが、あと何回くらいあっただろう。こうあってほしいという数字よりも大きく、おそらく時間的なプレッシャーの高まりと必要資料の増加にともなって増えつづけているにちがいない。

私はもう一度チャンスを与えてくれたことをフラーに感謝し、よい雰囲気で彼女を送りだした。だが、試験の結果を知るには、次回の健康診断まで一年間待たなければならない。

# 第11章　本当に言いたいこと

〝注意！　200／110！〟バーニス・ルガーのカルテの一番上には、血圧の測定値が、鮮やかな赤のインクでそう記されていた。メディカルアシスタントは、どうやら私がこのとんでもなく高い測定値を見落とすかもしれないと考えたらしく、強調のために注意の文字と感嘆符を書き加えていた。ルガーは初診の患者だった。八一歳の白人女性で、これが初対面だが、高血圧とそれが脳卒中や心筋梗塞やその他の悪夢的状況にどうつながるかの話に長い時間をついやすことになるのはまちがいないと思われた。カルテには、少なくとも三つの降圧剤が記載されていたが、その数から、薬を服用していないことが疑われたので、服薬遵守についても話をしなければならないと、私は気をひきしめた。

ルガーは、ハリケーンのように勢いよく診察室に入ってきた。杖を握ってはいたが、一度も床につかなかった。椅子に座るとこちらにぐっと身をのりだしてきたので、ピンク色の口紅が唇からはみだしてできたひびのような模様まで見ることができた。縁の赤い巨大な眼鏡は顔を占領する勢いで、度の強い矯正レンズによる屈折をまぬがれた領地はほとんど残っていない。

「お薬を出していただいても、のめません」。こちらが自己紹介をする間もなく、しゃがれ声で言った。長年の喫煙でときどき声がかすれる。「お薬をのみますとね、具合が」、しばし言葉をきり「具合が悪くなるんですよ！」。

私はルガーを見つめながら、その強い先制の言葉にどう対処するのが一番よいか考えようとしたが、しゃべるすきを与えてもらえなかった。

「あのフォシノプリルというお薬、あれをのむと具合が悪くなります。それから利尿剤、あれもだめです。そしてアムロジピン、あれも同じ！　みんな具合が悪くなるんです。どれもこれもだめ」と言うと、早口で症状のかずかずを並べたてた。筋肉のけいれん、吐き気、頭痛、皮膚の炎症、目のかすみ、舌のけいれん、鼻詰まり、耳鳴り、ちくちくする胸の痛み、味覚異常。語気強く症状を口にするたびに、逆毛をたててふくらませた金髪のボブが、さらにぐいと私の顔に近づき、ヘアスプレーのにおいが漂った。ルガーは、具合の悪くなる薬剤をさらに六つあげると、おばあさん然とした小柄なからだを椅子に沈め、決然とした様子で杖の持ち手に両手を重ねた。

どうやら検察は弁論を終了したらしい。

医学は科学――それはわかっている。病態生理を解き明かし、臨床試験でエビデンスを評価することが、私たち医師の行為の科学的な基盤となる。けれど、医学がむしろ即興の産物のように感じられるときもある。それは、テキサスA&M大学でコミュニケーションを教えるリチャード・ストリートが提唱したものに似ている。見知らぬだれかと一緒に舞台に立たされ、相手は、話題、口調、言語のいずれについても自由に、それこそ百万もの思いがけない位置のどこからでも、口火をきることができる。そしてこちらは、まるでついさっきまさにその台本を暗記していて、開始の合図が出るのを待っていただけなのだとでもいうように、間髪を入れずさらりと応戦する必要がある。

実のところ、診察がどのように始まるかのバリエーションはたかが知れていて、長いあいだ医療にたずさわっていると、実際、そのほとんどに間髪を入れず対応することができる。だが、ルガーは、例外はそうまれなことではなく、バリエーションは無数にあるということを思いださせてくれた。

医師と患者の最初のやりとりが、診察のその後の空気を決める。それどころか、その後長い年月にわたる医師と患者の関係のあり方まで決めてしまう可能性がある。そこで私は、強い調子で前のめりに向かってくる患者と相対したときは必ず、一瞬考えてから話しはじめるようにしている。根底にある問題はなんだろう？　何年も患者と協働してきて（そしてティーンエージャーとし烈なやりとりを山ほど経験してきて）、最初の話題は真の問題とはまったく関係ない場合が多いということを教えられた。

私はルガーをじっと見つめた。意気揚々とした態度だ。三分も経つか経たないうちに、彼女はもう診察を掌握し、私に挑戦状を突きつけていた。そうして今、私が医学界全体、さらには製薬業界の誤りの責任をとるのを待っているようにみえた。

私はまず科学的な可能性について考えてみた。薬剤の副作用は確かにめずらしいものではないが、患者は普通、薬剤の特性にしたがって、各錠剤に対してその錠剤に特有の反応を示す。いずれもまったく無関係の作用機序をもつ、四種類九つの降圧剤に反応するというのは、生物学的に妥当とは認めがたかった。

一部の患者は、調子がよい状態で軽くしゃっくりしただけでも神経をとがらせ、二日目までに薬剤の服用をやめてしまう。忍容性が強く、からだが薬剤に慣れてしまうと多くの副作用が消失する患者もいる。ルガーの症状は、本物かもしれないし、無関係のものかもしれないし、両方が混じっているのかもしれない。とはいえ、そうした意見を述べても、おそらくなんの役にも立たないだろう。彼女は、そうした話はすべて聞いたことがあるに違いなく、明らかにそれでは不満は解消されなかったのだ。私が見つけたこうした場合の最善の対処法は、偏見を排し、くわしく説明してほしいとだけ患者に頼んでみることだ。

またひとしきり教科書の記述にも匹敵する数の症状が披露され、私はゆっくりとうなずいた。そして「具合が悪くなるのは薬のせいなのは確かですか？」と尋ねた。

「もちろんです」。むっとした様子でぴしゃりと言い返された。「お薬をのむとすぐ、具合が悪くなります。悪くなるんですよ！　のむのをやめるとよくなります」。唇をとがらせたので、ピンク色のしっくいで投げ縄の輪をつくったようになった。

私はもう一度尋ねてみた。「どの薬でも必ず？」

こちらが驚くということをルガーは予想していなかったようだった。「敏感な体質なんです」と言った。口調はやわらかかったが、立腹したのは明らかだった。鼻であしらうような返答だった。

私は懐疑的な気持ちを表に出すまいとつとめた。代わりに、耐えられる薬はあるかと尋ねてみた。とたんにルガーの表情がぱっと輝き、喘息のために毎日服用しているプレドニゾンは問題ないと答えた。

プレドニゾン？　プレドニゾンだって⁉　ルガーの治療薬の中で、市販されている錠剤の中で、そして世界中のあらゆる錠剤の中でも、プレドニゾンは、副作用リストの長さでもその内容の厳しさでも上位を占める薬剤の一つだ。プレドニゾンを服用する患者はまずまちがいなく副作用を経験し、その多くは大惨事を招きかねないものだ。ステロイドであるプレドニゾンは、患者の精神状態をおかしくし、場合によっては明白な精神障害を引き起こす。体内の血糖調節機能を狂わせ、長期間使用すると糖尿病を発症する恐れがある。脳下垂体、視床下部、副腎を連結する、絶妙に調整されたコミュニケーションの流れを乱してしまうのだ。ステロイドによる急性副腎不全によって、多数の患者がＩＣＵに送られた。プレドニゾンはまた、免疫系を抑制し、すさまじい勢いで感染症を悪化させ、ときには休眠状態だった何十年も前の感染症をひっぱりだしてくる。骨量を低下させ、骨粗しょう症を引き起こし、その結果、大腿骨や脊柱を骨折させてしまう。そうするあいだに、望ましくない部位に不要な脂肪を沈着させ、妊婦のように腹をふくれさせたり、野牛肩を生じたり、顔を満月様にむくませたりする。無傷でプレドニゾンから逃れられる患者は皆無に近い。

プレドニゾンは、医師がなんとかして処方せずにすまそうとする唯一の薬剤である。どうしても必要な場合は、できるかぎり低用量をできるかぎり短期間、おそるおそる投与する。なのに、なんとルガーは、その薬剤を何年ものあいだ毎日満足して服用しているというのだ。

その全体がもつ皮肉には、詩趣に富むなにかがあると認めないわけにはいかなかった。気前よく処方され、通例ほとんど問題を起こさない降圧剤に、ルガーは耐えることができなかった。だが、不承不承それも恐れおののきながら処方される薬剤では、まったく問題はないようだった。確かに、医学は科学だが、ウェンデル・ベリー[訳註1]の言う通り「医学は応用されるまでは精密科学」[1]だ。プレドニゾンの矛盾について考えていると、突然ルガーの声が乱れた。「ごめんなさい、先生」、口ごもりながら続ける。「だめな患者だってことはわかってます」

だめな患者？　予期せぬ口調の変化と、なによりもその言葉の選び方に、私はあぜんとした。しかし、こちらが口を開く前に、ルガーの唇が震えはじめ、片方の目尻に涙がにじんだ。「本当にどうしようもない患者だわね。出していただくお薬は一つものめないし、先生が怒ってらっしゃるのもわかってます」

気づいたときにはもう、彼女は声をあげて泣いていた。泣きながら、自分がだめな患者で、「お医者さまの言いつけ」を守れないことを、そして、血圧を下げるお薬がのめないために心臓発作か脳卒中で死ぬだろうことを、どれほど申しわけなく思っているかを訴えた。

私は、身をのりだし、まだ杖の持ち手を握っているルガーの手の上に自分の片手を重ねた。なんと言えば安心させてやれるだろう？　プレドニゾンのような問題の多い薬剤を服用できて、ずっと無害な他の九つの薬剤を服用できないのはおかしく思われると言っても、話は前に進まないだろう。それにもちろん、200／110という血圧のままでいれば、本当に心筋梗塞や脳卒中を起こしかねないという点では、全面的に彼女に賛成だった。

ルガーを見つめ、その赤い眼鏡との境目からアイメイクがたれ落ちるのを見ているうちに、二人とも、彼女の血圧だけに注目していて、彼女自身には目を向けていなかったことに気がついた。そして、この二つはけっして同じものではない。

たぶん、私たちはまだ、彼女に合う治療計画を見つけられていないのだろう。それとも、高血圧症の治療は、そもそも一番の問題ではなかったのかもしれない。私は、血圧はあなたの人格とは別ものだと、ルガーに言いきかせた。上が200、下が110で、薬をのむと具合が悪くなるからというだけで、だめな人間ということにはならないし、率直に言って、それでどんな人間か決まるわけではありません。からだに合う薬が見つかって血圧が下がっても、突然「いい人間」になるわけではなく、あなたはやっぱりバーニス・ルガーさんで、数値が改善したというだけなのです。

ルガーは鼻をすすり、御守りのように杖の持ち手を撫ではじめた。ティッシュペーパーで鼻をぬぐい「それで……それでいいんですね」と言い、呪文のように「私は血圧じゃない」と繰り返した。

私は、家でストレスはないかと尋ねた。

ルガーは長いあいだ黙っていた。それから、家計のやりくりがいかに大変かを語りはじめた。夫シェルドン亡きあとは、わずかな社会保障給付でなんとかしのいでいることを。メディケアがあっても、医療費が毎月の小切手のほぼ半分を占めることを。かつてはそこそこいい暮らしをしていたが、暮らし向きは毎年じりじりと悪化していた。なんとか次の一週間を生き延びようともがき、制限が増える一方の生計をかろうじて維持しているような気分だった。

私たちはもうしばらく話をし、三つのそれぞれ独立した問題に的を絞ることで意見が一致した。金銭的な不安、彼女が経験しているストレス、そして最後に血圧だ。最初の問題に関しては、メディケアについて相談できるよう病院のソーシャルワーカーの予約をとった。二つ目の問題については、地元のシニアセンターに顔を出し交際範囲を広げるよう勧めたのち、試みに抗うつ薬治療をおこなう話を持ちだした。驚いたことに、彼女は二、三年前に抗うつ薬を服用したことがあり、まったく問題はなかったと言う。じっさい服用中は調子がよかった。

そして、最後の問題である高血圧症については、二人で降圧剤のリストに目を通し、一番問題が少なそうな薬剤を探した。そして、一日おきのみの服用とし、ごく低用量でもう一度それを試してみる計画を立てた。彼女には、完璧を期待しないよう釘を刺し、ある程度の副作用を我慢する必要があるかもしれないと言い含めた。

対応のむずかしい患者の診察がいかに容易に改善できるかを知って、私は驚いた。ルガーからは、単純な、しかし机の前に掲げるのがよいと思われる教訓を学んだ。患者は疾患とは別もの、というのがそれだ。

この教訓は同時に、中心にある問題は表面下にひそんでいることが多いということを思いださせてもくれた。フロイト流に言えば、「血圧はときには、まったくもって、ただの血圧にすぎない」。だが、医学では、症状は患者の頭の中にある真の問題の出発点にすぎないということが、日常茶飯事なのである。

出発点と真の問題の関係をさぐるため、ある研究グループは、九つの欧州文化地域の二千人をこえる患者の診察をビデオに録画した。診察の前後に患者から聞きとりをおこない、六、七回の診察に一回の割合で「予期せぬ問題」が表面化すると結論づけた。[2] 医療問題の場合も、社会的問題の場合も、感情の問題の場合もあったが、きわだっていたのはその頻度だった。診療でいえば、一人の医師の平均的な診察日に、診察の主目的まで容易に到達できない患者が数名いるということだ。

研究者らは、根底にある問題を発見するのが上手な医師とそうでない医師をわける要素を特定しようとした。男女間に差はなかった。医師の年齢や経験も関係ないようだった。男女どちらの患者を相手にするかも同様だった。驚いたことに、患者と接する時間の長い医師のほうが上手ということもなかったのである。

意外にも、違いが出たのは時間の内訳だった。話を聞いていた時間が長い医師ほど成果が大きかった。こうした医師は、患者との関係構築についやした時間も長かった。医学的な説明にも根気強く時間をかけた。どれも簡単なことばかりだが、結果はきわめて重大だ。一日にあと一つでも根底にある問題を見抜くことができれば、誤診や不満足というぬかるみにはまって途方にくれる患者が一人減るのだ。

医学生やインターンにこの種のアプローチについて話すときは、こうしたスキルを「銀行預金」スキルと呼んでいる。時間の浪費に思えるかもしれないし、最初は実際そうなる可能性が高いのだが、効率的な医療という形で継続して利息が支払われる、必要不可欠な投資だ。このスキルのおかげで、より一層「有能な」医師になれる。短時間のうちに問題の核心にたどりつける可能性が高いからだ。最終的に、自分も患者も、エンドレスな堂々めぐりの繰り返しや、不要な検査や、たび重なる診察や、相手へのいらいらから解放される。数分のうちに成果が得られる場合もあり、それが何年も続くかもしれないのだ。

それはそれとして、根底にある問題をひきだすのは、いぜん難問だ。確かに問題が潜在するという事実を見きわめるだけでもむずかしい。問題があらわになるまで患者自身が気づいてさえいない可能性もある。気配はあっても医師が適当に片づけてしまう場合もあるだろう。かりに他にもまだなにかあるという気配を医師が察知したとしても、患者が落ち着いて微妙な問題を打ち明けられるだけの環境を、いつも簡単につくりだせるわけではない。

カルメン・パディーヤは、三七歳の女性で、頭皮の状態に問題があってクリニックにやってきた。カジュアルだが流行の先端を行くよそおいで、きれいにマニキュアをほどこし念入りに化粧していたが、赤い野球帽の幅広のひさしが、顔の大部分をかくしていた。彼女が恥ずかしそうに帽子をぬぐと、ふさふさしたつやのある黒髪が、頭の両側に滑り落ちた。頭皮には赤くなったかさぶたがいくつもあり、そのまわりは丸く髪が抜けていた。

パディーヤはドミニカ移民の娘でアメリカ生まれだった。食料雑貨店で働き、二人の子どもを一人で育てていた。頭皮の状態が恥ずかしくてたまらないのは明らかで、頭部の確認がすむとすぐ、さっと帽子をかぶりなおした。私は、それが真菌によるありふれた皮膚感染症で、簡単に治療できると言って彼女を安心させた。そして、この触れられたくないに違いない話題から話をそらすため、急いで、病歴や手術歴など医療面接の別の項目へと移動した。

質問を続けていると、パディーヤが、ふと、左の膝、右肩、後頭部、そしてみぞおちが痛い、ともらした。六カ月前からその部分がちくちくすると言うのだ。

全身をくまなく診察したが、おかしなところはなかった。関節は腫れておらず、皮膚感覚にも異常はなく、けがをした様子もなかった。彼女の言う症状を既知の疾患と結びつけるものはなにも見つからなかった。

「おそらく日常的な生活痛でしょう」と私は言った。「健康そのものですよ」

パディーヤはお義理のようにちょっと笑い、私たちは、健康を維持するための一般的な留意事項――子宮頸がん検査、バランスのとれた食事、運動――について数分話をした。彼女に頭皮を治療するための抗真菌薬を処方し、握手をして別れのあいさつをかわした。彼女が診察室を出ていくと、私は事務処理の仕事に戻った。

一分後、「先生」という小さな声が聞こえた。

私は書きものから目をあげた。診察室の外に、パディーヤが立っていた。ドアノブに手をかけ、いつでも閉められるという体勢だ。「一つお聞きしてもいいですか?」

「もちろん」と答えてペンを置く。

パディーヤは言いよどんだ。野球帽の下から、私の後ろの一点に目をこらしているように見えた。「先生は、ええと……」。自信なげな響きが強くなる。

もう一度逡巡し、まるでもう一つ別の、もっと安全そうな目のやり場をさがしでもするかのように、視線をさまよわせた。「痛みのある部分について、つまり、膝や肩や頭やみぞおちのことですけど……」

彼女は、かすかに前歯で下唇を嚙むしぐさをした。「もしかして……」、再び言いよどむ。「彼氏にダーツガンで撃たれたのと同じ場所なんですけど、それって大事なことでしょうか?」

診察も終わるころになって新たな懸念事項が持ちだされるのは、けっしてめずらしいことではない――五回に一回の診察で、そうしたことが起こる。[3] だが、「ドアノブに手をかけて」の告白は特別で、どの医師もそのことはよく知っている。根気よく念入りに病歴聴取と身体診察をおこなうことができたとしても、患者がからだ半分ドアから出るときまで、重要な情報は語られないのだ。

どうして診察が完全に終わってしまうまで、肝心な情報が秘められたままなのだろう？ たぶん、医師と患者による標準的な診察は堅苦しいものであるがために、こうした弱さを露呈する個人的な内容を打ち明けづらいのだろう。それとも、脾臓や中性脂肪についての話ではないため、場違いに感じられるのかもしれない。身支度をすませて立ち上がり、たとえ、七、八〇センチであっても物理的に医療の現場から離れたことで、そうした話を打ち明けるだけの人間的感情と強さを取り戻した、ということかもしれない。あるいは、それは突然のあせりかもしれない。文字通りの意味でも比喩としても、ドアが閉じられようとしており、秘密を明かせるのは今しかないということを、切迫感をもって実感するのだ。理由がなんであれ、その瞬間――ドアから半分出た状態、医学の世界という奇妙な繭を出て自分ひとりしか症状を知らない世界に戻ろうとしている、そのなかばの状態――には、はっとするようななにかがある。ドアノブに置かれた手は、二つの世界をつなぐ最後の細片なのだ。

長い沈黙があり、パディーヤの黒い目がついに私の目をとらえた。自分で自分を蹴りとばしたかった。どうして見逃したりしたのだろう。私のレーダーはなぜドメスティック・バイオレンスの警報を発しなかったのか。彼女の笑顔がこわばっていることに、どうして気づかなかったのか。遠慮がちな態度に、どう見ても規則性の認められない症状が重なっているのに、なぜわからなかったのだろう。ドメスティック・バイオレンスはぎょっとするほどあたりまえに存在するので、統計的にみれば、毎日最低一人は経験者を診察しているに違いない。どうして尋ねてみようと思わなかったのだろう。

私は立ち上がって、パディーヤのほうに手を伸ばし、もう一度診察室に招き入れた。境界の向こうから、こちらに引き戻したのだ。本当の診察を始める時間だった。

パディーヤのストーリーは、けっしてめずらしいものではない。暴力という点でもそうだし、医療の現場で表にあらわれてこないという点でもそうだ。女性の四人に一人、男性の七人に一人が、生涯のどこかの時点でドメスティック・バイオレンスを経験している、というデータが示されている。医療を受けにやってくる人々にかぎれば、数字はもっと大きくなる。家庭医や救急治療室を受診した患者の四〇パーセントが、ドメスティック・バイオレンスの経験者なのだ。[4] 女性が救急治療室を受診した理由の三分の一は、ドメスティック・バイオレンスに帰することができる。急性傷害から、妊娠合併症、患者が日々さらされる絶え間ないストレスに起因する症状まで、その内容はさまざまだ。[5]

患者から医師に打ち明けにくい、医療にかかわる懸念事項はたくさんある。EDや、膣からの分泌、直腸からの出血、尿失禁、性欲減退などの話題に心を踊らせる患者はいない。うつ状態である、摂食障害だ、食料を買うお金がない、配偶者が服役しているなどと、高らかに宣言する者も、まずいないだろう。恥ずかしく思うだけでなく、患者は、こうした状況は医学とは無関係であり、医師との話題にのぼらせるにはふさわしくないと考えがちである。

二、三年前、ガスパール・ナヴァロという患者を診察した。七四歳の頑健な男性だ。もじゃもじゃの豊かな白髪がこぼれ落ちるように額のほとんどを覆い、長年の屋外労働——一〇代にメキシコで農業に、成人してからはアメリカで建設作業に従事した——で皮のようになった皮膚を縁どっていた。笑うと同心円状にしわが寄った。家族はほとんど帰国してしまい、単身者向けワンルームホテルに一人で暮らしていた。陽気で自立した雰囲気を漂わせており、同じホテルに中米出身の男連中がいるということだった。気候のいいあいだは、みなで戸外のベンチを占領し、ドミノやトランプゲームに興じた。いつも葉巻をくわえていたが、私には一度も吸ったことはないと誓った。

ナヴァロは、糖尿病、高血圧症、コレステロール値の上昇といった、同年代の男性にありがちな診断を受けており、前立腺肥大と背部痛も少しあった。処方薬入りのボトルの入ったごく普通のビニール袋を持参していたが、袋は気がめいるほどふくらんでいた。このはじめての診察のとき、私は、全部のボトルを机の上に出し、疾患ごとに分類した。ナヴァロは薬剤の名前は覚えていなかったが、白い錠剤が血圧の薬で、糖尿病の薬が二種類あることは承知していた。どれかは、コレステロールと前立腺の薬だ。

ボトルに記載された名称を、中の錠剤やそれで治療される疾患と対応させながら、薬剤ごとに丹念に説明したので、診察は一時間近くにおよんだ。私は、期限の切れた薬剤や不要な薬剤を一掃して、コンピューター上の薬剤リストを整理すると、彼が家に持ち帰れるよう印刷してやった。明快でよく整理された、そしてなによりも読みやすいリストになっていた。

予定の時間をすぎてしまったが、私は、患者の病状を多少なりともきちんと整理できたことに満足していた。おまけに、病院から義務づけられた患者の安全を確保するという目標の一つである正確な薬剤リストの作成も達成できていた。

次の診察で、私は、リシノプリルのボトルを抜きとった。前回処方を開始した唯一の新しい薬剤だ。「新しい血圧のお薬はどんな具合ですか?」と尋ねる。

「一日二回のむやつかい?」とナヴァロは答えた。

「いいえ、一日一回のお薬ですよ」。私はラベルを指さした。「糖尿病の薬のメトホルミンのほうですね、一日二回のむのは」

ナヴァロは次のボトルをとりだし、ふたをとって中をのぞいた。「これは朝食前にのむやつだ」

私は手を伸ばしてボトルをとり、目を細めてラベルを見た。「いいえ、これはコレステロールの薬ですね。寝る前にのむはずのお薬です」

前回の診察で一時間をついやしたにもかかわらず、ナヴァロがまだ自分の薬をきちんと把握できていないのは明らかだった。多剤併用のこの年齢の患者にはめずらしいことではない。慢性疾患をかかえた患者は、常時八種類から一〇種類、しばしばそれ以上の薬剤をのみわけており、その多くが診察のたびに変わる。そこで私は、他のことはすべて脇に押しやり、もう一度診察時間をすべて使って、彼の薬剤リストをつくりあげた。

続く数回の診察は、診察時間のすべてを、せっせと薬剤と薬剤リストの確認についやした。眼科医に紹介し、糖尿病の影響が視力におよんでいないことを確認した。一週間分に匹敵する数の薬剤を一度に準備するのが楽になるよう、ピルケースも用意した。次の診察までのあいだに一緒に服薬計画を確認できるよう、看護師との時間も予約した。

早い話が、患者が複雑な治療計画を遵守する助けになると推奨されるあらゆる手立てを尽くしたのだ。ナヴァロがついに真実を告げたのは、最初の診察から一年以上経ってからだった。きちんと整理する助けとなるよう、今一度細部まで気配りした薬剤リストを仕上げていたとき、彼が口を開いた。

「先生」という声にためらいがある。「もうそのリストをくれなくてもいいから」と言って、しばらくひざに目を落としていた。「実をいうと、読めないんだよ。英語も、スペイン語も。まったく字が読めないんだ」

非識字者が存在することは知っていたが、実際に遭遇してみると、やはりなんとなく落ち着かないものがあった。読めなかったのか！　ナヴァロが薬をきちんと整理できなかったのも不思議はない。なのに、私ときたら、診察のたびに、前よりすっきり仕上げた英語とスペイン語の薬剤リストを印刷し、そのどれもが明確で包括的なものであることを喜んでいたのだ。居間の壁紙くらいにしかならなかっただろうに。彼は読み書きができるのかと、なぜ考えてみなかったのだろう？

アメリカ人の約一五パーセントが、ごく初歩的な読みのスキルしか習得していない。[6] およそ七人に一人ということだ。さらに、ヘルスリテラシー、つまり健康に関する決断をおこなえるだけの理解力ということになると、三分の一をこえるアメリカ人に、必要なスキルが欠けている。[7] 英語の読み書きにはまったく問題がない場合もあるため、スキルの欠如は簡単に見すごされてしまう。ヘルスリテラシーが低いことと、コミュニケーションがうまくいかないこと、健康状態が改善しないことのあいだには、当然ながら、強い相関がある。[8] ヘルスリテラシーが低いほど、予防医療サービス（乳房X線検査やインフルエンザの予防接種）の利用は少なく、入院頻度は高い。こうした患者は、薬剤のラベル表示がなかなか理解できず、服薬遵守に苦労し、救急治療室を訪れる回数も多い。非識字者、特に高齢者では、死亡率さえ高くなる。

私は、言葉がわからず英語話者もほとんどいない国々を旅行したときのことを思いだした。道がわからず苦労したときは、ハンディを負わされたような気持ちになっていた。必要なものや思考過程を伝えられないときは、自分が無能に思えた。その状況で病気にかかっていることを想像すると、正直、恐怖を覚えた。

ナヴァロが、どれが一日二回の薬でどれが一日一回の薬かわからない様子でボトルをいじるのを見て、私は不安に襲われた。薬の混同や過剰服用の可能性が頭に浮かぶ。これまでなにも問題が起きなかったのは、彼が臨機応変の才に富み、粘り強かったことのあかしだ。だが、私は、彼のこれから——複数の慢性疾患と上手につきあい、複雑な医学の世界を乗りきっていけるかどうかが心配だった。

カルメン・パディーヤやバーニス・ルガーのように、ガスパール・ナヴァロも、心の奥深くに苦痛の種をくるみ込んでいた。それをそっと打ち明けてくれたのは、初診から一年以上がすぎてからだった。診察で話題にのぼらせることを躊躇することがらに無言で耐えている私の患者は、あとどれくらいいるだろう？　聞き逃した声にならないストーリーは、どれくらいあるだろう？

医療面接の基本を学ぶとき、医学生は、開かれた質問をする、つまり、できるだけ広く網を張ることを覚えさせられる。さらに、必ず「他に心配なことはありませんか？」と尋ねるよう念押しされる。単純なことだが、多くの医師は日常的に避けてしまう。対処する時間もないのに新たな懸念事項がいちどきに持ちだされるのがこわいのだ。だが、前に述べた他の方法と同じく、結局は時間の節約になることがわかるだろう。ナヴァロが薬剤に難儀する原因がなんなのかをもっと早く突きとめていれば、まる一年も彼と話がうまくかみ合わない思いをする必要がなかったのは確かだ。

とはいえ、いつも「他に心配なことはありませんか？」とだけ尋ねればよいというわけではない。カルメン・パディーヤやバーニス・ルガーのような患者が相手のときは、つねにアンテナの感度を高く保っていなければならない。パディーヤの場合は、なにかがおかしいことに、もっと早く気づくべきだった。それがドメスティック・バイオレンスだとすぐにはわからなかったかもしれないが、なにかあることには気づくべきだった。彼女にドアノブを握りしめているだけの勇気がなければ、私は、この大きな傷害を完全に見すごしてしまうその他大勢の一人になっていただろう。

同様に、ルガーの場合も、どれ一つ耐えられる薬剤がないのは、なにかがおかしいことのサインだということに、すぐに気づくべきだった。もちろん、極度に敏感な体質というだけかもしれないが、他の可能性にも踏み込み、血圧以外のことを話す機会を与えてやることもできたはずだ。

ナヴァロが痛みをともなう秘密を打ち明けてくれたあと、私は、その日机の上に並べられていた薬のボトルを一つ残らず開けた。二人でどのボトルからも錠剤を一個とりだし、紙にテープで貼りつけた。そして、朝に服用が必要な薬の横には太陽を、夜に服用する薬の横には月を描いた。一日二回の服用が必要な薬は、もう一個錠剤を貼った。私の画力はお寒いかぎりだが、なんとか、糖尿病、前立腺、背中、血圧測定用のカフを絵で表そうとつとめた。項目には番号をふり、ボトルのラベルにも対応する番号を記載した。ナヴァロが診察室をあとにしたときは、色鮮やかな錠剤を貼った紙——彼が確かに受けるに値する医療の恩恵にあずかれるようにしてくれる（そう思いたい）虹色のガイドを手にしていた。

当時、娘のアリエルは、幼稚園に入園し、ちょうど読み方を習いはじめたところだった。娘は、二つか三つのランダムな文字の並びが、実際に知っているものに対応する言葉だとわかるたびに、興奮気味に大喜びした。私は、娘が骨の折れる最初の段階を苦労しながら乗りこえるのを、じっと見守った。なんとか上った一段一段が、彼女の人生に大きな影響をもたらすことがわかっていたからだ。それは、まぎれもなく贈りものだった。彼女の健康への贈りもの、長寿への贈りものだ。世界とつながるための贈りものだ。それは、私がナヴァロに伝えられたらと願う贈りものだった。

# 第12章　専門用語を使うということ

患者個人に治療結果の責任があるように受けとられる言葉を、われわれ医師は頻繁に口にする。たとえば、治療後にがんが再発した場合は、患者は化学療法に失敗したという言い方をするのが普通だ。まるで、統一試験を受けているのだが、全然勉強が足りなかったとでもいうように。薬を服用しない患者には、「不服従」というレッテルが貼られる。その薬が性機能障害を起こすとか、薬局へ行くと錠剤三〇個が二五〇ドルもしたなど、服用しない完全に正当な理由があったとしてもだ。患者が推奨される治療を受けない選択をすると、まずだいたい治療を拒否したという言い方をする。その言葉を聞くと、私は、幼児がブロッコリーの皿からぐいと顔をそむけ、顔が青くなるまで息を止めているさまを連想してしまう。

なぜ、こうしたとげのある言い方をしなければならないのだろう?

われわれ医師が使う言葉は、患者を、至極せまい不利になりがちな型にはめてしまう。耳を澄ますまでもなく「ミリアム・ヤングはリンパ腫でね。ケモに失敗したんだが、放射線治療は嫌だと言っている。糖尿病の薬をちゃんとのまないから、血糖値もうまくコントロールできない」などという医師の言葉が聞こえてくる。これでは、ヤングはとんでもないあまのじゃくで、医師が慎重にも慎重を期してなにか勧めてくるたびに、足を踏みならして毒づきまくっているかのように聞こえる。

だが、彼女の病型で受けられる化学療法ではあまり効果は望めない、というのが本当のところかもしれない。ヤングが化学療法に失敗したのではなく、実は化学療法が彼女の役に立たなかったのだ。

放射線治療で寛解する確率は三〇パーセントだが、からだを衰弱させる副作用が現れる確率は一〇〇パーセントだったという可能性もある。だから、熟考の結果、治療には値しないと彼女は判断した。糖尿病治療薬のメトホルミンは、のむと胃がむかむかする。すでにリンパ腫で食欲はがた落ちだ。どんなものであれ食べる楽しみを奪うものがあれば、毎日はいっそう灰色で味気ないものになる。おいしく食事をすることは、血糖値を少しばかり高めてしまうだけの価値があると、彼女は考えた。

その場合、ヤングは、本当に、化学療法に失敗し、放射線治療を拒否し、服薬指示に従わないと言えるだろうか？　同じくらい簡単にこう言うことができるだろう。ヤングのがんは化学療法に反応しにくく、放射線治療を断ったのは効果が見込めないからで、糖尿病治療薬は副作用が効果を上まわる、と。もっとずっと道理をわきまえた人のように聞こえるではないか。

実際は、リンパ腫も放射線治療も糖尿病治療薬も中立的なものだ。ヤングについてどうこう言うものではないし、どうこう言えるものでも、もちろんない。バーニス・ルガーが証明してみせてくれたように、疾患はその持ち主とは別ものだ。「失敗した」「拒否した」「従わない」など、余分な含みのある言葉を使っても、ヤングが自分にベストの医療を受けられるようにする、という最終的な目標が推し進められるわけではない。

余分な含みをもつ言葉には、他にどんなものがあるだろう？

クリニックに足を踏み入れる患者のほぼ全員が、血圧、脈拍、身長体重といった一連のバイタルのチェックを受ける。身長を考慮せずに体重の意味を解釈するのは困難なので、もっと適切な数値として体重指数（ＢＭＩ）がある。これは、体重を身長の二乗で除したものだ。ＢＭＩが25をこえる場合は過体重と定義される。30をこえる場合は肥満である。

成人アメリカ人の三分の一以上は数値が30をこえるため、医師は多くの肥満患者を相手にすることになる。だが、「肥満」は、多くの人々にとってきわめて不愉快な言葉である。きちんと定義された医学用語ではあるが、それでもなお非難がましい響きがあり、使用を避けてしまいがちだ。（ＢＭＩが40をこえた場合に用いられる「病的肥満」という医学用語は、さらに扱いがむずかしい。）不愉快な用語を避けることは、患者に益するのかそれとも有害なのかということを、私はよく考える。

イギリスの心理学者ジェーン・オグデンは、まさにこの問いに対する答えをさぐった。[1] 彼女とその共同研究者は、ロンドンとその近郊の二三の診療施設の医師を対象に調査をおこない、日常的に「肥満」という言葉が避けられていることを確認した。医師は、「その体重は健康によくないかもしれません」「標準体重をオーバーしていますね」「減量する必要があります」といった表現を好んだ。

研究者らは、五百人近い患者にもアンケートをとった。そこでは、「自分は関節痛と息切れの症状がある患者だと想像してください。医師が体重を測定し「肥満です」または「その体重は健康によくないかもしれません」と言います」という簡単なシナリオが検討課題として提示された。

全体として、患者は、「肥満です」と言われたほうが衝撃が大きいと回答した。そのほうが、状態が深刻で、健康への影響も大きいように感じられた。しかしながら、その言葉を使うからといって医師に対する感情が悪化することはなかった。医師への信頼の厚さにも状態の理解にも変化はなかった。

患者は、体重測定後、肥満（ＢＭＩが30以上）と肥満ではない（ＢＭＩが30未満）の二グループに分けられた。研究者が調査した全項目のうち、二つのグループで唯一違いが生じたのは、医師が用いた二種類の表現に対し、患者が感情的にどう反応したかという点だった。仮定のシナリオの医師が「肥満」という言葉を使ったときにもっとも気分を害したのは、実際は肥満ではない患者だった。実際に肥満の患者は、健康を損なうような体重だという婉曲な表現をされたときのほうがショックを受けた。

短い場面設定は実生活を正確に反映しているとはいえないものの、反応の違いは興味深い。肥満の患者は、婉曲表現を使われると医師に保護者面されたと感じるのかもしれない。医師が状態を深刻にとらえていないように思うのかもしれない。

「同じ言葉づかいをする人は二人といません」。あるインタビューではオグデンにこう言われた。「すごした子ども時代も、文化も、家庭環境も、背景も違うのです」。医師と患者では、異なる領域がさらに増える。医師には、患者にはおそらくちんぷんかんぷんの専門知識と語彙がある。患者のほうは、医師の経験していない症状を経験しており、具合が悪いことに対する反応も、一人ひとり異なりしかも複雑だ。

オグデンは、医学界では、患者を喜ばせようとする傾向が強まっていることに注目した。医師と患者の人間的なつながりがよい意味で注目を浴びたことが一因ではあるが、急成長を続ける医学のビジネス的側面もこの傾向に寄与している。一ブロックも歩くか歩かないうちに必ず大型医療施設に行きあたる、ニューヨーク市やボストンといった医学のメッカでは、患者の満足が最新の経済問題となった。病院が患者を激しく奪いあうために、医学の「軍拡競争」が勃発している。（私が働いているマンハッタンのイーストサイドでは、おそらく、医療施設の宣伝広告費で、プロサッカーチームに資金を提供し、スタジアムまで建設することができるだろう。ファーストアベニューの私たちのいる一帯は、肉体的な悩みに対処してくれる施設の数の多さから、親しみを――あるいは皮肉を――こめて、病院通り《ベッド・パン・アレー》と呼ばれている。）患者の満足が重要視されるようになったのは、もちろん賞賛すべきことではあるが、ときには、待合室に高級なコーヒーを用意するといった見場をととのえる努力が、有休扱いで看護師に継続教育を受けさせるなど、医療に実効のあるものごとに優先する。

患者を喜ばせ常連になってもらうための努力は、個人開業医のあいだにも広まっており、オグデンは、逆効果にならないかと危惧している。彼女は「行動を変えるには、ある程度は不安が必要なのです」と言う。だが、不安が強すぎると「認めようとしなくなる可能性がある」こともわかっている。医師は、患者を打ちのめすことなく、状況の重大性を理解させられる最適のさじ加減《スイートスポット》を見つけだす必要がある。

オグデンは、別の研究で、「心不全」という語について調査をおこなった。[2] ここでも、医師は医学用語を敬遠し、圧倒的多数が、心臓が弱り血液が肺に戻ってしまうという婉曲表現を選択した（これは婉曲表現というより説明だという意見もあるかもしれないが）。

患者には一つのシナリオが提示された。心不全の症状があり、医師に心不全だと伝えられた、あるいは「心臓のポンプの働きが十分ではないために肺に水が溜まっている」と言われた場合にどう反応するか、というものである。「心不全」という語のほうが患者の動揺は大きかったが、患者に状態をより深刻にとらえさせもした。研究は、心機能で患者を分類することはしていないものの、医学用語が心的負担を増やす一方、婉曲表現でも同じことが起こることを指摘している。

三つ目の試験では、オグデンは、排泄機能や性機能について口にしづらい言葉が必要な場面に、医師や患者はどう対処しているのかを、くわしく調べた。[3] ここでもまた、婉曲表現が圧倒的に優勢であったが、医師より患者の側でその傾向が強かった。医師は、特に気にする様子もなく腸機能や陰茎分泌物について口にしたが、患者は、総じて自分からそうした用語を持ちだそうとはしなかった（それらをきちんと理解していない場合もあった）。オグデンと共同研究者は、ランダム化試験をデザインした。医師は、診察のあいだ標準的な医学用語を使用する、または、患者の言葉づかいに合わせ、どんなものであれ相手から提示された語を使用する、のいずれかの方法をとる。

どの患者にも無作為に医師が割り当てられ、患者に合わせた言葉づかい、または合わせない言葉づかい（標準的な医学用語）を用いた医療面接がおこなわれた。面接後に記入してもらった調査票によると、自分に合う言葉のほうが、患者の安心感ははるかに大きかった。医師とのあいだに感じる結びつきも強く、苦痛の緩和の程度も大きかった。医師が自分たちの言葉で話した場合は、ものごとがより明確化した。

医学の家父長主義を打破しようとする、ここ二、三〇年の好ましい傾向は、言葉づかいの部分にもおよんでいる。早くから指摘されていたことの一つに、医学用語ではしばしば患者がもの扱いされ、たとえば「てんかんもち」や「喘息もち」などのように疾患名で呼ばれる、ということがあった。疾患はその人のごく一部にすぎないことが認識されると、この独特な言葉の用い方からの脱却が強力に推進され、その結果、医師は患者を「てんかんを発症しただれだれさん」や「喘息に苦しむだれだれさん」と呼ぶようせまられている。実際、バーニス・ルガーと疾患は――その状況が説得力をもって思いださせてくれたわけだが――別ものだ。彼女は、たまたま血圧が高い女性だったというだけで、高血圧もちではない。

だが、私は、糖尿病をわずらう自分の患者の多くが、実は糖尿病者を自称していることに気づいた。オグデンはまさにこの問題を追求し、「糖尿病者」と「糖尿病に罹患した人」という表現に患者がどう反応するかを調べた[4]。被験者には、臨床検査値から糖尿病が示唆されたため、看護師が患者のことを思いだしている、という設定が提示された。設定の半分では、被験者は「糖尿病者と確認された」と表現され、残りの半分では、「糖尿病罹患者と確認された」と表現された。その後、被験者は詳細なアンケートに答えた。糖尿病についての固定観念に加え、疾患の理解の有無と理解した結果を調べるものだ。被験者は、糖尿病罹患者とそうでない者が半々となるように採用された。

試験の結果をひと言でいえば、「糖尿病者」と呼ばれるか「糖尿病に罹患した人」と呼ばれるかは、糖尿病に対する考え方になんの影響もおよぼさなかった。糖尿病に罹患した被験者にもそうでない被験者にも、二つの表現は基本的に同じであるように思われた。

これは、患者をもの扱いしても問題ないということでもなければ、医師が暗黒時代に逆戻りし、患者を梅毒もちやヒステリー発作もちと呼んでいいということでもない。（とはいえ、私は、正確にそう形容できる政治家を一人二人思い浮かべることができる。）このような結果にはなったが、この研究は、少なくとも糖尿病に関しては、用語の違いが重要視されない可能性を暗示する、示唆に富む研究である。特に「糖尿病者」という語は、もう十分に一般的な語彙になっており、中立的に感じられたということかもしれない。医師がときどき使用するもっと強い響きのある語の場合はそうはいかない可能性もある。たとえば全身に粥状硬化症が生じている患者を「血管障害者」と呼ぶ場合などがそうだ。（医学生時代にはじめてこの呼称を聞いたときは、動脈のつまった怒り狂う社会病質者が、シンバスタチンのボトルを威嚇するように振りまわしながら、廊下を猛然と走りすぎるさまを想像した。）

この対極に、「がんサバイバー」のような語がある。患者支援運動に触発されて使われだしたフレーズだ。患者の多くは、明らかにこの言葉に共感を抱いている。こうした呼び方の背後にある力は重々承知しているが、それを耳にすると私はいつも考え込んでしまう。なぜなら、疾患で人を区別する状態に戻ってしまうからだ。自分のカルテには、X年寛解状態である、あるいは治癒と判断されたという説明を添え、患者には「がんの既往あり」としか記載していない。

自分が「サバイバー」という言い方を避けるのは、それが政治色を帯びているためなのか、疾患との一体感を意識しすぎた表現だからなのかはよくわからない（たとえば、臓器移植や神経外科治療など他の困難な治療に耐えた患者が、こうした言い方をするのは聞いたことがない）。単に、私が育った時代と場所では「サバイバーだ」といえば意味は一つしかない、というだけかもしれない――その人物は、ナチの強制収容所を生き延びたのだ。

「言葉は解釈されるためにあるのです。私は、だれとしゃべっているか、そしてどんな状況なのかによって、言い方を変えます」。そうオグデンは言った。意識的であろうとなかろうと、大学の同僚、ティーンエージャーの自分の子どもたち、ケーブルテレビの修理屋を相手にするときで、彼女はしゃべり方を変えており、相手のほうも受けとり方が違う。

オグデンは、医師は臨機応変に言葉づかいを変更でき、自分が用いる言葉の影響をよく考える必要があると結論づける。相手を安心させる種類の言葉づかいがある一方、不安をかき立てるたぐいの言葉づかいもある。中立的なものもあれば、政治がからむものもある。不安が大きすぎると受けとめきれなくなるおそれがあるが、適度な不安は、患者がより効果的に重い病気に立ち向かう助けとなる。

まさしく言葉は解釈されてこそ意味をもつ。これは、私が、四苦八苦しつつ医師への第一歩を踏みだすあいだに学んだことだ。医学部一年生のころ、私は、大学病院の看護部で、夕方四時から深夜まで小遣い稼ぎをしていた。特に孤独な夜の時間帯に、身内がさらに手厚い看護を受けられるよう、付き添い看護師を雇いたいという家族があると、私のところに要請がくるので、手のあいている看護師を割り当てる。ごくありきたりの仕事で、私は、ほとんどの時間を机の上に解剖学と生化学の教科書を広げてすごした。

家族は、私の医学知識のたくわえがいかに貧弱であるかを理解していなかったのではないかと思う。よく医学的な疑問や懸念や不安を打ち明けにやってきたからだ。涙を流すこともあった。私は知っているふりをすることさえ知らず、取り乱しながら彼らの役に立とうと最善を尽くしつつ、なんとか実際に看護師を呼んで翼口蓋窩の七つの孔のような机上の知識のおよばない医学的知識が得られるようにしたものだ。

ある晩の九時ごろ、一人の看護師が電話で、受けもちの患者がエクスパイアしたので明日は別の患者を割りあててほしい、と言ってきた。

エクスパイアだって？　相手がなにを言っているのかわからなかった。頭に浮かんだのは、キャッツキル山地への家族旅行で使用していたゴム製のエアマットレスだった。弁を開くと、ヒューと音をたてて空気が抜けるあいだ、マットレスが踊るように小刻みに揺れ、のたうちながらしぼんで、アーミーグリーンのゴムがしわくちゃにたるむ。生理学では、肺に空気が吸い込まれ、吐きだされる《エクスパイアード》ことを学んだ。エアマットレスからは——一対の肺から息が吐きだされるように——弁を開くやいなや、空気が吐きだされた。私は、体内のなんらかの弁が開放され、空気が勢いよく吐きだされて、本人もしわくちゃにたるんでしまった哀れな患者を想像した。

だが、看護師はこう言っているのではという考えがゆっくりと頭に浮かび、自分はとんでもないまぬけだという思いが込み上げた。「つまり、その、患者さんが、ええと……亡くなったということですか？」と私は尋ねた。まったく見当違いだった場合のことを考え、ためらいがちなもの言いになったが、そうしたことは、医学生には日常茶飯事だ。

「そうです」。看護師はぴしゃりと言った。私の馬鹿さかげんにすっかりいらだっていた。「患者はエクスパイアしたんです。次の患者をまわしてください」

「エクスパイアした」——その言葉は、舌にのせるととても奇妙に聞こえた。死に言及するのにこんなにおかしな言い方があるだろうか。当時は、死に接した経験といえば、ハイディ、つまりどうしても翼口蓋窩が見つからなかった解剖実習室のマッシュルーム色の献体だけだった。私は、電話機や机の上の書類をいじりながら、担当患者を亡くしたこの看護師にどう対処すべきか考えをまとめようとつとめた。

看護部ですごした一年のあいだ、業界特有のさまざまな用語が散弾のように意識を叩いてきたが、「エクスパイアした」という表現ほど奇妙に思われたものはなかった。数年後、ついに教室と実習室から出て病院実習に行くようになると、「エクスパイアする」という言葉がもっと頻繁に耳に入りだした。奇異な感じは薄らいで、多少なりとも普通の言葉らしく聞こえはじめはしたものの、はじめてその表現を耳にした看護部でのあの晩のことが、コールマンのエアマットレスのかすかな記憶とともに、いつも必ず脳裏によみがえった。

インターンの研修中にはじめて患者の死を目の当たりにし、「エクスパイアした」という表現は、徐々に、それと気づかぬうちに、奇異に聞こえなくなっていった。それに私は、インターンとして、患者が亡くなるとカルテに「死亡記録」を記入する仕事を任されていた。牛乳パックには消費期限がある。ヨーグルトにも期限がある。クーポンもそうだ。人間だって同じなのかもしれない。

それでもまだ、私は、わざわざこの言葉を使用するようになった理由が腑に落ちなかった。一般市民が「死ぬ」という表現を避けようとするのはわかるが、なぜ医療従事者もそうなのだろう？　われわれは、人体の謀反のたくらみにもっと慣れているはずではなかったか？　自分たちの技術の正確性と専門性を自慢してはいなかったか？　「おへそ」ではなく「臍」と言うのではなかったか？　「鼻血」より「鼻出血」を、「鼻水」より「鼻漏」を、「口の乾き」より「口腔乾燥」を好むのではなかったか？

だが、「エクスパイアした」は技術用語ではない。翼口蓋窩のような、難解ながら特定の目的をもった学術用語と同等のものではない。言いかえに使われる、昔からある普通の英語にすぎない。つまり婉曲表現だ。私たち医師は、患者が死亡したと言うのがいやだというだけの理由で、この婉曲表現を使用するのだと思う。「死亡した」と言えば、悲嘆や能力の限界といった、心おだやかならぬ問題を直視しなければならなくなる。「エクスパイアした」と言うほうがずっと簡単だ。よどみなく口にして次に進める、一つのありふれた医学的な作用にしか聞こえないからだ。

医師はあまりに多くの死を見てきたので、もう慣れっこになってしまった、というのが一般の見方だ。一方、医師をありのままに見ようとする人々は、死を見すぎることは逆効果で、それによって医師は、自分も死を免れないということをさらに強く意識するようになると考える。長い年月のあいだに、私は、どちらも少しずつ当たっていると考えるようになった。だれかを看取るたびに、私たちの頭には、それが自分や親や子どもだということもありうるのだという考えが浮かぶ。死がこわいのは、この小さな惑星の上であくせくする他の人々と同じだ。そして彼らと同じように、婉曲表現を用いて死の恐怖から身を守ろうとする。だが、好きなだけやんわりした言いかえができる（「天使のところへ行った」や「もっといいところにいる」など）人々と違い、われわれは、その言葉を新たな医学用語——しっかりと管理できる用語として定着させる必要がある。

医学部や看護学部に入学すると、学生はまったく新しい文化の中に投げ込まれるが、そこではまったく新しい言葉を学ばなければならない。研修の課程を通じておよそ一万語を習得すると推定されている。[5] これらが完全に頭に叩き込まれるため、その多くが実は英語にはないということが忘れられがちだ。私は、かつてパーティーで、友人の父親が最近ＭＩをやったと口にして、ぽかんとされたことがある。ＭＩ（心筋梗塞）は、一般人が心臓発作を形容する言葉ではないということを、完全に忘れていたのだ。

こんなこともあった。私は、友人を相手に、よちよち歩きの子ども二人と赤ん坊一人を連れて離陸の遅れた飛行機に乗ったときの話をしていた。子どもたちがどんなふうに完全な代償不全におちいったかを説明し、ほどなく自分もそうなったと付け加えた。とまた、ぽかんとした表情。だが今回は私も自分の主張を引っ込めなかった。「代償不全はちゃんとした言葉よ。代償するの反義語じゃない」。私は、憤慨して言った。友人たちは（多くが英文学やクリエイティブ・ライティングの学位保持者だった）、残念ながら同意できないという。「辞書をひいてみましょうよ」と私は食い下がった。

辞書をひくと、私がまちがっていた。純然たる医学専門用語だったのだ。弱った心臓がどうにかこうにか持ちこたえている、つまり、正しい方向に血液を循環させ、酸素を豊富に含む血液を潤沢にとは言えないまでも臓器に供給しつづけているとき、医師は、その患者の心不全は「うまく代償されている《コンペンセーテッド》」と言う。だが、一回肺炎にかかったり、一週間薬をのまなかったり、一回中華料理のビュッフェに手を出したり（この場合は「食傷」が正しい医学用語である）すると、代償作用がうまく機能しなくなり、患者は、肺に水が溜まり、木の幹のように足がむくみ、酸素不足で重要臓器が不全を起こした状態で、病院を訪れるはめになる。

これを書いているときでさえ、コンピューターは毎回、「代償不全におちいる《デコンペンセート》」がスペルまちがいだと指摘してくる。だが、誘導路で三時間待機している、暖房の効きすぎた満席の飛行機の上で、三本目の腕に不機嫌な赤ん坊を抱きながら、言うことを聞かない二人の幼児をおとなしくさせようとした経験がある方なら、「代償不全」こそまさにぴったりの表現だということに同意していただけると思う。オックスフォード英語辞典に採用してもらえるよう嘆願しようと思っている（くだんの元幼児と元赤ん坊が高校と中学を出たらその瞬間に！）。

医療従事者が研修期間中に覚える言葉が一万語ほどあるということを考えれば、患者が理解できない言葉がたくさんあるのも不思議はない。イギリスの二人の心臓専門医が、自分たちの病院の患者にアンケートをとったところ、その多くが、心不全、ステント、心臓弁からの漏れ、エコー、不整脈といった、循環器病棟で常用される用語を正しく定義できないことがわかった。[6] だが、医師はそのことに気づいていなかった。同じ病院の医師にアンケートをとってみると、患者がどの程度理解しているかを、終始過大評価していたのだ。医師と患者がまったく違う言葉を使って話すとき、いかに簡単に誤解が生じうるかがわかるだろう。

新米の実習生の場合も、もちろん話は同じで、恥ずかしさのあまり医学用語を知らないと白状できないことがしばしばだ。学生として病棟に足を踏み入れた初日に、私は、シニアレジデントからクリニカルパールを伝授された。「たとえ息苦しくてあえいでいても、肺気腫の患者には絶対酸素を投与しないように」というのがそれだ。「そんなことをしたら、挿管が必要になるから」と言う。私はまじめくさってうなずいたが、そのアドバイスに完全にまごついた。合計で三時間の臨床経験を積んでおり、酸素投与と挿管が同じ意味だということに、かなり自信があったのだ。のちに、薄くて軽い酸素チューブを患者の鼻腔に挿入することと、自発呼吸ができなくなったために気管チューブを喉に押し込んで人工呼吸器につなぐことのあいだには、とんでもなく大きな違いがあることを理解すると、私は、自分がその二つの概念を隣り合う大脳回に格納しかねなかったことに肝を冷やした。

さらに私は、心停止と心不全と心臓発作——おっと、ＭＩ、だ——はみな、まったく同じものだと思ってもいた。臨床で失敗を重ね、回診で何度か赤面するような瞬間を経験してやっと、すべてをきちんと理解した。今では、心停止の場合はコードによる大混乱が発生、心不全では足のむくみと肺水腫、ＭＩの場合は大至急心臓カテーテル検査という具合に、それぞれを明確に別ものと認識できており、かつてそれらを同一視していたことに愕然としている。

看護部で仕事をしてから、まるまる一五年ほどが経過し、私は病棟の指導医になった。七月は、新人医師の一団とともに病棟をとりしきった。医学部を出たてで、まだ卒業証書のインクも乾いていないような、ういういしい新人たちだ。南部と北部の境界であるメーソン－ディクソン線[訳註1]以南出身のインターンが一人いた。私たちの病院ではめったにないことだ。彼女の古風な立ち居ふるまいとチャーミングな南部なまりによって、すぐにずばりと本題に入る朝の回診に、少しばかりの優雅さが加わった。

ある朝彼女が、腫れぼったい目をしてやってきて、夜のあいだにゴンザレスさんが「いってしまった」と報告した。私は反射的に、ガスと便のどちらが出たのかと尋ねた。私たちは彼の腸の機能を心配していたからだ。言ってしまってから、彼女がなにを言っているのかに気づいた。

「ああ、エクスパイアしたということね」。私は事務的に言った。

彼女は、顔を上げおずおずと私を見ると、目を細めた。長いこと明らかに躊躇していた。それからゆっくりとうなずいた。私が使った言葉の意味がのみ込めてきたらしい。そのころには私はその言葉が反射的に口をついて出るようになっていた。私は、彼女の中でとまどいがちに変化が起こるのを認めた。それは何年も前に自分も経験したもので、そこで、死を意味する私の日常語は、医学界の認める用語に差しかえられたのだった。

このことがあって、『ベルビュー・リテラリー・レビュー』――ニューヨーク大学とベルビュー病院が出している、私が編集をつとめる文芸誌だ――の創刊号に掲載したストーリーを思いだした。コリ・ベイルの秀作「いとこのエスターはシカゴへ行った」だ。ボルティモアの病院の新インターンは、あらゆる疾患に囲まれていっぱいいっぱいで、仕事の優先順位を決めるのに苦労している。ある高齢の患者――題名のエスター――に強力な集中治療をほどこしているが、彼女は末期がんで、今はほとんど反応がない。病院の清掃係は地元ボルティモアに住むエスターのいとこで、彼女の看護に目を光らせている。清掃係は頻繁にエスターの病室をモップがけし、インターンがどうすればよいかと頭を悩ませる様子を見守っている。

だが、チーフレジデントは、インターンがもっと元気な患者に注意を集中し、エスターの治療に時間を浪費しないことを望んだ。彼女は死んだも同然なのだ。とはいえ、チーフレジデントも血も涙もないわけではない。「気の毒に、あの患者はもうシカゴに行っていてもおかしくないんだよ」と、エクスパイアするの地元の俗語を伝授しつつ懸命に共感を伝えようとする。二人が会話するあいだ、清掃係はせっせと床にモップがけしながら、目前に迫ったいとこの死に思いをめぐらせる。シカゴでは、だれかが亡くなると「ボルティモアに行った」と言うのだろうかと彼女が考えるところで、ストーリーは終わる。

担当するインターンが「いってしまった」という表現をしたことで、Gaudeamus Igitur という大好きな詩を思いだした。[7]アトランタの心臓専門医ジョン・ストーン作のその詩は、エモリー大学医学部の卒業生に学位授与式の式辞として贈られたものだが、学生たちは、自分たちがいかに幸運であるかに気づいていなかったろう。ラテン語の題名は『だから喜ぼう、ともに』と翻訳され、私は、数えきれないほどの学生やインターンにその詩を読んで聞かせた。それが、医学研修そして人生で前へと進む感情を語る詩だからだ。学校教育の最後にすべての医学生が受ける医師資格試験に触れた、次のような詩行がある。

これが試験のおわりだから、
これが試練のはじまりだから、

これを読むと、医師になるために学ぶことから実際に医師になることへの移行の瞬間を、この詩人がいかにみごとにとらえているかに、敬慕の念を抱かずにはいられない。彼は二つの側から言葉をみている。医師と患者がしばしば違う視点からものごとをみるときのやり方を思いださせるものの見方だ。だが、そのあとに、彼はこう続ける。

死は最終試験を課し、
それはだれもが通過《パス》するものだから。

二〇〇八年にストーン医師が亡くなったとき、私はこの詩行のことを思った。落第しなかったことを知って彼がほっとしただろうということはわかっていた。あるいは、彼自身の期限がきれたので、シカゴに行っただけなのかもしれない。それともボルティモアに。いずれにせよ、彼には私の言いたいことがわかっているという自信はある。

# 第13章　その判断、本当に妥当ですか？

正直に言おう――その初診患者といるとどうも落ち着かなかった。健康診断を受けにきている、三〇代後半の女性だ。マリア・ヴィンセントは、小柄だが、ゆうに病的肥満の医学的基準に該当するだけの横幅があった。二本の足のあいだに、三本目の足のように下腹がだらんと垂れ下がり、歩行のじゃまをしている。かわいらしい顔は、首と下あごのひだの中に完全にのみ込まれてしまっていた。胴回りの寸法がありすぎて、腕をまっすぐ脇におろすことができなかった。

ヴィンセントがなんとか診察台に上がると、一六〇キロの体重で台が震動した。肺音を聴こうとガウンの背中を開くと、脂肪が層をなし幾重もの波となって広がり、呼吸音をくぐもらせた。腹部を触診すると、手が沈んでしまい、肝臓の触知にとりかかることさえできなかった。甲状腺や首のリンパ節を見つけられなかった。

かたよった判断をしないことが私の仕事だが、そのとき感じていた反射的な不快感はいかんともしがたく、自分が平静でいられないことに、私はうろたえた。多くの研究から、医師が肥満に明らかな偏見を示すことがわかっている――肥満患者は軽んじられ、[1] 医師との結びつきも深まらない。[2] 病人や弱者を助けることを誇りとする医療従事者は、社会で一番偏見とは無縁だろうと、心のどこかで期待していたが、残念ながらそうではない。驚くべきではないのだろうが、私は意気消沈してしまった。なぜ、医師はそんな反応をするのだろう？（おもしろいことに、患者のほうも医師の肥満に同じように偏見を抱いている。自分の体重に関係なく、肥満の医師に対する信頼は薄い。[3]）

理由の一つは、肥満が、アルコール依存症や薬物の使用と同じく自ら招いたものだとみなされる、ということでまちがいないだろう。遺伝学や他の関連する交絡因子をよく承知している医師でさえ、そう考えている。自制と窮乏の生活（それが医学研修を乗りこえさせてくれた）が骨まで染みついた集団の立場からすると、しっかり自己管理しようという気持ちをほんの少し強めるだけで、こうした病的な状態を楽に改善することができるという考えを――それに反する科学的根拠が山ほどあっても――放棄するのはむずかしい。

おそらく、私たちは、慎重に磨きあげてきた自制心を失うようなことがあればこうなるという自分自身の姿を、肥満患者の中に見ているのだろう。患者とくらべればささやかなものとはいえ、思春期に体重と身体像との戦いを経験した結果、私はいまだにジャンクフードと食べすぎに対する嫌悪感をぬぐえないでいる。ヴィンセントは、私の最悪の悪夢を体現しているのかもしれない。気をゆるめすっかり自制心を失った場合の自分の姿だ。

もしかしたら、肥満の身体的な特徴そのものが問題なのかもしれない。不健康なまでにほっそりしたからだつきが賛美の的となる社会では、身なりもととのいこざっぱりとした、魅力的な顔だちのヴィンセントのような女性でも、体重があるというだけで、だらしないと思われる可能性がある。

こうした反応は、もちろんまったく非合理的なのだが、かつて感情が合理的とみなされたことはなく、医師もそれ以外の人々と同様、感情に流されやすい。私は、患者に早まった判断を下すような医師にはなりたくないし、肥満者にはっきりと不名誉の烙印が押されるのを手助けするようなまねは、絶対にしたくない。にもかかわらず、その日ヴィンセントの診察に悪戦苦闘しながら、当惑の気持ちをどうすることもできなかった。

だが、実際にヴィンセントと話をすればするほど、手に負えないという気持ちは薄れていった。彼女は、自分の病気にも気を配りながらの子育てのストレスを口にした。その病気の多くは肥満が原因であることを、彼女は心得ていた。食事の管理に苦労し、ストレスのせいでどうしても余計に食べてしまうことも認めた。肥満であることで気分がふさぎ、そのために無性に甘いものを欲した。肥満の家族歴があり、心理的虐待を受け、ネグレクトされたという話もした。ジムに通うのがみじめでしょうがないことや、自分に合うジムのウェアを見つけることさえ不可能に近いことを、率直に打ち明けた。仕事に就ける見込みはゼロだった。「太りすぎの相手に二次面接の連絡をくれる人なんかいませんよ」と言う。背中に手をまわしてかゆいところを掻くこともできなかった。子どものだれかが一直線に通りを駆けだしても、遅れずについていけないこともわかっていた。

彼女がしゃべればしゃべるほど、私は気持ちが落ち着いてきた。最初は、ただひどい肥満の患者を見ていただけだった。診察が終わるころには、日々の生活を圧倒する肥満に苦しむ、深みのある人間味あふれる人物がそこにいた。診察を終えたあと、私は、彼女への自分の最初の反応についてとくと考えた。人種主義とどこが違うのだろう？　嫌悪感がそれほどでもないと言うのか？　彼女の肥満が、たとえいくぶんかは自ら招いたものだとしても、どうして自分の反応を容認できるだろう？

多くの医師と同じく、私も自分が患者に平等に接していると考えたい。だが本当はそうではないことは自覚している。医学は、長きにわたり臆面もなく、特に民族的および人種的少数派を冷遇してきた。もっとも、その頑迷な態度は、女性、ゲイ、性同一性障害の患者、移民、薬物嗜癖者、無学な患者、肥満患者、HIV患者——医療の体制の硬直した境界線から逸脱するほぼすべての者たち——にも等しく向けられてきたものではある。医療格差は、書籍中で広く論じられている。[4] アフリカ系アメリカ人や他の民族的および人種的少数派では、がん治療は積極性の低いものとなり、心臓カテーテル検査やスクリーニング検査の数も減り、メンタルヘルス治療もあまりおこなわれないのが常だ。格差のリストは気がめいるほど長い。

言い訳にすることはできないとはいえ、社会経済的に差があることと医療に平等にアクセスできないことも、格差の原因になっているのかもしれない。しかし、この二つは、不公平の原因のごく一部でしかない。他にもたくさんの要素が混在している。医療の活用にはコミュニケーションがどれほど重要であるかを考えると（多くの場合コミュニケーション自体も医療だ）、医師と患者の言葉のかわし方から、医療における格差をある程度説明できるのではないかと思う。

デブラ・ローターと共同研究者は、さまざまな研究に着手し、この問題に取り組んだ。[5] RIASを用いて、ワシントンDC広域都市圏の医師六一人と患者四五八人の診察の分析をおこなっている。患者の約半数は白人、半数はアフリカ系アメリカ人であった。診察では必ず、医師が会話の流れを支配し、患者より長くしゃべった。他の研究から予想された通りだ。（ちなみに、医師は、半数が白人、三分の一がアフリカ系アメリカ人、残りがアジア人だった。）

だが、白人患者よりアフリカ系アメリカ人患者を相手にしたときのほうが、医師優位に会話が進んだ。白人が相手の場合、医師は患者より二四パーセント口数が多かったが、アフリカ系アメリカ人相手の場合、この割合は四三パーセントだった。そしてその分、白人患者の場合とくらべて患者中心になりにくかった。診察が感情面におよぼした効果も小さかった（口調も全体的な感情もあまり前向きではなかった）。アフリカ系アメリカ人が、なぜ、医療での経験をへて、白人患者よりも強い反感を抱いて医療から遠ざかってしまいがちなのかがわかるだろう。

医師と患者が同じ人種または民族だと、話は違ってくるだろうか。研究者らは、この問いを念頭において、別に、医師と患者が顔を合わせた二五二の診察を分析する研究をおこなった。[6] 医師と患者が「同じ人種」（アフリカ系アメリカ人の患者とアフリカ系アメリカ人の医師、白人の患者と白人の医師）の場合、診察はおよそ一〇パーセント長びいた。また、診察についても医師のコミュニケーションスキルについても、人種の異なる医師にかかった患者にくらべて患者の評価は高かった。口調に表れた心情や感情も全体としてより前向きなものだった。

だが、実際のコミュニケーションスキルに違いはなかった。会話での医師の優位に差はなかった（患者が同じ人種でもそうでなくても、医師は同じように貪欲に時間を独占しようとした）。患者の考えをひきだす、意思決定に患者も関与させるなど、患者中心のコミュニケーションの程度をはかる尺度にも違いはなかった。

ところが患者は、自分と似た医師を相手にすると、うまくことが運んだものと考え、最終的にその診察に高い評価を与えた。それは、見慣れたものへの安心感からくるものかもしれない。おそらく患者は――そして医師も――その状況のほうがリラックスでき、もっと気楽に会話できたのだろう。あるいは、心に深く根づいた考え方がそうさせたのかもしれない。その一部はまったく無意識のものだ。

露骨な人種差別主義者もまだいるにはいるが、あからさまな人種差別はますます社会的に容認されなくなってきており、過去とくらべて日々の生活の中でそれほどの差別に出会うことはない。しかし、無意識の人種的偏見は、今も克服できない課題としてあり、おそらくこれが医療や社会全体で目にする多くの不平等を引き起こしているのだ。これは、興味をひかれるものの踏み込んで調べるのがはばかられる領域だ。医学がそのプロ意識の手本とする、ヒポクラテスの理想をおびやかすものだからだ。

無意識の偏見を明らかにするために、研究者がもっともよく用いる試験は、潜在的連合テスト（ＩＡＴ）と呼ばれる。[7] うまくできていて、ごく簡単だ——少なくとも最初のうちは。一回目は、顔の写真を、ヨーロッパ系アメリカ人のものかアフリカ系アメリカ人のものかすばやく分類するよう、プログラムに求められる。分類には、キーボードの左側のボタンまたは右側のボタンを使用する。あいまいな写真はなく、作業は簡単だ。二回目は、同じ二つのボタンを用いて、単語を「よい」単語と「悪い」単語にすばやく分類する。写真同様あいまいな単語はなく、どんどん分類できる（「喜び」「愛」「平和」対「苦痛」「恐ろしい」「おぞましい」）。

そこからは作業がむずかしくなる。次の回では、単語と写真がランダムに組み合わされたものを分類する——「よい」単語または「悪い」単語、アフリカ系アメリカ人の写真またはヨーロッパ系アメリカ人の写真だ。だが、ボタンはやはり二つしかない。そこで、今度はどちらのボタンも、二つの無関係なカテゴリーに対応することになる。これは結構むずかしい。最初に、単語を見ているのか写真を見ているのかを脳が記録し、次いでどちらのカテゴリーに区分されるか（黒人なのか白人なのかまたはよい言葉か悪い言葉か）を判定し、左右どちらのボタンが当てはまるのかを判断しなければならないからだ。ゆっくり考えることなく、できるかぎりすばやくこれを実行するよう求められる。

試験の厄介な点は、連合したカテゴリーがごちゃまぜにされることだ。ある回では、ヨーロッパ系アメリカ人の顔または「悪い」単語を見たら左のボタンを、アフリカ系アメリカ人の顔または「よい」単語を見たら右のボタンを押さなければならない。別の回では、組み合わせは逆になる。アフリカ系アメリカ人の顔または「悪い」単語の場合は左のボタン、ヨーロッパ系アメリカ人の顔または「よい」単語の場合は右のボタンを押すのだ。

こんな場合でもなければ無関係な二つのカテゴリーが、心の中で強く結びついているほど、成績がよいと推定できる。あるボタンにヨーロッパ系アメリカ人と「よい」が対応しているほうが、そのボタンにアフリカ系アメリカ人と「よい」が対応しているときより正確に分類できるようならかなり「白人びいき」だし、逆の結果の場合は「黒人びいき」と考えられる。

女性、イスラム教徒、肥満者、ネイティブ・アメリカン、アジア人、障害者、肌の色に対する潜在的な偏見を調べるために、いく通りもの試験がつくられた。もちろん、これで現実が完璧に把握できるわけではないが、私たちの無意識の偏見について少しは感触をつかむことができる。

潜在的な偏見が医療におけるコミュニケーションに影響をおよぼすのかどうか、もしそうならどのように影響をおよぼすのかを明らかにするため、研究者は、四〇人の医師を対象にIATを実施し、そのあとでこれらの医師による二六九人の患者の診察の様子を録画した。[8] 潜在的な人種的偏見の点数が高い医師ほど、アフリカ系アメリカ人とのコミュニケーションがうまくとれていなかった。医師優位に会話が進み、患者中心になりにくく、感情的にも前向きとは言えなかった。こうした患者は、診察に明らかに低い点数をつけた。

白人患者の場合も、医師側の（アフリカ系アメリカ人に対する）潜在的な偏見が大きいほど、医師優位に会話が進みがちだった。だが、白人患者は、診察が不首尾だとは考えなかった。実際、アフリカ系アメリカ人の場合より、診察を肯定的に評価している。このように、医師に潜在的な偏見があると、どの患者が相手でも医師側のコミュニケーションスキルは散々だった。だが、コミュニケーションのまずさの受けとめ方には、白人患者とアフリカ系アメリカ人患者で差があった。

中西部で実施された別の研究では、IATを受けた医師一二四人の三千人近い患者にアンケートをおこなっている。[9] 潜在的な偏見が強い医師は、ここでも、アフリカ系アメリカ人とよい関係が築けていなかった。患者中心の治療に関しては、これらの患者から低い点数をつけられた。白人患者からは、先に述べた研究同様、潜在的な偏見があるにもかかわらず高得点を与えられた。おもしろいことに、医師の評価は、ラテンアメリカ系の患者で一番低く、さらにこの低評価は医師の潜在的な偏見の程度とはまったく無関係だった。

医師をひとくくりにして潜在的な偏見を評価すると、白人の医師のほうが黒人の医師より成績が悪い。男性医師は女性の医師より偏見が強い。アフリカ系アメリカ人の医師は、こうした試験でまったく偏見を示さないことがわかった。つまり、どの人種に対しても、無意識の嗜好（あるいは偏見）を示さないのである。[10]

医学の世界に――平等主義の手本のような医師のあいだにさえ――無意識の、すなわち潜在的な偏見がはっきりと認められても、だれも意外に思わないだろう。アフリカ系アメリカ人の患者がそれに気づき、医療に対し否定的な考えを強めて離れていってしまう可能性があるのも、当然のことだと思う。

この否定的な反応がさらに否定的な反応を引き起こし、その後の診察での経験に影響をおよぼすこともある。[11] 三五〇人の患者を選び、医師の診察直前に面接をおこなって、過去に人種や階級による偏見を経験したことがあるかどうかを確認した。その後、診察を録画し、医師と患者のコミュニケーションを分析した。同じアフリカ系アメリカ人でも人種や階級による偏見を多く経験した患者の場合は、それほどでもなかったアフリカ系アメリカ人患者とくらべても白人患者とくらべても、医師も患者もより否定的な気持ちになることが、診察から明らかになった。そうした患者は、診察後の調査で、医師によく話を聞いてもらえず敬意を失した扱いを受けたように感じたと述べた。

研究者は、過去に嫌な思いをした患者は、また嫌な思いをするのではないかと身がまえ、期待を低く設定し全体的にネガティブな気持ちになってしまう、という仮説をたてた。医師が無意識のうちにこの感情を感知し同調してしまうと、コミュニケーションがとれず結びつきも生まれないという負のスパイラルにおちいってしまうかもしれない。一つの解決策は、医師にこの無意識の心の動きに気づかせることだ。負のスパイラルが始まるときに気づけば、医師は、自分の気持ちを立てなおし、患者とのやりとりがもっと前向きな方向に進むよう、もう一段の努力をすることができる。

前向きな感情というと、気分をあげるショーウィンドウのように聞こえるかもしれないが、コミュニケーションに不可欠な要素だ。心からのものであれば、他者の心に信頼を芽ばえさせる。ジャネット・バベラスによる「共同の語り手」の研究を思い返してみてほしい。片方が前向きな感情と信頼を示せば、もう片方が語るストーリーはさらに充実したものになるだろう。したがって、白人患者もアフリカ系アメリカ人患者も、前向きに話す医師のほうを信頼しがちになるのは、不思議でもなんでもない。[12] アフリカ系アメリカ人の場合は、過去に偏見を経験した（一般にあまり医師を信頼しないと思われる）患者にもこれが当てはまる。だからといって、前向きな気持ちがあるほうが医師として優れているということにはならないが、信頼関係が築かれてからでなければ、望ましい医療を花開かせることはできないのである。

潜在的な偏見を克服できるかどうかを確認すべくデザインされた興味深い研究がある。そこでは、看護師は、痛みがあると傍目にも明らかな患者の映像を見て、投与する薬剤の量を決めるよう求められた。[13] 臨床的に最善と思う判断をするよう指示された場合は、アフリカ系アメリカ人患者には白人患者より少ない量の鎮痛剤が投与されるという結果になった。だが、痛みが患者の生活にどれほど影響をおよぼすか想像するよう指示されると、看護師は、人種を問わず全患者に同量の鎮痛剤を投与した。他者の立場に立つことは、共感の基本要素だ。そしてこれが、医療格差の解消を進めるために必要な大事な要素のひとつなのかもしれない。

医療の不平等に対処するためには、医療制度の中で多くの仕事を体系的におこなう必要があるのはまちがいない——どこに病院を建て患者はどうやって保険に入るのかに始まって、だれが医学部に入学し研究費用がどのように配分されるのかまで、ありとあらゆることが対象だ。個々の医師と患者になにができるか、その多くは一対一のコミュニケーション次第だ。医師の場合は、無意識の偏見を認めることが、困難だが必要なステップだ。無意識の偏見をなくすのは簡単ではないが、個性をもった一個人として他者をみようと固い決意でのぞみ、その上で、次のステップとしてその相手のものの見方を想像するなら、結果は明らかに違ったものになるだろう。患者——理想的な世界であれば、なにもしなくても医師から公平に扱ってもらえるはずなのだが——のほうは、医師に一人の人間として自分を知ってもらうことで、共感が育ちやすい土壌を形成することができる。

数年前、ホセ・サンティアゴという患者がいた。ライカーズ島の刑務所に服役していたが、収監された理由を聞いたことはない。ドラッグでみなの頭がいかれていた一九八〇年代を生き延びた——そして今はそこから公式に引退した——者らしい、いかつい、孫がいると言ってもおかしくない風貌の持ち主だった。長年の注射のせいで皮膚にひだ状にしわが寄り、入れ墨は色があせて陰気な青みを帯びた灰色に変わっていた。しわがれ声には、疲れた、しかし落ち着いた響きがあった。

はじめてライカーズに収容される者の常で、サンティアゴも、囚人のあいだに蔓延している病気の有無を調べる標準的な一連の検査を受けた。そして、幸いにもT細胞数はまだ正常範囲に収まってはいたものの、HIV陽性というありがたくないニュースを受けとった。C型肝炎にも罹患しており、糖尿病と高血圧も見つかった。ヘロイン中毒の治療のために、メタドンを大量投与する必要もあった。だが、彼の生活を悲惨この上ないものにしたのは、皮下注射の習慣によって生じた難治性の下腿潰瘍だった。当時の薬物常用者の多くがしたように、サンティアゴも、静脈が使えないとなると、さっさと四肢の肉の部分にじかに薬物を注射した。潰瘍は癒えることがないように思われた。

刑務所から釈放されると、サンティアゴは、私たちの病院のＨＩＶクリニックにやってきた。複雑な治療計画も驚くほどしっかりと実行し、予約の時間には必ずきちんと現れた。しかし、病気の進行具合を確認するための採血は頻繁にはできなかった。長年の薬物の常用で静脈が見つからなくなっていたのだ。

一年に一回ほど、メタドンを処方する医師に、頸部のぼろぼろになった静脈から採血してもらうのだが、診察でできるのはそこまでだった。侵襲的な医療を多数受けたにもかかわらず、免疫系が損なわれることはなく、日和見感染症から防御できるだけの高いＴ細胞数が維持されていた（ウイルス負荷量が簡単に測定できるようになる前のことで、Ｔ細胞数しか確認していなかった）。

当時は、超強力な抗ウイルス薬によってＨＩＶが管理可能な慢性疾患になる前で、幸運な「非進行者」の仲間入りをすることは、まれな――そして祝うべき――状況だった。これまで診療をおこなってきた中で非進行者の患者は彼以外に一人しかいなかった。まるでおとぎ話の親切な妖精が、広大で荒涼としたエイズの世界を見渡し、この二人を選んで魔法の粉を振りかけたかのようだ。こうした患者は、それ以外暗いばかりの医学の一章における希望の光だった。

そこまで採血の頻度が低いと、健康状態の予測できない変化を追うのは至難のわざだったが、サンティアゴは、くる年もくる年も、十分なＴ細胞数を維持しつづけた。ある年、ＨＩＶクリニックで彼の健康観察を続けてきたナース・プラクティショナーが、異例の要請をおこなった。首にある採血可能な最後の静脈から血液を採取する時期がきたとき、メタドン処方医に、Ｔ細胞数の測定だけではなく、もう一度ＨＩＶ検査もおこなうよう求めたのだ。それはただの勘にすぎなかった。

するとなんと、戻ってきた結果は陰性だった。サンティアゴはＨＩＶに感染していなかった。ライカーズでの最初の検査は偽陽性で、診断は最初からまちがっていたのだ。ＨＩＶクリニックへの通院は即座に不要となり、総合内科クリニックにまわされてきて、私が担当医になった。

最初の顔合わせのとき、私はその話に愕然とし、そんなにも長いあいだ誤診のまま経過しえたことに心底驚いた。なぜ、最初のＨＩＶ検査の結果がまちがっているかもしれないと考えず、非進行者に分類することでＴ細胞数の多さを説明しようとしたのだろう。検査の客観性に信を置きすぎた、ということなのだろうか。それとも、単に、サンティアゴがＨＩＶのイメージにあまりにぴったり――ライカーに服役していて、薬物を常用し、Ｃ型肝炎で、入れ墨がある――だったので、陰性である可能性など想像だにしなかったということか。

サンティアゴと二人で治療に取り組みはじめたとき、彼のふくらはぎは、膝からくるぶしまで開いて肉が見える状態だった。潰瘍は何年もかかってできたもので、想像しうるかぎりもっとも傷が治りにくい状況での薬物常用の産物だった。サンティアゴからは、最初の診察で、潰瘍の治療に必要だというまるまる一ページの消耗品のリストを渡された。滅菌生理食塩水、ガーゼ包帯、サージカルテープ、ヨードチンキ、ゲーベンクリーム、ラテックス製手袋、密封療法用のドレッシング材――いささか不意をつかれたことを認めよう。これほど計画的で信頼できる薬物常用者には会ったことがなかった。元常用者も含めてだ。

「らしく」なかった。

驚いたことに、その数年後には、サンティアゴが根気よく手当てを続けたおかげで、手間はかかったものの潰瘍は治癒した。最後には、潰瘍の位置を示すうねうねと蛇行する細い傷あとだけが、ふくらはぎに残った。

「らしく」なかった。

さらには、ある日、だしぬけに自らメタドンの服用量を減らしはじめた。受付スタッフ全員の意識を失わせられるだけの量を、二〇年近く服用しつづけてきたあとのことである。メタドンではヘロインのような高揚感は生じないが、からだは同じように依存状態になるのが普通で、ヘロインを使用していたことがある者のほとんどは、いつまでもメタドンから離れられない。多くの元常用者にとって、メタドンは永久に生活の中心なのだ。

だが、サンティアゴは、ひっそりと自分で服用をやめ、「もううんざりなんでね」と私に言った。

「らしく」なかった。

HＩＶの誤診についてどう思うか尋ねたときは、肩をすくめただけだった。そして「しょうがないね」と言った。それまでの人生で経験してきたあれこれを思えば、八年間の誤診など最悪のできごとではなかったのだろう。

何年もかけて、サンティアゴは、根拠のない社会通念を次から次へと打ち砕いていった。だが、実際は彼がなにかをしたわけではない。そういう人間だったというだけだ。誤った通念を打破しなければならなかったのは、医療従事者のほうだった。こちらが最初に相矛盾するデータをもっと慎重に調べていれば、そして判断を絶対視する前に自分たち自身に偏見がないかどうかよく確認していれば、サンティアゴがHＩＶと出会うこともなかったろう——不名誉の烙印や、高価で無用の治療や、薬や、その有害な副作用から逃れられただろう。

結果として、サンティアゴは、同業者たちは固定観念と即断をおおいに好むという深い教訓を私に残してくれた。その過程で彼が長いあいだ苦しむ必要がなければよかったのにと思う。下腿潰瘍が治癒し、メタドンと縁が切れてみれば、あとは、比較的管理しやすい糖尿病と高血圧の問題に対処しなければならないだけだった。（C型肝炎の治療は、それまでに問題なく終了していた。）糖尿病も高血圧も軽症で、容易に管理できた。専門医療が必要となることはなく、サンティアゴはやがてベルビューを離れ、クイーンズの自宅アパートに近い地元のプライマリ・ケア医の診察を受けるようになった。

一面からみれば、サンティアゴは医療の成功例だ。深刻な医療上の問題を山ほどかかえた状態から始まり、最後は管理のしやすい二つの問題だけになったのだから。だが、見方を変えれば、医療制度の不全の表れでもある。ステレオタイプへの類型化――とんでもない影響をおよぼした――もそうだが、加えて、コミュニケーション不足も驚くほどだった。私は、自分より前に彼を担当しHＩＶ感染を誤診してきた医師らと同様、自分にも責任があると気づいた。なるほど、サンティアゴは、コミュニケーションをとりやすい相手とは言えなかった。無口でほとんどしゃべらず、下腿潰瘍を診察の中心とすることに異存はないようだった。私は彼の意向に従ったが、それが相手を尊重しての同調だったのか、それとも面倒が嫌でのステレオタイプの黙認だったのかは、自分でもよくわからない。彼に対しては、いつも患者にするほど相手を知ろうとする努力をしなかったことを認めよう。おそらく偏見を抑えることができなかったのだと思う。派手な入れ墨や服役中のことや薬物使用歴は話題にしなかった。だが、その内側には、調和のとれた人間、驚くべき強靭さをそなえた人物がいたのだ。分が悪いのにどうやってそうした特質をそなえられたのかを知ることに時間をかけていたらと思う。きっと、学ぶことがたくさんあったに違いない。

理由はどうあれ――ホームレスだろうが、薬物嗜癖者だろうが、精神障害者だろうが、肥満だろうが、悪臭を放っていようが――「好ましくない」というレッテルを貼られた患者に、医師がどう対応するかを考えるとき、私は、医療の場で生じる身体的な不快感になぞらえてみる。何年ものあいだ、別の生き物のようにふるまう靴下を脱がせてきた。悪臭のするじくじくした傷口のドレッシング材も交換してきた。身体診察中に、蛆やごきぶりや精液や下痢にも遭遇した。何度も吐きそうだと思ったことがある——吐き気をもよおしやすいことでは他人にひけはとらない。私は、身体的な反応を抑えられない。感情的な反応の一部が抑えられないのと同じだ。だが、どう反応するかを制御する努力ならできる。十分集中すれば、思う通りにふるまうことだって可能だ。

しかし、それで十分だろうか？　患者といて居心地が悪いとき、たとえ感情が表に出ないようにしたとしてもなお内心の気持ちがやりとりの仕方に影響し、それによって医療の質が落ちてしまわないともかぎらない。そのことを私は心底恐れている。反応が表に現れないようにといくら努力しようと、自分の無意識の——あるいは自覚のある——偏見のせいで、敬意を失していることが相手に伝わったりしないだろうか？もっとも医療を必要とするのはこうした患者であることが多いのに、彼らを医療から遠ざけてしまうのではないだろうか？

ふるまいやコミュニケーションのとり方を改善することはもちろん重要だが、医療に従事するわれわれは、同様に心のもちようを変える努力をする義務もあると思う。それが無理難題だということは承知しているが、高いプロ意識を受け継いでいきたいと思うのであれば、少なくとも直感的な感情に自分のほうから挑んでいく必要がある。最初のステップは、なにもかも潔く白状することだ。その過程がいかに不快でばつの悪いものになろうとも、医師も看護師も、かたよった感情に正直になる必要がある。われわれは、結論に飛びつく寸前で思いとどまり、即断を下そうとしていることを自覚した上で、その結論について自問する必要がある。医療における偏見について同僚と意見を交換し、どこが盲点になりうるかを探りだす必要がある。完璧をきわめるのは不可能だが、それを現状をよしとする言い訳にしてはならない。どんな変化も、注意を払う、つまり自分の欠点を自覚しようとするまさにその行為から始まるのだ。

もうひとつのアプローチは、「ふりをする」というもので、行動心理学から借用した技法である。肥満患者でも、不快臭がする患者でも、いらいらする患者でも、アルコール依存症患者でも気にならないというふりを医師ができれば、やがては不快感がやわらぎはじめるかもしれない。悲しいときに笑うのに少し似ている――最初は奇妙に思えるが、そのうちだんだん気分がよくなりはじめる。無理に不自然なことをしようとすると、ぎくしゃくせずにはいられない。だが、やがてその行動が感じ方を変えてくれる。この場合は、医師が患者をよりよく知ることでそれが可能になる。これもまたショーウィンドウの装飾のようにみえるかもしれないし、医師の努力がこれだけならば、なるほど装飾にしかならないだろう。だが、それが、偏見をもっていそうな状況での自分の感じ方や行動の指針を決めなおす誠実な努力の一環であるならば、おそらくそうした偏見を少しずつ削りとってくれるだろう。最初は外側だけの変化だとしても、医師の態度は、まわりの生徒やインターンや医療スタッフの手本となる。（まだ）完全に心からのものではないとしても、行動のあり方を設定することの効果を軽視することはできない。

私がベルビューの指導医の職に就いたとき、クリニックにジョーン・ヌーナンという看護師がいた。本人自身さえ自分を古いタイプと呼びそうな看護師だ。誇らしげに白衣に看護学校のピンバッジをつけ、いまだにナースキャップを大切に保管していた。もっとも、それをかぶって仕事にきたら、若いスタッフのほとんどは、ふざけて頭にコーヒーフィルターを載せていると思うだろう、とおどけて口にしていたが。ヌーナンは非凡な看護師で、特に私の目をひいたのは、どの患者に対しても非の打ちどころのない敬意をもって接することだった。男性患者は全員が「殿方」と呼ばれた。自分の問診室で、服や髪の乱れ具合も臭いも荒れ方も最悪というアルコール依存症患者に怒鳴りちらされても、相手を見下すような言葉はけっして口にしない。「私の部屋に、少し気をつけて診ていただいたほうがよろしい殿方がいるのですが」と医師のだれかにそっと声をかけ「ちょっと顔を出していただくことはできますかしら」と言うだろう。その口調はいつも尊敬の念にあふれていて、相手が、一番街のホームレス用一時宿泊施設のそばをうろつく手合いでも、合衆国大統領（ベルビューは、ニューヨーク訪問時に国家元首に万一のことがあった場合の指定病院である）でも、まったく変わらないだろう。彼女の態度は完全に心からのもので、そのふるまいが他者におよぼす影響には驚嘆すべきものがあった。スタッフ一言葉づかいの荒い人ぎらいだったとしても、なぜか彼女と同レベルの礼儀正しさが身についていることに気づくだろう。

敬意のこもったふるまいには伝染性がある。だから、まだ感情が完全に追いついていなくても、行動で示せばまわりに伝わるだろう。努力が心からのもので、みせかけでなければなおさらだ。ついには潜在意識にも変化が訪れるだろう。

七万人近い広範な患者集団を対象とする、太りすぎの患者に対する医療とそうでない患者に対する医療にまったく違いがないことを示す試験が目にとまり、私は安堵した。[14]肥満に対する社会の偏見は根強い――医師にも患者にも影響を与えている――とはいえ、医療従事者は同等の治療ができているようだ。

だが、それで十分かどうかはわからない。医師は本能的な感情をのみ込み、不承不承受け入れ、好ましくないと思う患者に適切な治療をほどこすだろう。だが、たとえまずまずの成果が得られようとも、そうしたやり方はなお、思いやりをもってすべての患者を治療するという、医療の専門家として最初に掲げるべき信条と矛盾する。思いやりを装うことはできない。感情がほんものでなければ思いやりは生まれず、ほんものの感情の中にこそ相手を尊重する気持ちが存在する。

医学生を教えるとき、われわれは、共感についての話をたくさんする。文字通りの意味では、共感は他者の感情を理解しようとすること、すなわちその相手の視点で世の中を感じることだ。初診の診察でマリア・ヴィンセントと話をすればするほど、私は、その生活がどのようなものであるかという感触がつかめてきた。彼女がどう感じているか本当に理解できたと言うつもりはないが、それを想像し、自分なら余分な九〇キロと付随するストレスにどう対処するだろうと考えをめぐらせはじめることができた。

最近彼女を診察したとき、自分の中に変化が生じているのを感じた。身体診察では依然として多少落ち着かない気持ちになったが（正直に言おう）、ヴィンセントを――そのからだではなく人物を――つねに念頭におこうと努力した。まだ本能的な感情にひっぱられはしたが、その感情は以前より御しやすく感じられた。

おそらくそれが、医師が目指すべきものなのだろう。どんなに落ち着かなく感じられようと、ネガティブな感情を闇の中からつつきだすのだ。医師と患者の関係のどこにも相手を見下す気持ちがあってはならない。望ましい医療を提供するために、医師はまず、すべての患者が自分の前で安心していられるようにしなければならない。医師自身が落ち着かないのであれば、その気持ちに正直になる必要がある。そうしてようやく偏見をなくせるようになるのだ。

# 第14章　きちんと学ぶ

「チェロを弾くのにどの手が一番大事と思うかい？」。新しい先生のピーターから、そう尋ねられた。それまで一年間別の先生のレッスンを受けていたので、私も基本はそれなりに心得ていた。それが真面目な質問だと思って、私は自分の右手に目をやった。きつすぎも緩すぎもしない模範的な強さで（そう願っている）弓を握っている。それから指板に巻きつけた左手に視線を移した。指先の腹が弦の第一ポジションにおかれている（これにはかなり自信がある）。

ふうむ……弓を動かす右手と音程をとる左手と、どちらが大事なのだっけ？　きっとひっかけ問題だ。ついに私は心を決めた。「両方」と私は言った。うまく一本とった自信があった。

私の意図が理解されるまで、つかの間沈黙があった。それから「どちらも違う」と答えが返ってきた。ほら、ひっかけ問題じゃないか！　「答えは耳だよ」とピーターは言った。「だから、一、二年は耳を鍛えることに専念しよう」

そんなにみっちり？　耳の訓練を？

ピアノを弾いて育ったので、私はどの音も鍵盤上の位置が決まっていることに慣れていた。母が結婚した年に中古品店で一二五ドルで買った、古ぼけたスタインウェイのアップライトピアノの、中央のドの位置はどこかということに、議論の余地はなかった。それは、一八八〇年に最初の象牙の鍵盤が貼られたとき、その位置にあった。一九六〇年代に母が購入し、気の毒なほど酷使された鍵盤が交換されたときも、その位置にあった。それから五〇年ほど経って、私自身の子どもたちがその忍耐強いピアノをポロンポロンと鳴らすときも、やはり同じ位置にある。今住んでいるところからはイーストリバーの対岸になる、クイーンズ地区アストリアのスタインウェイの工場で、最初に手造りされてからそろそろ一五〇年になろうとしているが、中央のドは一ミリも動いていない。

チェロの場合は事情が違う。弦はまっしろなキャンバスだ。四本のどの弦でも複数の位置でドの音を鳴らすことができる。だが、もっともスリル満点なのは、ドの位置を教えてくれるマーカーがないことだ。ギターにあるようなフレットも、ピアノにあるような黒鍵と白鍵の標識もない。頭の中にゴーサインが点灯し、耳が「それがドの音だ」と判定を下すまで、ただひたすら弦の上で悪戦苦闘しなければならない。それが蒸し暑い七月の午後で、自分も夏負けしたゼラニウムのようにしおれているようなとき、あるいは一二月で、ニューヨーク市の自宅の暖房器具が地獄のようにごうごういっているようなときには、ひょっとすると、そのドは違う位置に移動してしまうかもしれない。それを見つけるのは――指ではなく――耳の仕事だ。

こうして、弦楽器の音楽の世界への、私の困難な、けれど魅惑的な旅が始まった。もちろん、私たちは、右手でどう弓のバランスをとり、左手でどうビブラートをかけるのかを集中的に練習したが、はるかに困難だったのは、ピーターの警告通り、耳の訓練だった。もっと深く、もっと批判的に、もっと懐疑的に、そしてこれまで以上に緻密に聞くことを、耳に教えてやらねばならなかった。

たとえば、耳は、ファとファのシャープの違いを把握しなければならなかった。聴覚的には、音波の物理的性質にもとづいて、どのファとそのとなりのファのシャープの距離も決まっている。ピアノでも同様に距離が決まっている——白鍵と黒鍵間の距離だ。鍵盤のどこで演奏しようと、その関係は保たれる。だが、チェロの指板の上では、任意のファとファのシャープ間の距離の違いは驚くほど大きい。手の込んだ渦巻きのそばまで上がったチェロの一番上の部分では、二つの音は、たっぷり一センチは離れた場所にある。指を十分に広げてこの広さに対応しなければならない。膝のそばのもう一方の端までおりると、二つの音は、実質的に重なり合った位置にくる。指板の一番端ではほぼ重なってしまう可能性があるため、音階を弾くときは、指をどけて次の指を置く場所をつくる必要がある。では耳の仕事はというと、耳自身——と弾き手——を鍛錬し、指板という連続体に沿って指が動く距離が変わっても、安定してファとファのシャープの音が聞き分けられるようにすることだ。

チェロを習いはじめて一〇年がすぎたが、まだまだ道半ばだ。ピーターからの課題曲は一曲ごとに複雑になり、そのぶん失敗のリスクも大きくなる。私たちは、この本の執筆期間より長いあいだエルガーのチェロ協奏曲に取り組んでいるが、それでもまだピーターは、ファのシャープの音がとれていないとだめ出しをするだろう。一〇年目をむかえ、今私はバッハの無伴奏チェロ組曲第二番を仕上げようとしているのだが、どの動きにも寸分たがわぬ指使いが必要で、私のなけなしの技術ではなかなか歯が立たない。（そしてバッハの組曲の上達具合からすれば、生きているあいだに第六番まで到達することはないだろう。）「音のほうから出てきてもらうことはできないんだよ」。二人で何ページも続く迷宮のようなバッハの和声の展開をのろのろ追っているとき、ピーターはそう口にする。音楽において耳をしっかりと聞くことに専念させるのは、結局、終わりのないプロセスなのだ。

診療にたずさわって二五年になるが、同じように結論づけないわけにはいかない。医療において耳をしっかりと聞くことに専念させるのは、終わりのないプロセスだ。心臓専門医で詩人の南部紳士の典型、第12章でも言及した故ジョン・ストーンは、『だから喜ぼう、ともに』という私の大好きな詩の中でこの二つの「聞くこと」を結びつけた。（それは威厳に満ちた四ページの詩なので、私のどの著書にも少なくとも三箇所からの引用を差しはさめるだけの十分な叡智が含まれている。）

オーケストラ全体から
オーボエだけを聞くよう訓練できるから、
嗚咽《おえつ》という薄いリードから
患者の声が聞こえるよう耳を澄ます必要があるかもしれないから。

患者の話を聞くことは、医師が身につける必要のある多くの医療技術の中で一番簡単だと思われがちだが、特に上手に聞きたいと思うなら、実は困難きわまりない技術の一つだ。一世紀のあいだ、頭蓋骨に耳が二ついていれば準備は十分だとしてきたあとになって、多くの医学部が最終的にこの結論に達しつつある。
私が医学生だったころは、話を聞くこれといった訓練はなかった。私たちはそのまま臨床という水の中に投げ込まれたのだ。今必ずしもそれを支持するわけではないが、とにかく飛び込むことにも、確かになにかしら利点はある。提供できる臨床技能が一つもない新入生としてできることは聞くことしかないからいつもとにかく話を聞く。新人のころおこなった診療行為の中に、ニューヨーク大学の頭蓋顔面専門クリニックでのものがあった。そこでは、重度の先天異常のある幼児が何十回もの複雑な再建手術を受ける。私は、親たちがそれまでの悲惨な旅路をこと細かに語るのを、ただひたすら聞いていたことを覚えている（外科医たちの話も聞いたが、彼らが示した繊細さと洞察力をこえるものにはまだ出会っていない）。そのひと月後には、ベルビュー病院の精神科の閉鎖病棟にいて、活発な妄想状態にあるパーソナリティ障害の青年が、舞台化の価値があるひとりごとをしゃべるのに聞き惚れていた。ただひたすら聞いていた。そのすぐあとは、外傷診療部門で、夏のキャンプでモーターボートから転落し、モーターで両足を失ったティーンエージャーの話を聞いた。

すべて心が釘づけになるような聞くという体験、長い年月をへても忘れられない体験だ。だが、だれも私たちの横に座り聞く技術を説いてはくれなかった。特に患者が無口であったり重要な問題が表面下に隠れているかもしれないような状況でそうだった。

ドナルド・ブードローは、私の学部生時代の母校であるマギル大学の医師で、医学生がもっとうまく話を聞く習慣を身につけ、実際に口にされた言葉の意味以上のものを聞きとる手助けをすることに特化した講座の先駆者である。[1] ブードローは、これを「傾聴」と呼ぶ。教員が最初にすることは、スカルラッティのピアノソナタの一部を抜粋して学生に聴かせることだ。ただし、学生は三人のピアニストによる三種類の異なる演奏を聴かされる。聴いているあいだは目を閉じ、二人がどのように同じ楽譜を演奏し、それがどれほど違って聞こえるかを聞くよう指示された。目を開けてからもう一度音楽を聴くのだが、聴きながら音波をそのまま視覚化した「音画像」を見て、三種類の演奏で画像がどれほど違って見えるかを確認した。

講座の後半では、学生はうつ病の女性の話を聞いた（そしてその音画像を見た）。治療を受ける前、患者はゆっくりと抑揚のない声でしゃべった。次の単語やフレーズとのあいだには長い沈黙があった。声の大きさや調子はほぼ一定だった。治療後には、患者の声には活気があった。言葉が途切れることはなくなり、声の大きさや調子も普通になっていた。視覚的には、音画像ははるかに活発なものとなった。とはいえ、そこになにか画期的なものがあるわけではない。医師や看護師は、うつ病治療後に患者の声や話しぶりがどう変化しうるかをよく承知している。だが、学生にとっては、これが患者の発話の内容に集中して耳を傾けさせる一つの方法となった。

別の演習では、患者の特別な言葉選びに学生の注意を向けさせた。白血病患者が興味深い具体例をつぶさに示した。健康な側の自分について語るとき、患者は一人称代名詞を使用した。「こうなる前の四四年間、私は健康でした」という具合だ。しかし、病気について話すときは、「白血病の人はいつも疲労感があるんです」のように三人称に切りかえることが多かった。通常の医師と患者の会話では、この切りかえは、おそらく気づかれもしないだろう。だが、具体的に指摘してもらえば、学生は、病気を受けとめるために患者が頻繁におこなう心理的距離のとり方に気づくことができる。

全国の医学部で、聞くこととコミュニケーションをとることの初歩を取り上げる正式なカリキュラムが作成されつつある。学生は、学生同士で、あるいは標準模擬患者（俳優）を相手に、その後は実際の患者を対象に演習をおこなう。教員は率直なフィードバックをおこなうが、そのさい、視線を合わせたか、途中でさえぎらず患者に話をさせたか、自己紹介したか、診療中にわき起こった感情を認めたか、患者に意見を求めたか、患者の使う言葉に合わせたか、理解したことを確認したかなど小さなことがらも漏らさない。

すべては、抜きん出た成績をおさめる医師や看護師が、長い時間をかけて会得してきた技術だ。だがつまずいたりよろめいたりの時期が何年も必要で、これは最初に明確に教えられていれば避けうるものだ。こうした技術に注意を集中したり話題にしたりする行為だけでも有益である。こうした行為は、よいコミュニケーションはよい医療の基礎であり、ちょっと社交辞令を付け加えるというものではないというメッセージを送ることになる。そして、私が医学部の新入生だったころ頭蓋顔面外科の医師が手本を示してくれたように、こうした技術は手技中心の医師にも等しく重要なのである。

だが、こうした訓練講座はすべて有効だろうか？

英国の研究者グループは、ニューヨーク大学で私の同僚であるマック・リプキンが作成したモデルをもとに、腫瘍内科医を対象とする三日間の集中研修講座をつくった。[2] 医師は、患者役をつとめる俳優を相手に幅広く実習をおこない、俳優と経験豊富な進行役の両方から多岐にわたるフィードバックを受けた。実習中の自身のビデオを批判的にチェックする時間もあった。

研修を受けなかった医師とくらべ、研修参加者は、はるかにコミュニケーションスキルにたけていることが確認された。誘導性の質問は少なく、開かれた質問が多かった。患者をさえぎらず、患者のために情報を簡単に説明するのも上手だった。会話を患者に主導させるのもうまかった。この訓練のもっとも驚くべき成果は、参加した医師が、まる一年すぎたあとでも、こうしたより高度なコミュニケーションスキルを発揮しつづけたことであろう。

コミュニケーションの訓練について一つ言えることは、右の例が示すように、労力も費用もかかるということだ。一五〇人からの学生がいて、彼らにさまざまな臨床シナリオで経験を積ませる必要があるとき、標準模擬患者に一対一で医学生（加えて評価をおこなう教員一人）の相手をしてもらうという大仕事をやりとげるのは至難のわざだ。生徒が医師と患者のやりとりを視聴できる、この訓練のウェブラーニング版への関心が高まってきた。通常はこれに教員によるコミュニケーションの重要要素の指摘とそれらの出来の評価が加わる医学部の四年生を対象とした研究では、ウェブ上でモジュールを視聴したほうが、臨床技能試験（標準模擬患者への医療面接を含む）の点数が高かった。[3]

デブラ・ロータらは、医師と患者の双方に向けた、ウェブを利用する同様のプログラムを開発した。[4] 俳優が特定のコミュニケーションスキルを演じる十秒の映像が、多数作成された。患者向けには、説明を求める、心配ごとに優先順位をつける、受診の達成目標を設定するなどのスキルが含まれた。医師の場合は、開かれた質問をおこなう、患者が言ったことを言いかえる、治療遵守の話のさいは問題となることを尋ねるなどのスキルである。訓練は医師にも患者にも効果があり、どちらも教わったスキルを多用したと報告した。両者ともに訓練を受けたあとのほうが、受診後の患者満足度は高かった。おもしろいことに、改善が認められなかったスキルは、医師も患者も同じだった。時間管理である。おそらく、必要なのは診察時間を延ばすことだと認めるときにきているのだろう。

研究によって、コミュニケーションは習得が可能な個別の技術に分解でき、[5] ネルソン・マンデラやウィンストン・チャーチルに生まれなくとも、コミュニケーションをとりながらきちんとした仕事ができるということが、繰り返し実証されている。医師は、縫合の仕方やコードのコール方法、心雑音の聴取方法、つま先を切断せずに車輪付きストレッチャーを止める方法を教わるのとまったく同じように、よりよいコミュニケーションのとり方を教わることもできるのである。

当然ながら注目を浴びつつある領域に、悪いニュースの伝え方がある。医学に重篤な疾患はつきものなので、大多数の医師には、悪いニュースの伝達はありふれたできごとだ。だが患者のほうはそうはいかない。アナトール・ブロイヤードはその著書『癌とたわむれて』の中で、「一般に医者にとって、私の病気は回診の中の平凡な一つの事例にすぎませんが、私にとっては人生の一大事なのです」と書いた。[6] そして「少なくともこの不自然さを察知できる医者に診てもらえたら、もっと楽になるでしょうに」と皮肉っている。

患者にとって、悪いニュースは、特別なできごと、痛みとショックをともなう厳しい試練だ。必然的に悪いニュースをともなう医療上のできごとを背負い込むだけでも十分悲惨なのに、だれかがその伝達でへまをやったとしたら悲劇以外のなにものでもない。

悪いニュースを伝えるのが楽しいという医師はおらず、多くが、嫌な思いをしたくないという理由で、話をぼかしたりごまかしたり——あるいはそうした状況から完全に逃げたり——する。その気持ちが経験にもとづく死への不快感であれ、単なる自分のコミュニケーションスキルへの自信のなさであれ、この種の会話は理想とはほど遠いものであることが多い。

正しいことをしようとしているときであっても、医師は、患者をうろたえさせたり希望を奪ったりすることを恐れる。単に舵取りできないほどの感情の深みにはまってしまうのがこわいという場合もある。多くの場合、医師は、予後、五年生存率、化学療法奏功率といった統計数字にすがろうとするのだが、こうした情報提供につとめようとするやり方は裏目に出るおそれがある。

腫瘍内科の研修プログラムは、悪いニュースを伝えるというコミュニケーションスキルを教える重責をになってきた。腫瘍内科医はおおかたの医師より悪いニュースを伝えることが多いからだ。先に述べたコミュニケーション・ワークショップのような集中講座がいくつも開設されたが、医師が一日休みをとったり週末に遠出したりして研修プログラムに参加するのはきわめてむずかしい。腫瘍内科のフェロー〔専修医〕の場合は特にそうだ。フェローシッププログラムは規模が小さい傾向があり、こうした研修プログラムに医師を割くことができないのだ。テキサスにあるMDアンダーソンがんセンターの教授陣は、一年目のフェローを対象に、ひと月に一回一時間のセッションをおこなう、むずかしい会話についての訓練プログラムを開発しようと決心した。[7] この一時間のセッションでは、症例検討をおこない、フェロー自身に自分の経験について内省的作文を書かせ、ロールプレイを実施した。そうすることで、医師に悪いニュースを伝える練習を積ませるだけでなく、患者の役割を演じさせてニュースを受けとる側の気持ちを感じとらせることもできた。

他の研修プログラム同様、このプログラムも具体的なスキルに着目した。傾聴すること、患者の意見を求めること、共感を示すこと、事実と異なる気休めを言わないことである。患者にがんについて話す、終末期の問題を話し合う、緩和ケアに移行する、家族と会う、情緒不安定に対処するなど、現実に起こりうるシナリオが状況として設定された。ひと月に一時間しか時間がとれなかったが、その後の診療で医師はこうしたコミュニケーションスキルを多用した。

しかし、医師や看護師がどれほど経験や訓練を積もうと、悪いニュースを伝えるのが楽になることはけってない。あるとき、私は自分の医療チームを連れて、新しく入院した患者に会いにいった。患者に会うのはそのときが始めてだったが、医学的にはそれは単純明快な入院だった。大腸がんで二サイクル目の化学療法を受ける五〇歳の男性だ。心臓発作や消化管出血で救急治療室からきた患者とは異なり、この種の予約入院患者はわりと型通りだった。化学療法のオーダーを書き、どんな検査が必要か判断し、いつ退院できるかを決定し――と、ことを取り仕切るのは腫瘍内科医だ。とはいえ、目配りが行き届くよう、こうした患者にも医療チームが割り当てられた。ベビーシッターの臨床版だ。なにか起こった場合にそなえていつも近くにいるが、それをのぞけば単に社交辞令的な存在にすぎない。

私たちは患者の病室のすぐ外の廊下に立って、インターンがかいつまんで症例の説明をおこなうのを聞いた。アルバート・メイソンは健康な五〇歳のアフリカ系アメリカ人で、成人してから医者にかかったことがなかったが、三カ月前便に血が混じっているのに気づき診察を受けた。大腸内視鏡検査とCTスキャンで、浸潤性の大腸がんであることが判明した。がんはすでに肝臓と肺に転移していた——最悪の診断だ。がん治療は年々進歩してきているが、転移がんはやはり転移がんだ。一度他の臓器に浸潤してしまうと、治癒することはまず不可能である。化学療法によって、腫瘍を縮小させ症状を改善することはできるし、患者の寿命を延ばすことさえ可能だが、がん細胞は巧妙に自衛して必ず勢いを盛り返し、最終的に患者を死に至らしめる。肝臓と肺への浸潤があるメイソンのような患者は、一年後に生きていられる可能性は低かった。

　医療チームは、廊下でぐずぐずし、なかなか病室に入らなかった。暗い見通しとメイソンの治療におけるチームのめだたない役割とがいっしょくたになり、だれの心にもあきらめの気持ちが広がっていた。

「私たちにたいしてできることはありません」。インターンが陰気な口調で言い、私には、彼女が長期的な意味と日々の仕事という実際問題の両方の意味でそう言っているのがわかった。彼女の不安な気持ちは理解できたが、指導医としてその意見を支持することはできない。「いつだってなにかしらできることはあります」。チームに向かって敢然とそう言ったものの、私は、教師としての義務が自分の楽観主義に必要以上に影響してはいないだろうかと内心不安を覚えた。

　私たちはぞろぞろと病室に入り、メイソンは、私たちがベッドのまわりにお決まりの半円を描くのをじっと見ていた。「パーティーをするんだってわかっていたら、軽食を用意したのに」。口の端に笑いを浮かべた。細身でヤンキースの野球帽をかぶった姿は年より若く見える。だれもなにも言わなかった。

「エンシュア[訳註1]しかないんだ、飲みたい人がいれば」。メイソンが励ますように言った。チームはぎこちない笑みを浮かべた。

私はメイソンに、なにか質問はあるか、腫瘍内科医が説明し残したことはないかと尋ねた。「ないね」とメイソンは言い、脇にある輸液ポンプを手ぶりで示した。「今じゃ、こっちががんの専門家だからな。なんでも聞いてくれ」。ひと息でエンシュアを飲み、「それにチョコレート味は悪くない」、そう言って、チームに向かってウィンクした。

インターンは正しかった。確かに私たちにできることはなにもない。化学療法はすでに始まっており、オーダーはすべて作成され、治療計画もすっかり準備がととのっていた。技術的な内容でメイソンに話すことはなかったので、私は今日の気分を尋ねた。「最高だね」。メイソンは、ボクサーのように肩をぐるぐる回しながら答えた。「最初のケモがなにもかも追っ払ってくれたんだ。胃の痛みも、トイレでの出血も」。ベッド脇のテーブルの上にエンシュアの缶をドンと置く。その音が反響した。「完全に健康体に戻ったよ」

一サイクルの化学療法で症状が消失したというのは驚くべき臨床成果だが、彼の声にこもる確信の響きに、なにかしっくりこないものがあった。私は話題を変え、どんな仕事をしているのかと尋ねた。

「ちょうどブルックリンのパークレンジャーの一季目を終えたところでね。コイツがまさに天職ってやつで。つまり、都会に住みながら田舎にいられるってわけだ」。メイソンは、関節をポキポキと鳴らした。「一季目はいつだって試験期間なんだが、向こうが気にいれば、来季も雇ってもらえる」

来季だって？　まわりにいる他のメンバーたちがきまり悪げにそわそわとからだを動かした。どうして来季のことなど話していられるのだ？　なにも知らないのか？

私は、慎重に、診断をどう理解しているのかと尋ねた。

「うーん」、メイソンは、野球帽をさらにぐいと押し上げた。「肝臓と肺までいってるってことは知ってる……そう教えてもらった。深刻だけど、命にかかわる種類のものじゃないことも知ってる」

命にかかわる種類のものじゃない、だって？　彼の言葉の重みが、チームのメンバー一人ひとりに向かって、ボールのように跳ね返ってくるのを感じた。私は、できるかぎり遠回しに、からだの他の部分にもがんがあるということがどういう意味かわかっているかと尋ねた。

「毎月ケモを受けなくちゃならないってことだろ」。メイソンは、愛すべき相棒であるかのように、やさしく輸液ポンプを叩いた。

私は、化学療法になにができるか腫瘍内科医が説明したかどうか尋ねた。

メイソンは、二本の指で存在しない口ひげをこする真似をした。「真剣に考えたことなかったな」。ゆっくりと言った。「具合をよくしてくれるんじゃないんだっけ」

その場の空気の重苦しさは耐えがたいほどになっていた。メイソンが実は自分の予後をちゃんと理解していないことは明らかだった。それが腫瘍内科医側の説明不十分によるものか、メイソンが言われたことを十分に理解できなかったのかはどうでもよかった。ここにこうして、われわれひと組の医師が患者の前に立ち、両者のあいだにゆゆしき誤解が横たわっているのだ。私はメイソンのプライマリ・ケア医ではない。彼の腫瘍内科医でもない。私たちのチームは、めだたずベビーシッターをつとめることになっている。けれど私たちはここにいる。あと戻りはできなかった。

私は、彼に合わせて自分もゆっくりした口調で、化学療法は腫瘍を小さくし彼を楽にすることができると説明した。だが――残念ながら――がんを完全に取り除くことはできないだろう。肝臓と肺まで広がってしまったら、治すことはできない。

「知ってたさ」。メイソンは急いで、弁解するように言った。「そう言われた」

そして、突然両足をベッドの脇に振り下ろし、背筋を伸ばして座ると、私と向かい合った。一〇センチほどしか離れていないところに、彼の真っ白な白目の部分があった。「で、先生」と言って、左手の甲をピシャリと音を立てて右の手のひらに打ち下ろすと、私に向かって究極の質問を放った。「あとどれくらいだい？」

突然病院の喧噪が消え、病室にはたじろいだような沈黙が残った。この質問から逃げるわけにはいかなかった。メイソンの声には、怒りも憤慨も、悲しみさえも感じられなかった。その率直で落ち着いた口調とたった一つの単純な質問で、メイソンは、医師という専門家集団の首に指を突きつけ、壁ぎわまで追いつめたのだった。

私はつかの間目を閉じた──勇気をかき集める必要があるときにときどきやる無意識の反応だ。別の人間に「あなたは死ぬだろう」と言わなければならないことより恐ろしい状況などほとんどない。それに、経験を積めば簡単になるというものでもない。

私は、研究でわかるのは平均値だけだとはじめ、だれひとり同じ人はいない、正確な数字を言うのは不可能だ、未来を言い当てる方法はないと続けた。だが、後ろには五人の研修医が控えている。もしも質問をはぐらかしたり遠まわしな表現に逃げたりすれば、彼らを失望させるだろう。もっと肝心なのは、私たちの患者を失望させてしまうということだ。絶対にごまかしてはいけないときがあるとすれば、それは今だ。

私は声を落ち着かせた。「書物によればですが、メイソンさんのステージ、つまりステージⅣの大腸がんでは、平均余命は……」。私は言いよどんだ。これまで数えきれないほどの患者にそう言ってきたのに、それでも言葉が喉につかえた。私はその言葉を押しだしてやらねばならなかった。「平均はだいたい六カ月から一二カ月です」

ついに言葉にしてしまった。今や数字は白日のもとにさらされている──残酷で非情な数字が。

私は急いで、これは平均で、それより長い人もいれば短い人もいる、一人ひとり予想するのはむずかしいと付け加えた。けれど、このあいまいな言い訳は、自分自身の耳にもおそまつに聞こえた。

メイソンの左の眉が額をじわじわと上がり、すぐ上の皮膚にしわが寄った。「つまり、こういうことだね、先生。ラスベガスに行きたいんなら……今行けと」。彼の声には非難がましいところはなく、落胆さえなかった。思案するような響きがあるだけだった。

私は彼に、もっとよい知らせを伝えられたらと思うと言った。

「賭けごとはからっきしなんだ」とメイソンは言った。「だけど、今ならうまくやれるんじゃないかな。失うものはないってわかったからね」。沈痛な静寂が病室に満ち、私は、急いでまとめをおこなってチームをこの気まずさから解放してやりたいという誘惑に駆られた。けれど、もろく壊れそうな、恐怖に満ちた、厳しい現実を前にした今この瞬間、自分たちが決然としていなければならないことはわかっていた。メイソンのためにそうあらねばならなかった。そして、たとえかけらでも誇りがあるなら、自分たち自身と世の医師すべてのためにそうあらねばならなかった。

ついに、みなそろって息を吐きだし、まるで暗黙の了解があったかのように、沈黙の時間が終わりを告げた。私たちは、先ほどまでより落ち着いた声で、今後の話をした[訳註2]——具合が悪くなりはじめるのはいつごろか、雇い主にはなんと言えばよいか、医療判断代理委任状や事前指示書についてどのような選択肢があるかといったことがらだ。私たちは、メイソンが聞きたいことを全部聞き終わるまで質問に答えた。明日も引き続き、ただし彼がもっとじっくり考えたあとで、話をすることになった。彼は私の手を固く握ると、ベッドに横になり、野球帽のつばを目の上まで引き下ろした。

私たちは、無言のまま列になって病室を出た。廊下でもう一度集まったとき、インターンは壁にもたれ、見るからに消耗していた。ゆっくりと首を振ったが、気持ちを言葉にできないようだった。チームの面々は、落ち着かない様子で資料や聴診器をあっちへやったりこっちへやったりした。病室に入る前から、全員がメイソンの予後を承知していた。だが、言葉にされて——言うなれば「寿命を与えられて」しまった今、それは明白で不穏な存在として私たちのあいだにあった。私たちは死とそれが避けられないものであることを率直に認めた。なるほど、死はだれも避けては通れないものだが、目の前に迫るとまた違ったものになる。私たちは、そうしようと思えばいつまでも、死という自分の存在を否定するものを檻の中に閉じ込め、それが予測不可能ながら平穏な未来のずっと先にあると自分に言い聞かせることができる。だが、メイソンは違う。

医学の世界のどんな教育もそうだが、患者は最良の教師だ。メイソンは、コミュニケーションは片方がもう片方の耳に聞こえる言葉を発する以上のものであることを、私たちに思いださせてくれた。腫瘍内科医は事実をすべて説明したかもしれないが、メイソンはそれを十分に聞かなかった、あるいは聞くことができなかった。このことは、言葉は平等の重みをもつようにはつくられていないということを意識させてもくれる。重大な診断や厳しい予後を示す言葉には感情的な重みが加わり、このため、十分に理解するのが特に困難になる。だからこそ、この「むずかしい会話」の領域で、医師を対象とした特殊な訓練が必要なのだ。さいわいなことに、訓練によって上達できるというエビデンスが蓄積されつつある。

だが、どれほど準備しようと、この種の会話が楽にできるようにはならないだろうし、またなってはならない。それはつらく苦しい重大なできごとだ。医師に求められる究極の難題の一つである。この会話は、ある意味専門職を規定するものだ。こうした一番つらい移行期に患者に寄り添うのが、もっとも純粋な意味での医療なのである。

# 第15章　ふたりの物語が終わる

パーク・アベニューにあるロウズ・リージェンシー・ホテルのロビーでモーガン・アマンダ・フリッツレンに会ったのは、小雨の降る八月のある日のことだった。彼女とはそれまで三年間やりとりしてきたが、じかに会うのはそのときがはじめてだった。電話では数えきれないほど話をしており、会話はいつも数時間におよんだ。同じように社交性に富み詳細を克明につづってくるEメールは、たいてい、手紙ではなく自選集ばりの内容であることをわびる、自嘲気味の謝罪の言葉で終わっていた。初めて会うときまでには、私は、文通相手にしては彼女をかなりよく知っていると思うようになっていた。ところが、どうしたわけか、私を迎えてくれた人物は、頭の中でこしらえたイメージとはまったく別人だった。

その原因の一端は、私が、ラッシュアワーの時間帯にミッドタウンの交通渋滞を自転車で抜けてきて汗だくになり、最後は雨で濡れねずみになっていたという事実にあるかもしれない。到着時には、びしょ濡れのヘルメットを手に、まったくぶざまなありさまだったので、ホテルのドアマンは、疑わしげな一瞥をくれてから、しぶしぶドアを開けてくれた。一方、モーガン・アマンダはといえば、フェミニンな淡いピンクの花柄のワンピースに、白いクロセ編みのセーターを重ね、ハンドバッグを合わせた、非の打ちどころのない装いだった。メモリアル・スローン・ケタリングがんセンターでの骨髄移植の評価後というより礼拝が終わりあとはカクテルをたしなむばかりとでもいうように見えた。

優美な顔だちに透き通るような滑らかな肌をしたモーガン・アマンダは、もの静かで上品な南部の優雅さを体現しているようだった。バレエは子どものころにやめていたが、ほっそりした首筋、柔軟な体幹、優美だが力強い四肢の動きといったバレリーナのしなやかな優美さが、まだ彼女には備わっていた。病歴が広範にわたりその過程で医療制度とも戦ってきたことから、私は、もっとけんか腰で満身創痍といった人物を想像していた。だが、彼女からは、上品な慎み深さ、控えめながら一瞬で好印象をいだかせる気取りのない優しさがにじみ出ていた。（もっとも彼女は、翌日Eメールで、おとなしそうに見えたとしたら、それはその日のカフェイン量が著しく不足していたためで、一緒にいたあいだダイエットコークをがぶ飲みしていたのは、ひとえに神経を刺激する目的だったと言ってよこしたが。）

私たちは、彼女の医療「全史」における最新情報や新たな読書分野の開拓――『青い眼がほしい』『スーラ』『歌え、翔べない鳥たちよ――マヤ・アンジェロウ自伝』といったアフリカ系アメリカ文学の不朽の名作――について、意見を交換した。モーガン・アマンダは、まだアトランタに住んでいたが、国立衛生研究所やジョンズ・ホプキンス・メディカルセンターで治療を受けるため、ワシントンDCあたりまで遠征していた。この時点の暫定診断は神経ベーチェット病だった。自己抗体が体内の血管を攻撃する自己免疫疾患だ。これもすでに診断済みであった、全身のコラーゲンが脆弱化する結合組織疾患、エーラス・ダンロス症候群に、この疾患が加わったのである。症状は再燃を繰り返し、病院やクリニックですごす時間は、学校にいる時間とそう変わらないまでになった。

モーガン・アマンダは、抗体値を低く抑えておくために継続して血漿交換療法を受けていたが、その処置――本来は一時しのぎだが、彼女の場合は継続して続けられた――には感染症と血餅がつきものだった。神経ベーチェット病の自己抗体は、脳卒中や関節の腫れの原因となるばかりでなく、彼女の赤血球数を激減させていた。骨髄は生きるのに必要な量の赤血球を再生できず、モーガン・アマンダは定期的な輸血に頼るようになった。

輸血でも血漿交換療法でも静脈にカテーテルを挿入する必要があったが、彼女の静脈は酷使で傷ついており、実質的に使えない状態だった。医師は、さらに深くより侵襲的に静脈を探って必要なカテーテルを挿入しなければならなかった。あるときは、こうした処置によって広範囲感染症が生じ、六カ月のあいだに四回入院した。そのうち一回は、切り札的な抗生物質の有害作用によって急性腎不全を併発した。それでも彼女は、そのときEメールに「私はまだ人生は捨てたものじゃないと考えています。自分では現実主義者と思っていますが、ばかげた楽天家精神を失うわけにはいきません。だって、自分を生かしてくれる、それも存分に生かしてくれる治療を追求しつづけるわけですから。みんながみんな私と同じ選択はしないでしょうけど、自分で選べるからいいんですよね。そのことに、そして私の人生にかかわったすべてのもの、すべての人に、心の底から感謝しています」と書いてよこした。

モーガン・アマンダは依然、骨髄を完全に消滅させる（そしてそのあと骨髄移植をおこなう）以外に、軽快することのない自己免疫疾患の希望となるような治療法はないと固く信じていた。DCばかりでなく、シアトルやニューヨークでも――考慮の対象としてくれるところならどこでも――評価を受けることを考えていた。

モーガン・アマンダがジュリエットの助力を得て国立衛生研究所で診察を受けたのちも、二、三カ月間、二人の協力関係は続いた。けれどその二、三カ月は、緊張に満ちたものだった。モーガン・アマンダは、神経ベーチェット病がすべての説明になると信じていたが、ジュリエットはまだ懐疑的だった。服用薬のリストは伸びつづけており、関節痛の治療にはかつてないほど高用量の鎮痛剤が必要だった。モーガン・アマンダは、血漿交換療法と免疫抑制薬投与の継続を主張し、髄腔内治療を受けるのはどうかという話を始めた。脊柱管に直接薬剤を注入する治療法だ。

「とてつもなく高用量、高リスクの治療を受けたがったんです」とジュリエットは言った。それは彼女には受け入れがたいものだった。治療は重篤な副作用をともない、症状のうちのどれが疾患そのものからくるもので、どれが治療によって生じたものか、さだかではなかった。

「ものごとがしかるべくうまく運ぶと信じるしかありません」。八月に会ったあと、モーガン・アマンダはそう書いてよこした。「だから、九月のあたまにメモリアル・スローン・ケタリングのチームから連絡をもらうのも、中旬にシアトルのチームと話をするのも心待ちにしています。パラグラフの最後に、ニューヨークで受けとった最良のニュースをお伝えしましょう。骨髄バンクにマッチする骨髄が二八もあるかもしれないんですって！　なんとまあ名誉なことでしょう」

モーガン・アマンダは骨髄移植を求めつづけて譲らず、ジュリエットのほうは治療の有害な副作用に対する不安をつのらせていた。月一回の診察時には、ジュリエットは、多剤処方、薬物の相互作用、有害な副作用に話題を絞りたかった。だがモーガン・アマンダは、自分が携えてやってきた神経ベーチェット病や骨髄移植に関する研究論文についての意見交換に時間を使いたがった。それぞれが検討したい項目の不一致をうまく処理するのは、ますます困難になりつつあった。

私がこの本の最初の数章を書いていたとき、モーガン・アマンダは「神経ベーチェット病と診断されて、長年にわたる自分の健康問題に対する考え方がガラッと変わりました」と書いてよこした。「正直に言えば、人生そのものが変わりました——それもいいほうに、と私は思っています。知識は力になりますし、正体のわからない悪魔よりわかっている悪魔のほうがましですしね」。そう書いてから、ウィンクしている絵文字をつかって「どんな決まり文句も、理由があって使われるんだと思いません？　ともかく、これはお知らせしておきたかったんです。私の話が変わると感じるので。後悔先に立たず、ではありますけど——ほら、また決まり文句！」と付け加えていた。

ジュリエットと話をする中で、私は、彼女が患者の身になって全力を尽くすタイプの医師だという印象をもち、地元の多くの医師が特異なニーズをかかえる患者を送ってよこすと聞いても驚かなかった。彼女は患者のことを深く考え、医学に情熱を注いでいた。患者は直通の電話番号を教えられており、いつでも電話できることを知っていた。

「いつも協力して進めていくやり方なんですが」とジュリエットは書いてよこした。「モーガン・アマンダは、確定ではない診断に、その診断への有効性が実証されていない治療法を試したがりました。そして、そのオーダーを書くパートナーであることを私に求めたのです」

最後の別れを切りだしたのは、モーガン・アマンダだった。その前の診察で、ジュリエットは、一部の薬剤の漸減を提案していた。副作用があまりにも広範にわたったため、それ自身が症状を引き起こしている何種類もの薬剤がない場合、どこで症状が落ち着くかを確認することが重要だと考えたのだ。

モーガン・アマンダは、最後になる予定の診察にやってくると、関係を解消することに決めたと宣言した。彼女は、もっと目標を同じくしてくれる医師を必要としていた。「先生といっしょにいるのは戦っているのも同じなんです」。モーガン・アマンダは言い、ジュリエットも同意しないわけにはいかなかった。どちらにとっても戦いだった。とはいえ、別離は冷静にというわけにはいかなかった——なにしろ、二人で本当に多くのことを乗りこえてきたのだ。「あなたとは友だちになれたと思う」。モーガン・アマンダは主治医に向かってそう言い、涙がほおを伝うにまかせた。「でも、これは私の求める医者と患者の関係ではないの」

「彼女に去られたときは、つらい思いをしました。治療にはとてつもないエネルギーをついやしていましたから。同時に、彼女は正しい決断をしたということもわかっていました」とジュリエットは語った。二人の女性は、少なくともオンラインでは連絡を絶やさなかった。友好的な関係が保たれ、おもしろそうな文献や書籍をめぐってやりとりがかわされた。医療プライバシーの問題があるため、ジュリエットのほうから、新たな医師のもとでおこなわれている治療について探りを入れることはなかったが、モーガン・アマンダが定期的に近況を知らせてよこした。

「一つ学んだことがあります」と、のちにジュリエットは書いてよこした。「もっと早く別の医師の診察を受けるよう勧めるべきだったかもしれない、ということです。もっとも、紹介できるあてはなかったですけど。それなら、なぜそのままでいたのか、ですか？　個人的なことをいえば、モーガン・アマンダは人の心をつかんで離さない魅力のある人物でした——面白くて、機知に富み、美人で、ズバズバものを言う。彼女とは、そのユーモアのセンスと本に対する興味を通して親しくなりました。ずばぬけた素養の持ち主で、大きな衝撃を受けました。また、エーラス・ダンロス症候群患者の多くにとって、すばらしい友人であり支援者でもありました。本当に心から手助けしたいと思いました。けれど、最後は、治療によって彼女が死んでしまうのではないかと恐怖に駆られたのです。そして、そうした治療のオーダーを書く人間にはなりたくありませんでした」

私は、ジュリエットが直面した大変な苦境を理解した。医師としては、患者にとって正しいことをしたい。

患者が有害だとわかっていることを求めた場合は、煩悶に煩悶を重ねることになる。患者が望むことをするのか、それとも正しいと思うことをするのか？　私たちは、医学部に入学したその日から、「なによりもまず、害をなすことなかれ」という心がまえを、繰り返し教え込まれる。医学のまさに根幹となる考え方だ。だが、私には、モーガン・アマンダの追いつめられた気持ちも理解できた。それはジュリエットも同じだった。「モーガン・アマンダの立場からみれば」とジュリエットは述べている。「QOLはひどいもので、それを改善するためならどんな大きなリスクも辞さない覚悟がありました。私はこの視点を十分に理解できていなかったのだと思います」

ライターとして、私は、二人の並はずれた女性と知り合うというまたとない機会にめぐまれた。二人の率直さと寛大さには心を打たれた。同じできごとを二人がそれぞれの側面から語るのを聞くと、どのような関係もいかに複雑になりうるかということ、しかしながら特に病気の予測しがたさと悪化しやすさがいっしょくたになったときにそうなるということが、はっきりわかった。私は、本来聞けるはずのなかった、患者であることの大きな苦労と医師であることの途方もない挑戦を聞けたことを光栄に思った。だが、それは居心地の悪いことでもあった。現実は続いていたからだ。これは作り話ではないし、又聞きの戦争体験記ですらない。モーガン・アマンダとのコミュニケーションがしばらく途絶えると、それはだいたい彼女が入院したり治療がつまずいたりしていることを意味した。それから、研究誌と同等に細かい包括的な要約をぎゅうぎゅう詰めで記載したEメールが届く。もっとも、その近況報告は、必ず「ほらね、またやってしまいました――ちょっと返信をと思ったのに、小説ばりのメールを書いてしまって」といった言葉で終わるのだが。

ニューヨークでモーガン・アマンダと会ったあと、私はこの本の執筆に没頭した。本はジュリエットとモーガン・アマンダの話から始まっていて、実際、最初に二人の章を書いたので、その部分を脇に置いて、他の章を書くための調査やストーリー探しにいそしんだ。ついに他の章も書きあがり、一冊の本にまとめる準備ができたときには、まる一年が経過していた。編集者からは、ジュリエットとモーガン・アマンダが関係を解消してからしばらく時間が経つので、もう一度二人にインタビューし、それぞれが学んだことをどんなふうに振り返るか確認してみてはどうかと勧められた。

私は両方にEメールを送ったが、どちらからも返信がなかった。沈黙は腑に落ちなかった。どちらも筆まめな書簡愛好家で、生来の文筆家だったからだ。ようやく、ジュリエットから返信が届いた。彼女は返事が遅れたことをわび、心を落ち着かせるのに少し時間が必要だったと述べた。メールには私宛ての手紙が添付されており、私は、少しばかり不安な気持ちでその手紙を開いた。手紙は二ページあった――それもぎゅうぎゅう詰めで書かれている。

「痛ましいことですが」とジュリエットは書いていた。「モーガン・アマンダが先月亡くなったことを知りました。母親が知らせてくれたのです。消化管出血を起こし、結腸切除を勧められましたが、本人がそれを拒否しました。医療も治療もあまりに多くを経験してきたあとでしたから」

ページから音もなく爆発が生じたような気がした。彼女の言葉の意味を理解すると震えがきた。まさかそんなことが……いったいどうして……？　とても本当だとは思えなかった。もちろん、モーガン・アマンダが重篤な疾患の持ち主で、ともなうリスクに震え上がるような治療を受けていることは、頭ではわかっていた。だが、彼女の声はあまりにも晴れやかで確信に満ちていたので、モーガン・アマンダ・フリッツレンに勝てるものなどないだろうと思っていた。

何度も手紙を読み返すうちに、たたみかける大波となって悲しみが押し寄せてきた。日々の医療の単調な繰り返しの中で、ときには、病いというけだものをうまくあしらった、あるいは少なくともその牙を抜いてやったと思えることがある。だが、病気はその無慈悲な能力を失ってはいない。そいつが略奪をはたらくさまをみると激しい怒りがこみ上げる。おまえなんかに負けるものか——両翼を医学研究という部隊で補強し、そう吐き捨ててやりたい。けれど、腹が立つより、みじめに思うより、ただ無性に悲しかった。孤独で答えの得られない悲しみだ。あんなにも生命力にあふれ、生き生きと輝いていた命が、消えてしまうなんて。

ジュリエットのもとを離れたあと、二、三カ月間、モーガン・アマンダの状態は安定していた。マンハッタンで私と会ったのも、そのあいだのことである。だが、その後は猛烈な勢いで病気が悪化した。神経ベーチェット病の自己抗体が腸管を攻撃したが、腸管壁は、エーラス・ダンロス症候群のためにコラーゲンが脆弱化し、すでに危険な状態にあった。

抗体は腸管の内側の血管を侵食し、内出血を引き起こした。たび重なる血餅形成に対処するために抗凝固薬（血液をさらさらにする薬）を服用中であるという事実が、事態を複雑にした。抗凝固薬と血管の侵食が重なった場合は油断がならない。抗凝固薬をやめれば、命にかかわる血餅が生じる危険があった。抗凝固薬を続ければ、全面的な出血に至る危険があった。

モーガン・アマンダの母親は、最初の出血について「救急治療室に連れていったときには、ヘモグロビンは3まで低下していました」と語った。血液のほぼ四分の三が失われていた。そのとき救急治療室にいた医師は「まだ生きているのが信じられない」と言った。

モーガン・アマンダは緊急手術を受けたが、組織があまりにも脆弱だったため、出血している結腸をなんとか修復したという状態だった。彼女はＩＣＵで不安定な三週間をすごし、からくも生き延びた。

続く数カ月は、病気が情け容赦なく攻撃を加えたと形容するほかはない。腸管からは、さらに三回出血した。広範囲の失血によってめまいが起こり、数回は転倒した。一番ひどい転倒では脊椎を圧迫骨折し、彼女の優雅なバレリーナの身のこなしにほころびが生じた。痛みは、つねに責め苦をもたらすものとして彼女の生活に組み込まれた。

神経ベーチェット病は、モーガン・アマンダの視覚もむしばんだ。道路標識が見えないことに気づいたのは一月だった。危なくて運転できないことがはっきりし、彼女は自立した移動手段を手放さなければならなかった。視力はじりじりと低下し、とうとうテレビを見ることができなくなり、友人に電話をするのに携帯電話のダイヤル表示を見るのにも苦労するようになった。愛書家にとって、本を読めなくなることは、おそらく考えられるかぎりもっとも残酷な罰であろう。

腸管出血で救急治療室の世話になるたびに、外科医から、結腸を切除する必要があり、もろい組織の断片的な修復は応急処置にさえならないと言われた。だが、まだこの上、人工肛門を造設してストーマ袋を装着するという提案は、とうてい受け入れられるものではなかった。

四回目の出血では、外科医は頑として譲らなかった。大量失血を防ぐ唯一の方法は、結腸切除しかないというのだ。だが、これは軽い気持ちで受けられる治療ではなかった。彼女の衰弱した状態では、手術はひどく危険なものになるだろう。けれど、手術せずにいるのも危険だった。このときには、モーガン・アマンダは、シクロホスファミドの点滴に加え、週三回血漿交換療法を受けていた。しっかり水分を補給するため、家では生理食塩液を何袋も点滴しなければならなかった。血球数が少なすぎるため（腸管出血を起こす前でもそうだった）、継続的に輸血をおこなう必要もあった。四〇種類近い薬を服用し、ひっきりなしに予約した診察に出かけていた。状態維持の治療ですでに目一杯だった。この上まだ人工肛門造設術を考えることはできなかった。

「どうやって対処したらいいの？」。モーガン・アマンダは尋ねた。むくんだ足の皮膚が破れてくるので靴をはくことさえできない日もあった。うっかりマットレスを動かすと耐えがたいほどの痛みに襲われるおそれがあった。「どうしたら仕事に就けるの？」。そうも尋ねた。「こんなにも多くのものを与えてくれた世界に、どうすれば恩返しできる？」

モーガン・アマンダは、もう一度大手術を受け、また一つ別の医学的な問題に立ち向かう覚悟を決めることができなかった。彼女は両親に向かい緩和ケアが受けたいと頼んだ。そして、二六日間入院したあと、ホスピスに移った。ホスピスのチームは疼痛の管理にまる二週間を要したが、ついに彼女に平安が訪れた。一週間後、モーガン・アマンダは、両親に見守られて亡くなった。二九回目の誕生日まであと二週間だった。

この本を書きあげてすぐ、私は、書類でいっぱいのひきだしを片づけていた。内国歳入庁《IRS》からの古い手紙、くしゃくしゃに丸めてはあるがいずれも楽観的なＴＯ－ＤＯリスト、期限切れの搭乗券に混じって、クリーム色のカード紙に手書きされた手紙が出てきた。字は小さかったがきちんとした書体で、書けるスペースはすべて文字で埋まっていた。その場でざっと目を通してみた。それは、前著を送ったらしい相手からの礼状だった。カードの一番下まで文章が続いていたので、残ったわずかなスペースにねじ込まれた署名の走り書きを読むことができなかった。けれど、それはすてきな手紙で、私は書き手のあたたかい言葉に心を打たれた。身元がわかる情報がないかと封筒を調べたが、名前はなく、地色の浮きだし文字で町名が書かれているだけだった。まあ上品な、と私は思った。でも明らかに実用的とはいえない。読書用眼鏡をかけてみても、コントラストが不十分で読むことができなかった。

もう一度カードを調べてみると、表の浮きだし文字——やはりコントラストのないクリーム色だ——がおしゃれな組み合わせ文字になっていた。最初はただの緻密な渦巻き模様だと思ったので、特に注意を払わなかったのだが、今見ると真ん中がしなやかなカーブを描くFの字であることに気づいた。すると、Fの両側にそれより小さな筆記体のMとAがあり、三つの文字の輪の部分がカリグラフィの古風な渦巻きでつながっていることも見えてきた。

MとFとA――MAF！　突然すべてが一つにつながった。私は、封筒をつかみ、浮きだし文字の住所を読もうと目を細めた。ジョージア州アトランタ、と読めた――もっとも、正直いえば、読むより触ったほうが簡単にわかったが。私は一番明るいと思われる光の下にカードを持っていった。探しているものがわかってみれば、小文字の筆記体で走り書きされた署名は、「モーガン・アマンダ」という字の形をしていた。

手紙のことはすっかり忘れていた。ニューヨークで会った直後にもらったもので、なくさないようにひきだしにしまっておいたのだが、不幸にも一年分の書類の山の下に埋もれてしまっていたのだ。私は、モーガン・アマンダが、私との時間と数カ月前に送った本の両方に対してきちんとした礼状を書いてよこしたことに感銘を受けたのを思いだした。もちろん、彼女が適切な礼儀作法に従ったことに驚きはなかったが、ジャンクメールや迷惑メールにあふれた時代にあって、組み合わせ文字でイニシャルを入れたクリーム色の書簡紙に手書きで書かれた手紙はきわだっていた。

「私たちはすべてを手に入れることはできません」と彼女は手紙に書いていた。「でも、なぜそれをするのかを理解し忘れないようにする（で、もちろんやらないときはやらないことを認める）かぎり、努力し成功することはできます」この言葉は、人生と病気への彼女の向き合い方を特に象徴するものだと、私は思った。彼女は取り組んでいる最中の書きものにも触れ、「私は夢や悪夢を描いたことはありません。自分自身の現実を描いているのです」というフリーダ・カーロの言葉を引用していた。そして、あまり深刻に受けとられないよう、緻密な輪模様の描かれた表の組み合わせ文字を矢じるしで示し、「ＭＦＡの組み合わせ文字、いいでしょう？　美術の達人《マスター・オブ・ファイン・アーツ》の略ってわけ。笑っちゃう！」と追伸を付け加えていた。それは定形サイズのカードだったが、多くの点でモーガン・アマンダを象徴するものだった。彼女は、小さなキャンバスをとり、そこに詰め込めるかぎり人生を詰め込んだ。すみからすみまで、彼女のユーモア、洞察、思いやり、そして情熱で一杯だった。その人生はあまりにも早く終わってしまったが、そこに彼女はもてるすべてを目一杯詰め込んだのだ。

# 第16章　「ほんとうの」会話を

患者の一人にエヴリン・オソリオという五六歳の女性がいた。糖尿病と高血圧はそこそこうまくコントロールできていたが、体重が標準よりも一〇キロ弱重かった。ジムの会員にはなっていたが、実際に行くことはほとんどなかった。もっとも、昼食はピザからサラダに変えていた。彼女は生活のストレスが大変だというが、予約どおりに受診していた。医療場面では彼女のような患者は平均的とみなされるだろう——軽度から中等度の症状が二、三あるだけで、医学的には複雑な病状ではない。

しかし、診察中、私の頭の中は大忙しだった。たいして悪くない患者であっても、診察を開始し話をはじめると、何十もの考えが頭をよぎる。

・前回よりも血糖値は少しよくなっている。腎機能は前にチェックしたっけ？　眼科は受診済みかな？　足の専門医は？

・血中コレステロール値がよくない。スタチン製剤を追加するかどうか考えなければ。でも、彼女は薬を増やすの嫌がるし。
・しまった、デイトンさんに電話するのを忘れていた。留守番メッセージを三本もらっているのに！
・今日のオソリオさんの血圧は148／93。悪くはないがよくもない。血圧の薬を追加すべき？　薬を増やしたら飲み残しが増えないかしら？
・今日はパソコンの動作がとても重い。亀のようだ。これに比べたらミッドタウン・トンネルに入っていく車列は、まるで身軽に疾走するガゼルの群れみたい。検査のオーダーを入力しながら、処方の一覧表を更新しようとしたら、このパソコンはたぶんフリーズするだろう。
・たしか前回、オソリオさんはご主人が仕事で悩んでいると話していなかったっけ？　酒量がちょっと多すぎるという話だったっけ？　よくある生活のストレスを感じているだけかしら、それとも裏に本格的なうつ病が隠れているのかしら？
・オソリオさんの健康を維持するのに必要なことは全部チェックしたかしら？　最後のマンモグラムはいつだったっけ？　五〇歳を過ぎてから一度でも大腸内視鏡検査を受けたかしら？　破傷風ワクチンの追加免疫の注射をこの一〇年間にさせていたかしら？
・このガタガタするキーボードのせいで手根管症候群がひどくなる。もし右手首が動かなくなったら、まだ待っている六人の患者を診るのは絶対に無理。それに明日、チェロのレッスンもあるのに。もし、弓を正しく持てなかったら、バッハをめちゃくちゃに弾いてしまう。バッハの子孫二〇人全員がお墓から出てきて「お願いだからやめてくれ」と叫ぶくらいに。

二、三週間前から腰痛があるとオソリオが言いだして、私が考えつづけるのを邪魔する。もちろん、彼女は単に話しつづけていただけで、邪魔をしようとしたわけではない。しかし、私の脳はまるで突然邪魔されたかのように感じた。患者から見れば、今回の受診でもっとも話したかったことなのだが、私の神経細胞が盛んに活動している最中に言ってしまうという不運に当たってしまったのだ（私の脳は血圧について考えていて、それからダイエットと運動をどうかしなくちゃという考えにつながり、途中から救急カートに積んである除細動器を使えば動きの鈍い私のパソコンがまともになるのでないかという討論会に移っていた）。

私は本能的に手根管症候群がないほうの手を上げて、思考の整理を邪魔させないようにした。患者が言いたいことを聞きたくないわけではない。考えなくてはならないことがあまりにも多く、残り時間は限られており、軽いパニック状態に陥っていた。どれか一つでも見逃したらどうなる？　別の問題を扱っているうちに大事なことが一つでも頭から消えてしまい、アレルギーのために出してはいけない薬を処方したり、検査結果の異常を見逃したりしたら？

できるだけ急いで入力しようとする。どんな考えも逃さないようにするためだけだ。しかし、入力のためにコンピューターの画面を見るたびに、オソリオから視線が外れる。よいコミュニケーションのためには視線を合わせることが重要だと知っていたし、患者よりもコンピューターのほうが大事だと思わせたくなかったが、血液検査の結果と予防接種の履歴のチェック、病状の記載、次回に必要な検査のオーダー、処方箋の記入、そして婦人科の診察結果を読むには画面のほうを見るしかなかった。

そんなときにオソリオはハンドバッグから一枚の書類をひきだしてきた。なにかの事情が生じて、彼女の健康保険会社が医師による記入が必要な書類を送ってきたのである。患者のせいではなく、まったく正当な要求だ。しかし、私にはそれで十分だ。それまでその場に保たれてきた微妙なバランスが、予期せぬＡ４用紙一枚によって乱されかねない。

戸惑いを顔に出さないようにして、身体診察が終わったら記入すると態度で示した。腰痛が単なる筋肉痛以外のなにかである可能性を示すような気になる兆候がないかどうか、カルテを急いで見なおすようにした。コンピューターの画面に急いで戻り、頭の中のチェックリストを見なおし、考えであふれんばかりになっている頭の中に見落としがあったらと不安になっていた。

すべてを正しく、もれなくやりたかった。しかし、記録の中で正確さと完璧さをもとめようとすればするほど、目の前の患者と実際に触れ合う時間は短くなっていった。時計に目をやると、次の患者の予約の時間になっていた。大事なことを一つも見落とさないように願いながら、いそいで今日の診察をまとめようとした。立ち上がり、オソリオに処方箋を渡した。外来診察では普通は起きないような息苦しさを感じていた。

「健康保険の書類は?」、彼女が尋ねた。「金曜日までに出さないといけないんです。そうでないと医療費を払ってもらえなくなります」

手のひらで額を打つ。患者が頼んだ書類のことを完全に忘れていた。たった六分前のことだったのだが、次の患者が来たことを知らせる受付からの連絡のために、私の海馬から吹っ飛んでいたのだ。

人間にもマルチタスクができるという神話を研究という研究が否定している。マルチタスク概念は、なぜマイクロプロセッサーが同時に二つの仕事をこなせるのかを説明するためにコンピューター・サイエンスの領域で作られたものである。実際にはマイクロプロセッサーの処理のほとんどは直列であり、一時にできる仕事は一つだけだ。瞬時に働く複雑なアルゴリズムを使って作業を切り替えることで、競合する課題を同時にこなしているかのような幻想をもたらしている。

マイクロプロセッサーと同じように、私たち人間も同時に二つの考えに集中することはできない。二つの考えのあいだを行ったり来たりしているにすぎないし、コンピューターのような巧妙なアルゴリズムも、マイクロプロセッサーのような猛烈な計算速度ももっていない。考えを切り替えるあいだに正確性が失われるのが普通だ。せいぜい、片手の指で数えられるぐらいの考えをとりとめもなくとっかえひっかえしているだけだ。

考えをとっかえひっかえすればするほど、どれか一つに集中することができなくなる。私にとってこれは最悪のパターンだ。今回は、オソリオの健康保険の書類のことを失念しただけだ。しかし、もし薬の量をまちがえてしまったり、六種類出している薬のうちの五種類しか処方しなかったとしたらどうだろうか？　そのうちひとつの副作用をきちんと説明するのを忘れていたら？　なにか患者を傷つけるようなことをしてしまうのではないかという恐れがつのればつのれるほど、「もしも」のリストは伸びつづけた。

このような患者とのやりとりがこの本を書こうとした理由の一つだ。オソリオには私に伝えたいことがいくつかあったのだが、私のほうは脳の中の雑音に邪魔されて耳を貸すことができなかった。たしかに雑音のほとんどはオソリオのケアについてである。留守番電話の内容や走りまわるガゼル、バッハの子孫に考えがそれたこともあったが、患者の話に集中していなかったことは私にもわかっていた。話をせいぜい半分ぐらいしか聞いていなかったし、数えきれないさまざまなケアの問題を整理することに頭を使っていたのだった。そしてオソリオは患者としてはまだシンプルなほうで、もっと重い患者の場合には桁違いに問題の数が多いし、その一つでも扱いを誤れば起こる結果ははるかに重大なことになる。

この本を書くために研究者や患者、医師と話せば話すほど、今の医療のあり方はよいコミュニケーションを邪魔しようとする方向に向かっていると思うようになった。邪魔するものはあまりにも多い——疼痛や心配性の患者、時間が限られる中で業務に追われる医師、不公平な力関係、偏見、人種・性差別、思い込み、知識のギャップ。そしてどんどん複雑化する疾病像、一人ひとりの患者から得られるデータ量の爆発的増加、柔軟性に欠ける報告書・診断書の類、朝令暮改で変わりつづける健康保険の診療報酬請求ルールという迷宮での戦い。診察室でお互いをわかりあえるような有意義な会話をかわすことよりも、病院の職員食堂でおいしいコーヒーにありつくほうがまだ簡単なのは当然のことだろう。

過去半世紀のあいだに医学の知識と治療の選択肢は爆発的に増えたが、すべてをやりとげるのに使える時間は昔と変わらず一五分程度である。（そしてなぜかはわからないが、科学が飛躍的な進歩をとげたこの半世紀のあいだ、ガウンとして通っているペーパータオルを改良しようとはしなかった。）

一回の診察に一時間を使えるような理想の世界はけっしてやってこないことはわかっている。いらいらさせられる事務仕事や断れない電話、効率向上に役立つと謳うが嘘ばかりのテクノロジーを診察室から締めだすことができたためしがない。（そうできたらいいなと想像するのは楽しいのだが……。）それでも、医師と患者のあいだのコミュニケーションを維持し、さらによくしていくことは可能だと私は信じている。どんな敵がやってきたとしても。

アナトール・ブロイヤードが「ヴァージニア・ウルフは（彼女のエッセイ「病むことについて」の中で）なぜ病気についての優れた文学がないのだろうかといぶかっています。医師が書かせないようにしているというのがその答えかもしれません」と指摘している。[1] 私としてはブロイヤードの辛らつな評価に反論してきたつもりだし、彼が言うほど医師が意図的に悪辣にふるまっているとは思えない。医師が書かせないようにしているのではなく、医療制度自体が全体をとらえた物語を書くことを邪魔しているのだろう。努力さえしない医師を弁護するつもりはまったくないが、単に医師が家父長的だったり、目が曇っているというような単純な問題以上のものがあると思う。

関連する研究を渉猟し、かかわる人々と話し合ってきたことが私にもたらした最大の収穫は、医師・患者間のコミュニケーションを正当に評価するべきだということだ。医師・患者間の会話を診察時の一方的な流れ作業としてではなく、医療の中でもっとも大切かつ置き換えのきかないツールとしてとらえるべきだ。テカテカ光る最新医療テクノロジーに対する医療者の崇拝と関心を会話に向けるべきだ。医師・患者間の会話からひきだせる情報の量と診断、分析の深まり、治療法の選択、人と人とのつながりの深まり、などを考えれば、単なる会話は高度に洗練されたテクノロジーと呼ぶべきだろう。一度に一つだけを決まったやり方でしかできない他の多くの医学的テクノロジーと比べると、はるかに難解かつ強力なのだ。加えて会話ははるかに安価で、性欲を奪ったり、嘔気を催したりしない。（例外は政治談義を始めてしまったときだ……。）両者がもっと真剣に言葉をかわすだけでコミュニケーションを強化し、医療をよくしてくれる。ありがたいことに効果的コミュニケーションにはむやみに長い時間は不要で――完全に集中することが必要なのだ。集中することで、たとえ二、三分であっても豊かな情報が得られる。

ブロイヤードは彼独特の無愛想だが哲学的なスタイルでこう言う。「医者には私を好きになる理由も必要もないはずです。私と一緒に苦しんでほしいとも思いません。もっと時間をかけてもらうつもりもありません。私が願うことはこれだけです――私の様子について五分でいいから真剣に考えてくれること。一度でいいから私のことだけを考え、つかのまでいいから私と結びつき、からだだけでなく心も診て私の病気を理解してくれること。病のほうは各人各様なのですから[2]」

患者にすべてを集中させることが大切である。医師にとっては、どれだけ立派で臨床的に重要なことであっても、他のことは脇に置いておくことを意味している。このことのむずかしさを軽く見るつもりはないが、医師は患者が話していることに注意を集中すべきだ。なぜなら、患者の話の中に医学的に意味があることのおおよそすべてが入っているからだ。

二つ目に医師がすべきことは、少しのあいだだけでも黙ることである。なにか怪しいものを見つけたら探偵のようにしつこく追いかけることを研修中に叩き込まれており、これが本能のように顔を出すだろうし、患者がふた言目を発する前に話を遮り、データがすべてそろう前に心の中で鑑別診断を開始してしまうだろう。誤診と医療過誤が頻発するのはこのせいである。質問したいという衝動を抑えるのは医師にとっては難行苦行である。そのつらさは私にもわかる。しかし、その衝動を一分でも抑えることができれば——三〇秒でもかまわない——よりよい情報とより正確な診断、効率的な検査、アドヒアランスの改善、患者からの信頼を高めることができるだろう。そして、長い目で見ればおそらく時間の節約にもなる。

患者側からみれば——受診すること自体が不利な立場にあると自覚しつつやってくることがよくある——会話にどれだけのパワーがあるかを知っていることは助けになる。ある意味、患者の手にはすべての札がそろっている——患者が医師に伝えるストーリーは診察の中枢である。語り終えるまで時間が欲しいと患者は言うべきだ。もし医師が性急に割って入ってきたら、丁寧に断るべきだ。「あと一分、私の話を続けさせていただいてもよろしいでしょうか？」といえばうまくいくだろう。

もし医師が質問攻撃大好き人間ならば、患者はこんなふうに直接ぶつけてもいいだろう、「私には話をお伝えする義務があります。できるだけ短くします。私の話が終わればどうぞあとはご自由に」。もし、医師がまったく聞く耳をもたないようなら、顔をまっすぐ見据えてこういうといいだろう。「いいですか、もし本気で診察をてきぱきと進めたいなら、私が話し終えるまで二分間黙って聞いていなさい。先生は誤診せずにすむし、私は無駄な検査を受けずにすみます」

しかし、限られた時間という事実と一回の診察でできることには限度があることは認めるようにしよう。

事前の準備に時間をかけよう。伝えたいことに順位をつけ、現実的になろう。一度の診察で三つ以上のことを取り上げてほしいと医師に求めたら、焦点と奥行きは広く浅くなる。実際、コリナ・ヤンセンが特に合併症をかかえた患者に対して援助しようとしていることのひとつは、三分以内に効率的かつ一貫した話をできるようにすることだ。これができれば、他の邪魔なしで医師と患者はメインストーリーに集中することができる。

この本を書くまでは、コミュニケーションは息をすることとたいした違いがないとみなしていた——どちらも自動的に生じ、止まったときにだけ本気になって考える。医学の進歩に遅れないようにしようとすると き、コミュニケーションはそのうちに入っていなかった。定期的に生じる仕事上の大掃除では——たまに生じる自己研鑽発作である——意義が乏しい身体所見の取り方の訓練を再度受けたりする。言うまでもなくこのようなスキルは日常の診療ではけっして使わないものだ。あるいは二、三週間、目次だけ読んで得た半端な知識を身につけようとはせずに、真剣に医学雑誌を読んだりする。熱が冷めるまでは自分は有意義なことをしていると感じるのだ。しかし、患者とどのように話しているかについて批判的に考えたり、意識したりしようとする発想はけっして起こらなかった。ずっと自分のコミュニケーションはまずまずだとみなしていたのである（そして、率直に言えば息をするようにうまく話せると思っていた）。

自身の臨床に目を向けると、自分で考えていたよりはるかにできていないことに気づいた。患者の主訴が始まってからナノ秒のあいだに会話の方向を変えてしまう。治療アドヒアランスを改善する方法はいつも教育・再教育であり、診察のたびに慢性疾患患者遵守規則を読み上げるようなことだった。私の仕事のやり方の基本は会話のトーンを心地よいものにすることなのだが、ほとんどいつの診察でも私が会話の主導権を握り、できるだけ早く会話が終わる方向に話を仕向けるようにしていたことには疑いの余地がない。そして、診察室の中に私が持ち込む自分の思考バイアスについて、立ち止まって率直に見つめなおすようなことは一度もしなかった。

本を書く中で他人が実際におこなった試みについて触れるたびに、自分自身の診察の中で同様なことを試してみるようにした。試すこと自体は、ポルカのリズムに合わせて呼吸することと同じぐらい苦もなくできることだった（そして心地よかった）。どの場合でもぎこちなくしかできないし、はっきりばかばかしいと感じることもよくあった。そして必ずしも明らかな成果がみられるわけではなかった。私が一気に卓越した雄弁家になることはないし、患者の血圧や血糖、ＢＭＩが突然、輝かしい正常範囲に収まることもなかった。しかし、そうすることの過程が――成果物ではなく――もっとも価値ある部分だということがわかったのだった。

身についた習慣が一晩で矯正されることはないが、習慣の存在自体に気づくようになった。へまをやったことに気づくのは、だいたい診察が終わってからだった。しかし、やっている最中に自分のまちがいに気づくこともあった。自分のもっともよい部分が表に現れているときは、視力を失うこと、ＥＤになること、四肢を切断されること、人工透析になることについての長口舌を途中で中断させることができた。（私の糖尿病の患者ならすべて空で言えるようなことだ。）途中で話を止めることは確かに容易ではない。でも私の機知が利くときは、地獄の黙示録の蛇口を閉じて患者に尋ねることができた。「あなたにとって糖尿病でもっとも大変なことはなんでしょうか？」。私が頭の中のシフトを入れ替えると、ほとんど必ずと言ってよいほど患者は具体的な不安を答えてくれた。私がうんざりするほど繰り返した脅し文句による言葉の上だけの恐怖ではない。私は出てきた患者の不安をカルテに書きとめ、患者にとっての現実に焦点を当てることができた。

こうして医学的な治療努力の方向が実際的なものになるだけでなく、このやりとりの中で糖尿病をかかえた個人の生きざまについて他では得られないような洞察ができるようになった。患者にとって病とはけっして言葉の上だけの存在ではない。医師が仔細を探ることによってはじめて、一人ひとりが歩まねばならない本人だけの道のりがどのようなものになるかを深く考えることができるようになる。

診察日の重責に押しつぶされていないときには、読んで知った他のテクニックも試してみる――今話したばかりのことを患者のほうからフィードバックさせてみる、治療の見通しに楽観主義を付け足してみる、医学用語を患者に合わせた言葉遣いに変える、もともとの性格から距離をとり私のせっかちさが効率的な診察時間の使い方につながるようにする。いつもうまくいくわけではないし、魔法があるわけでもないが、鍋の混ぜ方をいろいろ試してみることで医療の中での出会いに大切ななにかがいつも見つかる。もしなにも見つからなかったとしても、患者・医師の双方にとって会話に身が入るようになる。

もっともむずかしいのは自分自身の偏見から逃れることだ。自分が気づきさえしないような偏見が、文化と性格の中にしっかりと埋め込まれていることには疑いの余地がない。しかし、気づくように努力はしているし、見つけたら立ち向かうようにしている。たとえばカルテに書かれた患者の名前を目にしたときに、会う前からどんな人物かを予測したり、枠にはめたりしていないかをチェックするようにしている。このような瞬間的な判断にいつもブレーキをかけられるわけではないが、必要なら自分の脳に蹴りを入れることはできる。さらに自分の患者がいままでの医療場面でどのような偏見に直面してきたかを具体的に考えたり、そうした経験が私が今から会うときにどう影響するかも考えるようにしている。私の患者の中には医療制度によって実際に傷ついた者もいて、その結果生じる警戒心が「コンプライアンス不足」と解釈されることがよくある。私にはすべての社会的不公正を正すことはできないが、自分も不公正に加担しているのかどうかを慎重に考えることはできる。

ありがたいことに、コミュニケーションを一部の親切な医師が気前よく恵んでくれるボーナスにすぎないとみなすような考え方は、過去のものになりつつある。いまでもたまには患者に対する態度が外科用テープの役割とたいして変わらないような素っ気ない医師を名医と呼ぶことがある。しかし、今はこの矛盾に気づくようになった。患者に対する態度が悪い医師はけっして名医にはなれない。コミュニケーションはとってつけたおまけのようなものではなく、良質な医療の基盤なのだ。医師・患者間のよいコミュニケーションがなければ、医療がよい結果をもたらす可能性はどん底に落ちる。

人のかかわりは手塩にかけて育む必要がある芽生えのようなものであり、よいコミュニケーションは芽生えが根を伸ばす土壌である。医師・患者関係は人のかかわりの一種であり、特に重要なものである。健康はもちろん生死のバランスまでも左右する。したがって医師・患者間のコミュニケーションは重大な結果も想定している。

もし敬意や注目、時間にも十分に配慮されていたなら、コミュニケーションはその根をしっかりと張り、医師・患者関係をゆるぎのないものにしてくれるだろう。そこから得られるものは——苦しみを緩和する、健康を改善する、関係を確かなものにする——聴診器を持つ側、当てられる側の双方の生き方が豊かなものになる。

この本の冒頭に登場する私の患者の一人、ウマール・アマドゥとのコミュニケーションで起こった失敗を振り返ると、なぜそしてどうして私がそこまでいらいらしていたのかが前よりもはっきりわかるようになった。二人のあいだの会話はまちがった方向に傾きだした。それぞれがまったく異なるものを追い求めていたのだ。彼が重い心臓病であることがわかっていたにもかかわらず、彼のこだわりの強さにいらだち、「むずかしい患者」というレッテルをさっさと貼りつけていた。今考えると、こうしてレッテルを貼ったために偏見が生じ、聞きとった内容を歪めていた。自分を診てほしいというしつこい要求を私は過剰な権利の主張とみなした。私は憤慨し、求められることを耐えがたいと思うようになった。

もし私が少しでも口をつぐみ、予約や電話について言い争うのをやめていたなら、彼の必死の訴えの最中に起こっていた強い衝動に感づくことができただろう。アマドゥは心臓病という本物の悪魔と格闘していて、生きるか死ぬかの崖っぷちに立っていたのだ。

さいわいにして死神を間近に見るチャンスを免れている人間には、重病人が経験している命の儚さを本当に理解することはできない。生々しい恐怖ほど人を本気にさせるものはない。自分がアマドゥと同じ状況にいると想像すると――複雑かつ近道を許さない医療システム、聞き慣れない言葉のやりとり、そして使用期限のタイマーが切れかけた不安定な心臓――彼がしたことを私にも理解できるようになる。なぜ彼は――モーガン・アマンダのように――本人にとって必要な要求を続けなかったのだろうか？　なぜノーという答えを受け入れなかったのだろうか？　しかし、アマドゥのからだが診察室の床に崩れ落ち、命の灯火が消えかけていることに気づくまでは、私は状況を完全には把握できていなかったのだ。

壊れたペースメーカーを交換し、過剰な胸水を排出したあと、アマドゥは退院後の最初の診察に訪れた。厚めの運動用ジャージに包まれたひょろっとしたからだが入り口に立っているのを見たとき、耐えがたいような安堵感に私は襲われた。握手すると――最後に触れたときは氷のように冷たかった手だ――日差しのようなぬくもりに包まれた。もちろん私にも彼にも幻想はなかった。最近のリハビリでも心臓の予備能は増えていなかった。アマドゥがレキシントン通りで二〇〇メートルダッシュができるようになるのは当分先のことだ。

しかし、少なくとも今回は弾を避けることはできたし、二人して慎重に安堵のため息をつくことができた。アマドゥの最初の質問は、言うまでもなく次の診察がいつになるかだった。普段ならこの質問は私をいらいらさせるのだが、今はまるで祝福のように彼の言葉を聞くことができた。それだけ彼が生き延びたことに安堵していたのである。

コミュニケーションの行き違いが今後は起こらないとも、今回乗り越えたようなことが起こったときに私が事態を悪化させない――あるいは彼の症状が悪化しない――とも約束することはできない。しかし、どのように話を聞くのか、患者がどう話をするのかにもっと注意を払うようにすると約束することならできるだろう。乱れてしまった心筋細胞を再編することはできないが、もっとコミュニケーションを密にすることなら約束できる。

詩人ジョン・ストーンが医学部を卒業する学生に贈った忘れがたい送辞の詩がある。「視野の片隅でもっとも鋭くものを見ることができるようになりなさい、耳の奥でもっともよく聞くことができるようになりなさい」[3]。これよりも洞察力に富むコミュニケーションの格言は、私にはとても思いつかない。

# 謝　辞

この本は、モーガン・アマンダ・フリッツレンとジュリエット・マヴロマティスの会話から着想を得た。二人がおしみなく時間や経験や活力を与えてくれたことに感謝したい。モーガン・アマンダ、あなたがいなくてとても寂しい。

何時間も熱心に語り何十通もの確認のEメールに返事をくれた、デビッド・バロン、トレーシー・プラット、マリエ・クライン、コリナ・ヤンセン、デブラ・ローターにも深く感謝したい。また、ジェリスとトム・フリッツレン、ハイディ・E・ハミルトン、アニー・ブリュースター、テッド・カプチュク、エリック・サイモン、リチャード・ストリート、グレアム・ボーディ、ジャネット・バベラス、スティーブ・クレイマン、キャロル・リーブマン、ロエル・ストラトホフ、ジェーン・オグデン、ドナルド・ブードロー、ピーター・レヴィにも謝意を表したい。その他にもご意見をうかがった方が大勢いるが、ページ数の関係で、そうしたすばらしい話をお伝えすることができなかった。

医療についても医師であることについても、本当にたくさんのことを学ばせてもらった、私の患者のみなさんには心から感謝している。また、長いあいだ私を支えてくれているベルビューとニューヨーク大学の同僚には、言葉にできないほど感謝している。みな長いあいだ私を強く支えてくれている。本書のエピソードのいくつかは、『ニューヨーク・タイムズ』と『ロサンゼルス・タイムズ』に掲載されたものである。各誌の編集者にも感謝したい。特に『ニューヨーク・タイムズ』のトビー・ビラノウには、話を形にし生命を吹き込む手助けをいただいた。

出版社の責任者であり私の編集者でもあるヘレン・アトワンには筆舌に尽くしがたいほど感謝しており、その気持ちはこれからも変わらない。ヘレンは、つねに楽観的で熱意にあふれ、鋭い編集者の目を注ぎつづけてくれた。パム・マコール、トム・ハロック、そしてビーコンプレスのチーム全員の緻密な仕事ぶりと尽きせぬ励ましにも感謝したい。乾燥機の回転回数より速いくらいの頻度で編集チームが敗れ去っていくのがつねの出版業界にあって、ヘレン、パム、トムとともに一五年のあいだに五冊の書籍をつくってきたことは、ギネスの世界記録認定に値すると言えるかもしれない。少なくともギネススタウトを一杯やる資格はあるだろう。

私の子どもたち——ナーヴァ、ノア、アリエル——は、みな新作の上梓にあわせてこの家にやってきたと軽口をたたく。そう計画したわけではなかったが、一五年前、私は最初の著作の謝辞で、授乳しながらコンピューターで編集をおこなうという職人芸を教えてくれたことを、ナーヴァに感謝した。本書では、混沌とした中で集中するという、もっと困難をともなう、しかしもっと楽しいわざを教えてくれたことを、クルー(疑うことを知らないラブラドール雑種のジュリエットを忘れてはいけない。そんなことをすれば大恥をかくことになる)に感謝しよう。それは、騒々しくはあるがけっして退屈することのない、全粒粉とエブリシングのベーグル、犬用ビスケット、三人用のバックギャモン、楽器のギーギー音あふれる混沌だ。

そして、これまでの執筆とそれに関連するあらゆる騒動と旅行を、だれにも真似のできない冷静沈着さで乗りこえてきた、夫のベンジー・アクマン——ここ一番に頼りになる人だ——には永遠の感謝の気持ちを送りたい。サイエンスフェアのプロジェクトでだれが危機に瀕しようと、だれのヴァイオリンの弦が切れようと、冷蔵庫の牛乳がほとんどなくなっていようと、うしろでどれだけ吠え声が響いていようと、いつも笑顔で対処し、「こっちは大丈夫。思う存分やりなさい」と言うだろう。本書は、これまで二人三脚してきた中でも知的好奇心をぐいぐい刺激してくるものになっており、次はどんな世界が待っているのか早く知りたくてたまらない。

# 訳者あとがき

**本を通じた出会い**　私がみすず書房から出す訳書は監修を含めてこれで五冊目になる。今回の本は共訳者である勝田さよさんとの出会いがなければ始まらなかった。勝田さんからの最初のメッセージは二〇一六年六月三〇日、私の個人ブログ「やさしい精神科医療の選び方」に書いたアトゥール・ガワンデ著『死すべき定め』についての記事に対する匿名コメントだった。それからメールでやりとりをするようになり、東京に来られたときに実際に顔も合わせるようになった。実務翻訳を生業としながら、翻訳勉強会にもかかわっておられた。翻訳に役立つ辞書など勝田さんから教えてもらったことがたくさんある。

ガワンデの本を翻訳したことが私に与えた変化は数え切れないが、勝田さんとの出会いもそのうちのひとつであり、今回の翻訳もそうである。この本は勝田さんから紹介されたものだ。

**この本について**　私がかかわっている訳書をカテゴリーわけすると①認知行動療法、②動機づけ面接、③強迫症／強迫性障害、④医師が書いたノンフィクション、になる。①から③は精神科医である私の専門領域なのだから当然、精神科医や心理士が書いた本ばかりである。一方、④はすべて精神科以外の医師である。ところが、実際に翻訳してみると②の動機づけ面接にかかわるテーマがたくさん出てくることに気づく。このカテゴリーのどの本にも「動機づけ面接」という用語はひと言も出てこないのだが、内容も実際に取り上げられている方法も重なっている。そして実は動機づけ面接――今回の本のテーマはずばり患者と医師のあいだのコミュニケーションである――を成り立たせているコミュニケーションの研究について私はこんなに知らなかったかと気づかせてくれる。

②のカテゴリーの本に関する私の仕事を知っている人は大勢いるはずだが、この人たちになんとかして④のカテゴリーの本も手にとってもらいたいと思う。そう思う理由をひとつあげよう。

イギリスの心理学者ジェーン・オグデンは病気をどう呼ぶのか、オブラートに包むのか、そのままストレートに伝えるのか、どちらがいいのかをランダム化比較試験で調べている（二〇二頁）。この研究は医師にとって日常的な悩みにヒントを与えてくれる。実際に本のなかを読んでみてほしい。この本にはそんな気づきを与えてくれるところがたくさんある。精神科医や心理士には思いつかないような疑問を内科医がたくさん持っているのだ。

**編集者とのつながり**　ちょうどこのあとがきを書いている最中に別の本のあとがきを私は書いている。金剛出版から出す著作集の第二弾『認知行動療法実践のコツ』である。第一弾は『対人援助職のための認知・行動療法』で二〇一〇年に出た。このときの最初の担当編集者は田所俊介さんである。田所さんはその後、みすず書房に移られて、連絡が途絶えていた。

その縁がガワンデ著『医師は最善を尽くしているか』から復活し、これで五冊目を一緒に出すことになった。田所さんとの一〇年を超えるつながりがこの本になったことを喜びたい。

訳者を代表して　原井宏明

# 索　引

## た・な



## は



## ま・ら

# 出典と註

## 第1章　コミュニケーションはとれていたか

1　名前について．患者の個人情報を保護するため，モーガン・アマンダ・フリッツレンとトレーシー・プラットを除き（二人は実名を使用することに同意した），本書中の患者名は仮名とした．患者以外は実名である．

## 第2章　それぞれの言い分

1　H. T. Tu and J. R. Lauer, "Word of Mouth and Physician Referrals Still Drive Health Care Provider Choice," *Research Briefs* 9 (2008): 1-8.
2　カーネマンとトベルスキーの研究は以下の著書に要約されている．Daniel Kahneman, *Thinking Fast and Slow* (New York: Farrar, Straus and Giroux, 2011).
3　A. Victoor et al., "Determinants of Patient Choice of Healthcare Providers: A Scoping Review," *BMC Health Services Research* 12 (2012): 272-88; K. M. Harris et al., "How Do Patients Choose Physicians? Evidence from a National Survey of Enrollees in Employment-Related Health Plans," *Health Services Research* 38 (2003): 711-32.
4　M. Wensing et al., "A Systematic Review of the Literature on Patient Priorities for General Practice Care, Part 1: Description of the Research," *Social Science & Medicine* 47 (1998): 1573-88; A. Coulter, "What Do Patients and the Public Want from Primary Care?" *British Medical Journal* 331 (2005): 1199-1201.
5　D. R. Rhoades et al., "Speaking and Interruptions During Primary Care Office Visits," *Family Medicine* 33 (2001): 528-32.

## 第3章　相手がいてこそ

1　S. Morgan, "Miscommunication Between Patients and General Practitioners: Implications for Clinical Practice," *Journal of Primary Health Care* 5 (2013): 123-28.
2　M. Marvel et al., "Soliciting the Patient's Agenda: Have We Improved?" *Journal of the American Medical Association* 281 (1999): 283-87.
3　W. Langewitz et al., "Spontaneous Talking Time at Start of Consultation in Outpatient Clinic: Cohort Study," *British Medical Journal* 325 (2002): 682-83.

訳註1　体内に入れる人工物の総称．乳房再建にはシリコーンが使用される．

## 第4章　聞いてほしい


**1**　Josh Mitchell, "Women Notch Progress," *Wall Street Journal*, December 4, 2012.

**2**　女医の割合は以下を参照. "Distribution of Physicians by Gender," State Health Facts, Henry J. Kaiser Family Foundation, April 2016. 医学生中の女性の割合は以下を参照. "Table A-7, Applicants, First-Time Applicants, Acceptees, and Matriculants to U.S. Medical Schools by Sex, 2006-2007 Through 2015-2016," Association of American Medical Colleges.

**3**　J. A. Hall, D. L. Roter, and C. S. Rand, "Communication of Affect Between Patient and Physician," *Journal of Health and Social Behavior* 22（1981）: 18-30.

**4**　D. L. Roter, "Patient Participation in the Patient-Provider Interaction: The Effects of Patient Question Asking on the Quality of Interaction, Satisfaction and Compliance," *Health Education & Behavior* 5（1977）: 281-315.

**5**　T. S. Inui et al., "Outcome-Based Doctor-Patient Interaction Analysis: I. Comparison of Techniques," *Medical Care* 20（1982）: 535-49.

**6**　D. L. Roter et al., "Communication Patterns of Primary Care Physicians," *Journal of the American Medical Association* 277（1997）: 350-56.


**訳註1**　中央・東欧系のユダヤ人が用いてきた言語.

**訳註2**　連邦が財政支援する高等教育活動における性差別の禁止を規定する基本法.

## 第5章　よかれと思って


**1**　H. E. Hamilton, "Patients' Voices in the Medical World: An Exploration of Accounts of Noncompliance," in *Georgetown University Roundtable on Languages and Linguistics*, ed. D. Tannen and J. E. Alatis（Washington, DC: Georgetown University Press, 2001）, 147-65.

**2**　M. T. Brown and J. K. Bussell, "Medication Adherence: Who Cares?," *Mayo Clinic Proceedings* 86（2011）: 304-14.

**3**　A. Schoenthaler et al., "Patient-Physician Communication Is an Important Predictor of Medication Adherence in Hypertensive Patients"（paper under review）.

**4**　P. ten Have, "Talk and Institution: A Reconsideration of the 'Asymmetry' of Doctor-Patient Interaction," in *Talk and Social Structure*, ed. Deirdre Boden and Don H. Zimmerman（Berkeley: University of California Press, 1991）, 138-63.

**5**　A. Brewster, "Storytelling for Health: Doctor Promotes Intimate Patient Narratives," *CommonHealth*, WBUR, March 11, 2014.

**6**　A. Brewster and J. Adler, "Boundary Crossing: When Doctors and Patients Get Personal for Better Health," *CommonHealth*, WBUR, January 1, 2015.

**7**　Ibid.

**訳註 1**　キノアとケールはともにダイエットによいとされる穀類・野菜.

**訳註 2**　ギリシャ神話の登場人物. ゼウスの怒りに触れ, 死後, 大石を山頂まで押し上げる罰を受けた. 大石はあとひと息というところで必ず転がり落ちてしまう.

## 第6章　なにが効くのか


**1** L. D. Egbert et al., "Reduction of Postoperative Pain by Encouragement and Instruction of Patients—A Study of Doctor-Patient Rapport," *New England Journal of Medicine* 270 (1964): 825–87.

**2** International Federation of Health Plans, *2013 Comparative Price Report: Variation in Medical and Hospital Prices by Country*, 2013 (accessed June 17, 2016).

**3** J. Fuentes et al., "Enhanced Therapeutic Alliance Modulates Pain Intensity and Muscle Pain Sensitivity in Patients with Chronic Low Back Pain: An Experimental Controlled Study," *Physical Therapy* 94 (2014) 477–89.

**4** M. Amanzio et al., "Response Variability to Analgesics: A Role for Nonspecific Activation of Endogenous Opioids," *Pain* 90 (2001): 205–15.

**5** J. D. Levine et al., "The Mechanism of Placebo Analgesia," *Lancet* 8091 (1978): 654–57.

**6** A. Goldstein et al., "A Synthetic Peptide with Morphine-like Pharmacologic Action," *Life Sciences* 17 (1975): 1643–54.

**7** T. J. Kaptchuk et al., "Placebos Without Deception: A Randomized Controlled Trial in Irritable Bowel Syndrome," *PLoS ONE* 12 (2010): e15591.

**8** S. C. Hull et al., "Patients' Attitudes About the Use of Placebo Treatments: Telephone Survey," *British Medical Journal* 347 (2013): f3757.

**9** U. Bingel et al., "The Effect of Treatment Expectation on Drug Efficacy: Imaging the Analgesic Benefit of the Opioid Remifentanil," *Science Translational Medicine* 3 (2011).

**10** M. R. DiMatteo, "Variations in Patients' Adherence to Medical Recommendations: A Quantitative Review of 50 Years of Research," *Medical Care* 42 (2004): 200–209.

**11** K. B. Haskard Zolnierek and M. R. Dimatteo, "Physician Communication and Patient Adherence to Treatment: A Meta-Analysis," *Medical Care* 47 (2009) 826–34.

**12** S. H. McDaniel et al., "Physician Self-Disclosure in Primary Care Visits: Enough About You, What About Me?," *Archives of Internal Medicine* 167 (2007): 1321–26.

**13** D. S. Morse et al., "Enough About Me, Let's Get Back to You: Physician Self-Disclosure During Primary Care Encounters," *Annals of Internal Medicine* 149, no. 11 (2008): 835–37.

**14** M. C. Beach et al., "Is Physician Self-Disclosure Related to Patient Evaluation of Office Visits?," *Journal of General Internal Medicine* 19 (2004): 905–10.

**15** M. Hojat et al., "Physician Empathy: Definition, Measurement, and Relationship to Gender and Specialty," *American Journal of Psychiatry* 159 (2002): 1563–69.

16　M. Hojat et al., Physicians' Empathy and Clinical Outcomes for Diabetic Patients," *Academic Medicine* 86 (2011): 359-64.

17　D. Rakel et al., "Perception of Empathy in the Therapeutic Encounter: Effects on the Common Cold," *Patient Education and Counseling* 85 (2011): 390-97.

18　R. L. Street Jr. et al., "How Does Communication Heal? Pathways Linking Clinician-Patient Communication to Health Outcomes," *Patient Education and Counseling* 74 (2009): 295-301.

19　J. K. Rao et al., "Communication Interventions Make a Difference in Conversations Between Physicians and Patients: A Systematic Review of the Evidence," *Medical Care* 45 (2007): 340-49.

訳註 1　医師も患者（被験者）も被験者にどの試験治療が割り当てられたかを知っている状態でおこなわれる試験.

訳註 2　米国の作家エレナ・ポーターの小説『少女ポリアンナ』の主人公．天真爛漫な少女で，極端な楽天家の代名詞となっている.

訳註 3　ヒトと大型類人猿をくくる霊長目の一分類でヒト上科とも呼ばれる.

訳註 4　細長いからだと大きな牙を特徴とする深海魚の一種.

訳註 5　脂肪・水・老廃物からなる物質が皮膚の表面に凸凹となって現れたもの.

## 第 8 章　きちんと伝わらない

1　J. B. Bavelas et al., "Listeners as Co-Narrators," *Journal of Personality and Social Psychology* 79 (2000): 941-52.

2　H. Korman et al., "Microanalysis of Formulations in Solution-Focused Brief Therapy, Cognitive Behavioral Therapy, and Motivational Interviewing," *Journal of Systemic Therapies* 32 (2013): 32-46.

3　H. H. Clark and S. A. Brennan, "Grounding in Communication," in *Perspectives on Socially Shared Cognition*, ed. L. B. Resnick, J. M. Levine, and S. D. Teasley (Washington, DC: APA Books, 1991).

4　J. B. Bavelas et al., "Beyond Back-Channels: A Three-Step Model of Grounding in Face-to-Face Dialogue," abstract presented at the Interdisciplinary Workshop on Feedback Behaviors in Dialog, Stevenson, WA, September 2012.

訳註 1　肉と野菜に香辛料を加えてつくるインドや周辺国の混ぜご飯.

## 第 9 章　単なる事実と言うなかれ

1　A. N. Makaryus and E. A. Friedman, "Patients' Understanding of Their Treatment Plans and Diagnosis at Discharge," *Mayo Clinic Proceedings* 80 (2005) 991-94.

2　D. P. Olson and D. M. Windish, "Communication Discrepancies Between Physicians

and Hospitalized Patients," *Archives of Internal Medicine* 170 (2010): 1302-7.

**3** K. J. O'Leary et al., "Hospitalized Patients' Understanding of Their Plan of Care," *Mayo Clinic Proceedings* 85 (2010): 47-52.

**4** R. P. C. Kessels, "Patients' Memory for Medical Information," *Journal of the Royal Society of Medicine* 96 (2003) 219-22.

**5** J. S. Albrecht et al., "Hospital Discharge Instructions: Comprehension and Compliance Among Older Adults," *Journal of General Internal Medicine* 11 (2012): 1491-98; L. I. Horwitz et al., "Quality of Discharge Practices and Patient Understanding at an Academic Medical Center," *JAMA Internal Medicine* 173 (2013): 1715-22; K. W. Heng et al., "Recall of Discharge Advice Given to Patients with Minor Head Injury Presenting to a Singapore Emergency Department," *Singapore Medical Journal* 12 (2007): 1107-10.

**6** J. Silberman et al., "Recall-Promoting Physician Behaviors in Primary Care," *Journal of General Internal Medicine* 23 (2008): 1487-90.

**7** S. Kripalani et al., "Clinical Research in Low-Literacy Populations: Using Teach-Back to Assess Comprehension of Informed Consent and Privacy Information," *IRB* 30 (2008): 13-9; C. Teutsch, "Patient-Doctor Communication," *Medical Clinics of North America* 87 (2003): 1115-45.

**8** C. F. Kellett et al., "Poor Recall Performance of Journal-Browsing Doctors," *Lancet* 348 (1996): 479.

**9** V. L. Patel, "Differences Between Medical Students and Doctors in Memory for Clinical Cases," *Medical Education* 20 (1986): 3-9.

**10** J. L. Coulehan et al., " 'Let Me See If I Have This Right . . .': Words That Help Build Empathy," *Annals of Internal Medicine* 135 (2001): 221-27.

**訳註 1** Oprah Gail Winfrey (1954-) 米国の俳優，テレビ番組の司会者兼プロデューサー，慈善家．司会を務めた長寿番組「オプラ・ウィンフリー・ショー」で有名．

**訳註 2** 大型の哺乳類．原始的なゾウ類で，中新世から更新世にかけて広く生息していた．ここでは古代の人間にマストドンが逃走反応を引き起こしたように，現代の著者にはソフトウェアが逃走反応を引き起こすという意味．

**訳註 3** ギリシャ神話に登場する詩人・音楽家で竪琴の名手．死んだ妻エウリュディケを連れ戻すべく冥界に下った．

**訳註 4** テネシー・ウィリアムズの戯曲『欲望という名の電車』の主人公．

**訳註 5** J・K・ローリングによるファンタジー「ハリー・ポッター」シリーズに登場する魔法使いで，ホグワーツ魔法魔術学校の校長．

## 第10章　害をなすなかれ——それでもミスをしたときは

**1** H. B. Beckman et al., "The Doctor-Patient Relationship and Malpractice: Lessons from Plaintiff Depositions," *Archives of Internal Medicine* 154 (1994): 1365-70.

**2** R. S. Shapiro et al., "A Survey of Sued and Nonsued Physicians and Suing Patients," *Archives of Internal Medicine* 149 (1989): 2190–96.

**3** W. Levinson et al., "Physician-Patient Communication: The Relationship with Malpractice Claims Among Primary Care Physicians and Surgeons," *Journal of the American Medical Association* 277 (1997): 553–59.

**4** N. Ambady et al., "Surgeons' Tone of Voice: A Clue to Malpractice History," *Surgery* 132 (2002): 5–9.

**5** C. B. Liebman and C. S. Hyman, "A Mediation Skills Model to Manage Disclosure of Errors and Adverse Events to Patients," *Health Affairs* 23 (2004): 22–32.

**6** S. S. Kraman and G. Hamm, "Risk Management: Extreme Honesty May Be the Best Policy," *Annals of Internal Medicine* 131 (1999): 963–67.

**7** A. Kachalia et al., "Liability Claims and Costs Before and After Implementation of a Medical Error Disclosure Program," *Annals of Internal Medicine* 153 (2010): 213–21.

**8** JoNel Aleccia, "Nurse's Suicide Highlights Twin Tragedies of Medical Errors," NBCNews.com, June 27, 2010.

**9** T. H. Gallagher et al., "Patients' and Physicians'Attitudes Regarding the Disclosure of Medical Errors," *Journal of the American Medical Association* 289 (2003): 1001–7.

**10** A. W. Wu et al., "Disclosing Medical Errors to Patients: It's Not What You Say, It's What They Hear," *Journal of General Internal Medicine* 24, no. 9 (2009): 1012–17.

## 第11章　本当に言いたいこと

**1** Wendell Berry, "Health Is Membership," in *Another Turn of the Crank* (Berkeley, CA: Counterpoint Press, 1995).

**2** M. Peltenburg et al., "The Unexpected in Primary Care: A Multicenter Study on the Emergence of Unvoiced Patient Agenda," *Annals of Family Medicine* 2 (2004): 534–40.

**3** J. White et al., "'Oh, by the Way': The Closing Moments of the Medical Visit," *Journal of General Internal Medicine* 9 (1994): 24–28.

**4** S. Sprague et al., "Prevalence of Intimate Partner Violence Across Medical and Surgical Health Care Settings," *Violence Against Women* 20 (2014): 118–36.

**5** A. A. Guth and L. Pachter, "Domestic Violence and the Trauma Surgeon," *American Journal of Surgery* 179 (2000): 134–40.

**6** National Assessment of Adult Literacy, 2003 survey, National Center for Education Statistics, Institute of Education Sciences.

**7** "Health Literacy," National Network of Libraries of Medicine, 2013.

**8** S. Kripalani et al., "Health Literacy and the Quality of Physician-Patient Communication During Hospitalization," *Journal of Hospital Medicine* 5 (2010): 269–75; N. D. Berkman et al., "Low Health Literacy and Health Outcomes: An Updated Systematic Review," *Annals of Internal Medicine* 155 (2011): 97–107.

訳註 1　Wendell Berry（1934-）米国の小説家，詩人，環境活動家.

## 第12章　専門用語を使うということ


1　A. Tailor and J. Ogden, "Avoiding the Term 'Obesity': An Experimental Study of the Impact of Doctors' Language on Patients' Beliefs," *Patient Education and Counseling* 76（2009）: 260–64.

2　M. Tayler and J. Ogden, "Doctors' Use of Euphemisms and Their Impact on Patients' Beliefs About Health: An Experimental Study of Heart Failure," *Patient Education and Counseling* 57（2005）.

3　N. Williams and J. Ogden, "The Impact of Matching the Patient's Vocabulary: A Randomized Control Trial," *Family Practice* 21（2004）: 630–35.

4　J. Ogden, and K. Parkes, "'A Diabetic' Versus 'A Person with Diabetes': The Impact of Language on Beliefs about Diabetes," *European Diabetes Nursing* 10（2013）: 80–85.

5　P. Burdett-Smith, "On the Naming of the Parts," *British Medical Journal* 311（1995）: 1406.

6　J. Blackman and M. Sahebjalal, "Patient Understanding of Frequently Used Cardiology Terminology," *British Journal of Cardiology* 29（2014）: 39.

7　From John Stone, *Renaming the Streets*（Baton Rouge: Louisiana State University Press, 1985）.


訳註 1　ペンシルベニア州と，デラウェア州，メリーランド州，ウェストバージニア州との州境を定める境界線．一般に，北部と南部を隔てる境界と考えられている．

## 第13章　その判断，本当に妥当ですか？


1　M. M. Huizinga et al., "Physician Respect for Patients with Obesity," *Journal of General Internal Medicine* 24（2009）: 1236–39.

2　K. A. Gudzune et al., "Physicians Build Less Rapport with Obese Patients," *Obesity* 21（2013）: 2146–52.

3　R. M. Puhl et al., "The Effect of Physicians' Body Weight on Patient Attitudes: Implications for Physician Selection, Trust and Adherence to Medical Advice," *International Journal of Obesity* 37（2013）: 1415–21.

4　B. D. Smedley, A. Y. Stith, and A. R. Nelson, eds., *Unequal Treatment: Confronting Racial and Ethnic Disparities in Healthcare*（Washington, DC: National Academies Press, 2003）.

5　R. L. Johnson et al., "Patient Race/Ethnicity and Quality of Patient-Physician Communication During Medical Visits," *American Journal of Public Health* 94（2004）: 2084–90.

**6** L. A. Cooper et al., "Patient-Centered Communication, Ratings of Care, and Concordance of Patient and Physician Race," *Annals of Internal Medicine* 139 (2003): 907-15.

**7** A. G. Greenwald et al., "Measuring Individual Differences in Implicit Cognition: The Implicit Association Test," *Journal of Personality and Social Psychology* 74 (1988): 1464-80.

**8** L. A. Cooper et al., "The Associations of Clinicians' Implicit Attitudes About Race with Medical Visit Communication and Patient Ratings of Interpersonal Care," *American Journal of Public Health* 102 (2012): 979-87.

**9** I. V. Blair et al., "Clinicians' Implicit Ethnic/Racial Bias and Perceptions of Care Among Black and Latino Patients," *Annals of Family Medicine* 11 (2013): 43-52.

**10** J. A. Sabin et al., "Physicians' Implicit and Explicit Attitudes About Race by MD Race, Ethnicity, and Gender," *Journal of Health Care for the Poor and Underserved* 20 (2009): 896-913.

**11** L. R. M. Hausmann et al., "Impact of Perceived Discrimination in Health Care on Patient-Provider Communication," *Medical Care* 49 (2011): 626-33.

**12** K. D. Martin et al., "Physician Communication Behaviors and Trust Among Black and White Patients with Hypertension," *Medical Care* 51 (2013): 151-57.

**13** B. B. Drwecki et al., "Reducing Racial Disparities in Pain Treatment: The Role of Empathy and Perspective-Taking," *Pain* 152 (2011): 1001-6.

**14** V. W. Chang et al., "Quality of Care Among Obese Patients," *Journal of the American Medical Association* 303 (2010): 1274-81.

## 第14章 きちんと学ぶ

**1** J. D. Boudreau et al., "Preparing Medical Students to Become Attentive Listeners," *Medical Teacher* 31 (2009): 22-29.

**2** L. Fallowfield et al., "Enduring Impact of Communication Skills Training: Results of a 12-Month Follow-up," *British Journal of Cancer* 8 (2003): 1445-49.

**3** C. A. Lee et al., "Standardized Patient-Narrated Web-Based Learning Modules Improve Students' Communication Skills on a High-Stakes Clinical Skills Examination," *Journal of General Internal Medicine* 26 (2011): 1374-77.

**4** D. L. Roter et al., "The Impact of Patient and Physician Computer Mediated Communication Skill Training on Reported Communication and Patient Satisfaction," *Patient Education and Counseling* 88 (2012): 406-13.

**5** J. K. Rao et al., "Communication Interventions Make a Difference in Conversations Between Physicians and Patients: A Systematic Review of the Evidence," *Medical Care* 45 (2007): 340-49.

**6** Anatole Broyard, *Intoxicated by My Illness: And Other Writings on Life and Death* (New York: Fawcett Columbine, 1992), 43.

7　D. E. Epner et al., "Difficult Conversations: Teaching Medical Oncology Trainees Communication Skills One Hour at a Time," *Academic Medicine* 89 (2014): 578–84.

**訳註 1**　経腸栄養剤「エンシュア・リキッド」を指す．

**訳註 2**　医療判断代理委任状は本人が意思決定をおこなえない状態になった場合に，本人に代わって受ける医療についての意思決定をおこなう人を指名する文書．また事前指示書は，本人と意思の疎通が図れなくなった場合に希望するまたは希望しない医療について記載した文書．

## 第16章「ほんとうの」会話を

**1**　Broyard, *Intoxicated by My Illness*, 52.

**2**　Ibid., 44.

**3**　From "Gaudeamus Igitur" in Stone, *Renaming the Streets*.

## 著者略歴

（Danielle Ofri, 1965-）

ニューヨーク在住の内科医．アメリカ最古の公立病院・ベルビュー病院勤務．ニューヨーク大学医学部准教授．著書に *Medicine in Translation: Journeys with My Patients*（2010），*Intensive Care: A Doctor's Journey*（2013），*When Doctors Feel: How Emotions Affect the Practice of Medicine*（2013；『医師の感情』医学書院 2016），*When We Do Harm: A Doctor Confronts Medical Error*（2020）がある．*New York Times* 紙や *Slate Magazine* 誌で医療や医師と患者の関係について執筆を行うほか，医療機関初の文芸誌 *Bellevue Literary Review* の編集長も務める．

## 訳者略歴

原井宏明〈はらい・ひろあき〉原井クリニック院長，株式会社原井コンサルティング＆トレーニング代表取締役．精神保健指定医．日本認知・行動療法学会専門行動療法士．MINT メンバー．日本動機づけ面接協会代表理事．1984年岐阜大学医学部卒業，ミシガン大学文学部に留学．国立肥前療養所精神科，国立菊池病院精神科，医療法人和楽会なごやメンタルクリニックを経て現職．著書『対人援助職のための認知・行動療法』（金剛出版 2010）『方法としての動機づけ面接』（岩崎学術出版社 2012）『図解 やさしくわかる強迫性障害』（共著 ナツメ社 2012）『「不安症」に気づいて治すノート』（すばる舎 2016）ほか多数．訳書 ガワンデ『医師は最善を尽くしているか』『死すべき定め』（いずれもみすず書房 2013, 2016）ほか多数．

勝田さよ〈かつだ・さよ〉翻訳者．長年，医学・医療機器分野の実務翻訳に携わり，滞米時にはコミュニティカレッジで医学の基礎を学ぶ．翻訳者ネットワーク「アメリア」メディカルクラウン会員．

ダニエル・オーフリ
患者の話は医師にどう聞こえるのか
診察室のすれちがいを科学する
原井宏明・勝田さよ訳

2020年11月10日　第1刷発行
2021年12月1日　第3刷発行

発行所 株式会社 みすず書房
〒113-0033 東京都文京区本郷2丁目20-7
電話 03-3814-0131(営業) 03-3815-9181(編集)
www.msz.co.jp

本文印刷所 精文堂印刷
扉・表紙・カバー印刷所 リヒトプランニング
製本所 松岳社
装丁 大倉真一郎


ISBN 978-4-622-08951-3
[かんじゃのはなしはいしにどうきこえるのか]
落丁・乱丁本はお取替えいたします